# LE MÉDECIN DES PEUPLES

Par le

Dr. GEO DAVIS

PRIX : 2f.50

En Vente
à la "MÉDECINE
PAR LES PLANTES",
187, Rue du Temple, 187.
PARIS

# Ouvrages du même Auteur

En vente à la Médecine par les Plantes

187, Rue du Temple, 187, PARIS

**Le Médecin des Peuples** ou l'art de se soigner par les plantes. Magnifique ouvrage de 350 pages, orné de planches en couleurs.

Prix du volume : 2 fr. 50 ; franco 2 fr. 75.

---

**Les Maladies de l'estomac et la constipation** soignées par les plantes.

Prix du volume : 2 fr. ; franco 2 fr. 25.

---

**Les Maladies Secrètes chez l'homme et la femme** traitées et soignées par la Méthode Davis.

Prix du volume : 2 fr. 50 ; franco 2 fr. 75.

---

**La Santé des Animaux et les Recettes du Père Mathieu.**

Prix du volume : 1 fr. ; franco 1 fr. 25.

---

**Ce qu'il faut savoir.** Recueil de recettes domestiques.

Prix du volume : 1 fr. ; franco 1 fr. 25.

---

*En langue italienne :*

**La Medicina pratica con le Plante.**

Prix du volume : 2 fr. 50 ; franco 2 fr. 75.

---

*En langue flamande :*

**De Geneesheer der Volken.**

Prix du volume : 3 fr. 50 ; franco 3 fr. 75.

**1910-1911**

**ÉDITION NOUVELLE ET COMPLÉTÉE**

# LE
# MÉDECIN DES PEUPLES

*La Médecine par les Plantes*
*et les Recettes utiles concernant les soins à donner*
*dans les diverses maladies*
*Les Plantes et leur emploi médical*
*Les Conseils nécessaires à l'hygiène et à l'alimentation*
*La Médecine Vétérinaire*

Par le D[r] GEO DAVIS

**Prix du Volume, 2 fr. 50; Franco par poste, 2 fr. 75**



EN VENTE
Aux Bureaux de la Médecine par les Plantes
**187, Rue du Temple, 187**
PARIS

# LE MÉDECIN DES PEUPLES

# PRINCIPALES PLANTES MÉDICALES

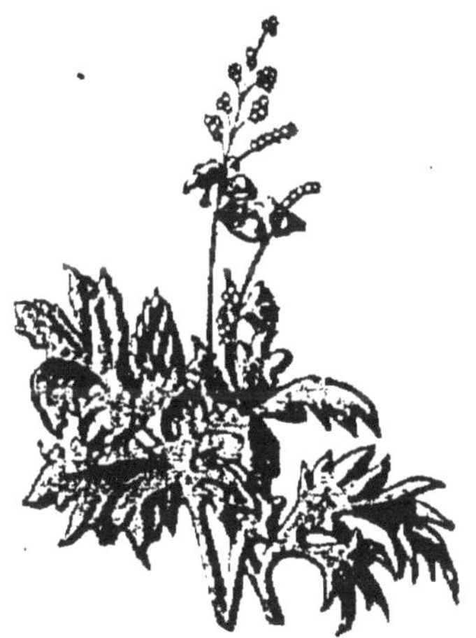

**ABSINTHE** (grande)
ARTEMISA ABSINTHIUM
Herbe Sainte

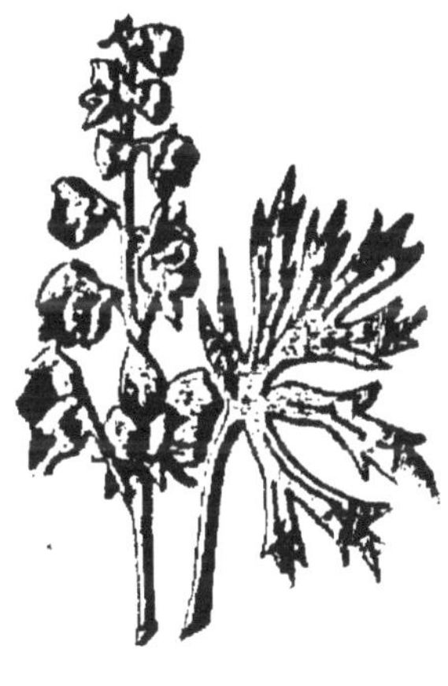

**ACONIT**
ACONITUM NAPELLIUS
Coqueluchon, Tue-Loup

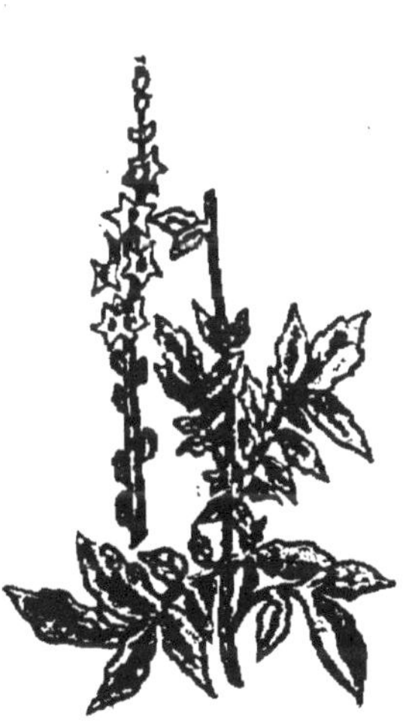

**AIGREMOINE**
AGRIMONIA EUPATORIA
Agrimoine

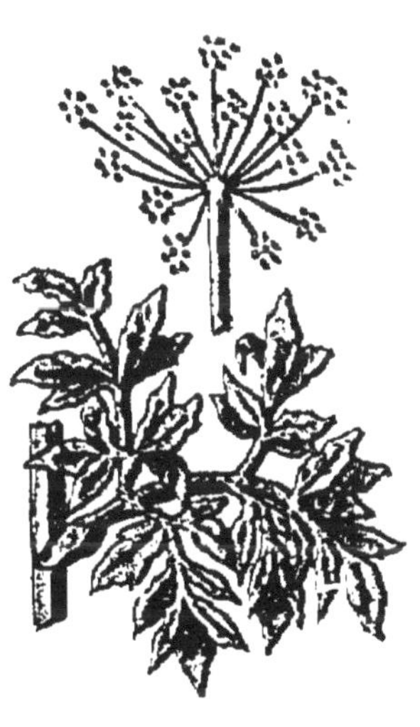

**ANGÉLIQUE**
ANGELICA ARCHANGELICA
Racine du Saint-Esprit

Le MEDECIN des PEUPLES (Dérosé)

# RECETTES UTILES

ET

# NOTIONS DE MÉDECINE USUELLE

### *Elixir tonique vermifuge (Guyot)*

| | |
|---|---|
| Gentiane (racines) .......... | 30 grammes |
| Rhubarbe *id.* .............. | 15 » |
| Absinthe (sommités) .......... | 15 » |
| Semen contra .................. | 15 » |
| Safran ........................ | 2 » |
| Eeau-de-vie .................. | 1 litre 1/2 |

Laisser infuser le tout ensemble pendant 8 à 10 jours, puis ajouter un bon demi-litre de sirop simple. Filtrer à chaud.

La dose pour un homme est de 1 verre à liqueur ordinaire, pour un enfant une cuillerée à café, une demie pour les petits enfants. Excellent contre les vers. Pour nos clients qui préféreraient ne se servir que de plantes, nous recommandons vivement le *mélange de plantes vermifuges du Dr Davis.* Prix de la boîte, 2 fr. 50.

Adresser lettres et mandats au Dr Davis, 187, rue du Temple, à Paris.

---

### *Bain fortifiant et aromatique*

Avec raison, les médecins recommandent beaucoup aujourd'hui de donner des bains fortifiants aux enfants chétifs et aux personnes affaiblies. Beaucoup de nos lecteurs habitant loin des grandes villes, ne peuvent se rendre dans un établissement de bains, pour prendre ces bains fortifiants. Nous croyons leur rendre service en leur indiquant un mélange, qu'ils peuvent préparer eux-mêmes et qui nous a donné d'excellents résultats dans notre clientèle.

| | | |
|---|---|---|
| Romarin ...................... | 250 | grammes |
| Sauge ...................... | 200 | » |
| Thym ...................... | 200 | » |
| Menthe poivrée .............. | 200 | » |
| Origan ...................... | 200 | » |
| Ecorce de quinquina ........ | 200 | » |
| Eau ...................... | 250 | » |

On fait bouillir le tout pendant 5 minutes. On ajoute à cette décoction:

| | | |
|---|---|---|
| Sel ammoniac ................ | 150 | grammes |
| Gros sel de cuisine .......... | 100 | » |

et on met le tout dans un bain ordinaire, dans lequel il restera pendant 20 minutes.

---

## *Eau de Cologne*

### Recette de Jean-Marie Farina

Beaucup de femmes reculent devant la dépense d'un litre d'Eau de Cologne, dont le prix est toujours assez élevé. Aimables lectrices, qui désirez parfumer vos mouchoirs et mettre dans votre eau pour la toilette du matin, quelques gouttes d'Eau de Cologne (ce qui donne grande fraîcheur à la peau), nous vous donnons la recette de Farina, un de nos grands parfumeurs:

| | | |
|---|---|---|
| Alcool à 50° .................. | 4 | litres |
| Essence de bergamotte ........ | 4 | grammes |
| *id.* de citron ............. | 6 | » |
| Romarin ...................... | 6 | » |
| Essence de cédrat ............. | 2 | » |
| *id.* de lavande ............ | 1 | » |
| *id.* de benjoin ........... | 1 | » |
| Néroli ........................ | 6 | gouttes |
| Essence de cannelle ........... | 1 | gramme |
| *id.* de vanille ............ | 1 | » |
| *id.* d'anis ............... | 1 | » |

Mettez le tout dans un vase bien bouché, remuez

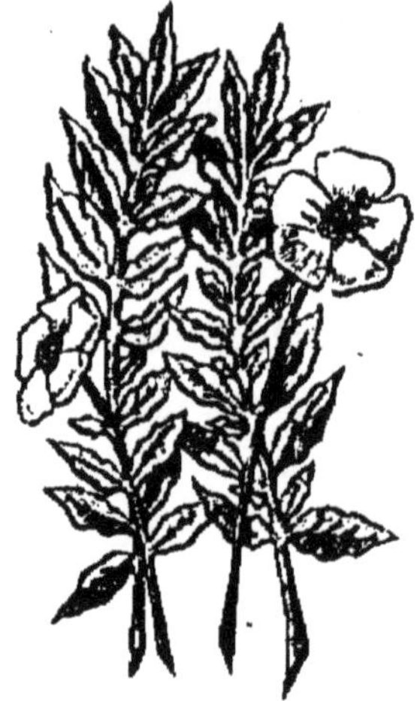

**ARGENTINE**
PONTENTILLA ANSERINA
Patte d'oie

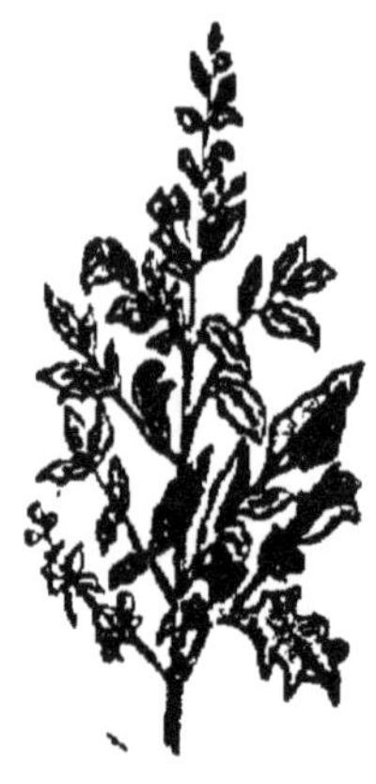

**ARMOISE**
ARTEMISIA VULGARIS
Herbe de la Saint-Jean

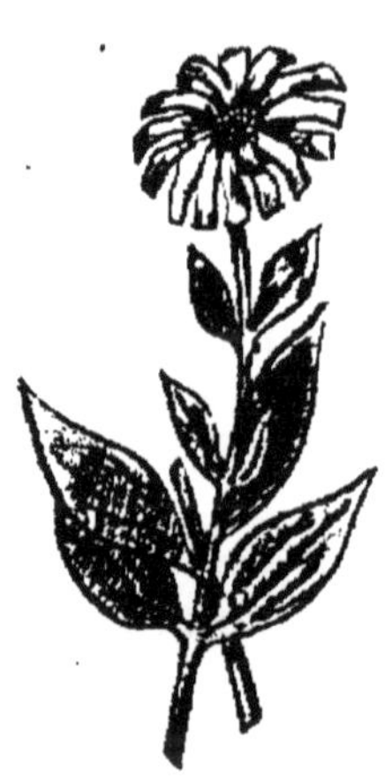

**ARNICA**
ARNICA MONTANA
Tabac des Vosges

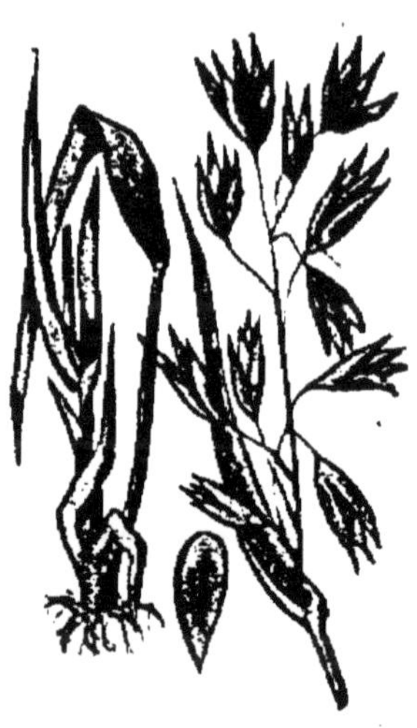

**AVOINE**
AVENA SATIVA
Avène

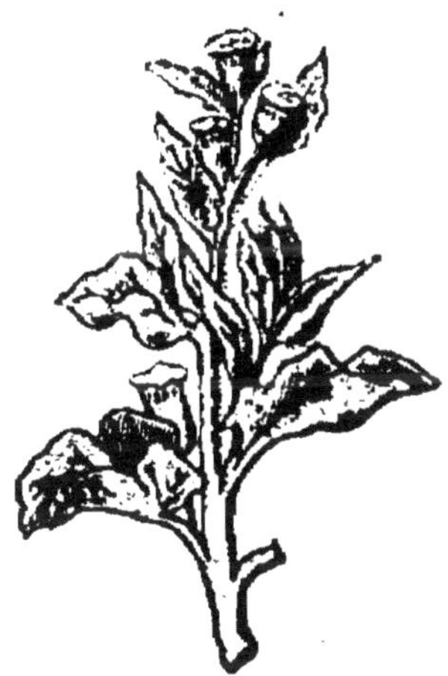

**BARDANE**
LAPPA MAJOR
Herbe aux teigneux

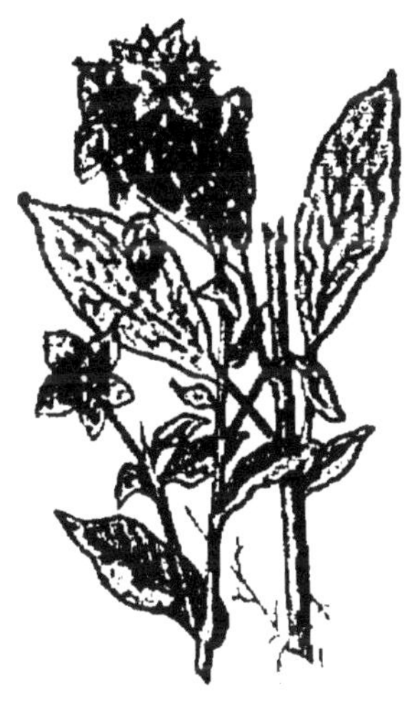

**BOURRACHE**
BORRAGO OFFICINALIS
Langue de bœuf

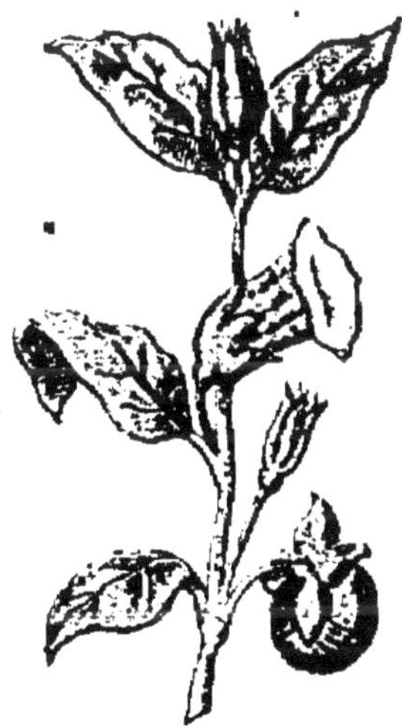

**BELLADONE**
ATROPA BELLADONA
Belle dame

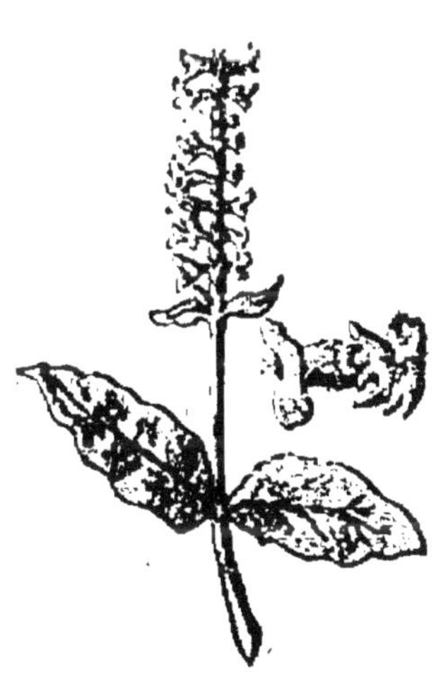

**BÉTOINE**
BETONICA OFFICINALIS
Herbe de cœur

le tout 4 fois par jour. Laissez infuser pendant 5 jours, filtrez et mettez le tout dans un flacon bien bouché. Vous pouvez acheter ces essences chez votre pharmacien.

---

*Sirop des dames religieuses de Rennes (Lehamau)*

| | | |
|---|---|---|
| Dattes ........................ | 15 | grammes |
| Jujubes ........................ | 18 | » |
| Fleurs de nénuphar .......... | 12 | » |
| Semences de pavot .......... | 15 | » |
| Racine de réglisse ............ | 15 | » |
| Racine sèche de guimauve .... | 15 | » |
| Capillaire sec ................ | 30 | » |
| Sucre ........................ | 250 | » |

On commence d'abord par enlever les noyaux des dattes et des jujubes, on coupe la guimauve et la réglisse par petits morceaux, on hache le capillaire, puis on met le tout dans 2 litres d'eau et l'on fait cuire jusqu'à consistance sirupeuse.

Ce sirop est très utile contre la toux, et s'administre à la dose d'une cuillerée à bouche le matin, à midi avant le repas, et 2 le soir en se couchant.

---

*Eau sédative*

| | | |
|---|---|---|
| Ammoniaque liquide ....... | 60 | grammes |
| Alcool camphré ............ | 10 | » |
| Sel marin .................. | 60 | » |
| Eau ........................ | 1.000 | » |

On laisse infuser le tout à froid, on agite la bouteille, chaque fois que l'on veut s'en servir.

Chacun sait que les compresses d'eau sédative sont utiles contre les contusions, les blessures, les maux de tête, les douleurs névralgiques.

---

*Liqueur digestive au Mille-pertuis*

| | | |
|---|---|---|
| Eau-de-vie .................... | 1 | litre |
| Millepertuis .................. | 125 | grammes |

On met le tout dans une bouteille et on laisse infuser 15 jours au soleil. On ajoute ensuite 50 grammes de sucre. On en prend une grande cuillerée à soupe après chaque repas. Cette liqueur active la digestion et fortifie l'organisme.

---

### *Pommade contre la chute des cheveux (Dupuytren)*

On fait fondre au bain-marie 300 grammes de moelle de bœuf, on ajoute ensuite, en les mêlant bien, les substances suivantes, que l'on pourra acheter chez son pharmacien :

| | | |
|---|---|---|
| Baume noir du Pérou ........ | 15 | grammes |
| Alcool à 21° .................. | 50 | » |
| Teinture de cantharide ....... | 2 | » |
| Acétate de plomb cristallisé | 5 | » |
| Teinture de girofle ............ | 10 | gouttes |
| *id.* de cannelle .......... | 10 | » |

Onction tous les soirs avec gros comme une noisette.

---

### *Pommade contre la chute des cheveux*

Voici une autre pommade contre la chute des cheveux, elle nous a donné d'excellents résultats et sa préparation est plus facile que la précédente.

On fait fondre au bain-marie 200 gr. de moelle de bœuf. On fait chauffer ensemble 60 gr. d'huile d'amandes douces avec 150 gr. de rhum. On mêle, en les remuant, les 3 substances. On laisse refroidir le tout et chaque soir en se couchant on se frictionne la tête avec gros comme une noisette.

---

### *La Capillarine*

EAU POUR ARRÊTER LA CHUTE DES CHEVEUX

Pour les personnes qui n'aiment pas se frictionner la tête avec une pommade, ce qui est toujours désagréable, surtout pour les dames, nous recommandons tout spécialement notre « Eau capillarine » du Dr Davis. Cette eau merveilleuse fortifie le cuir che-

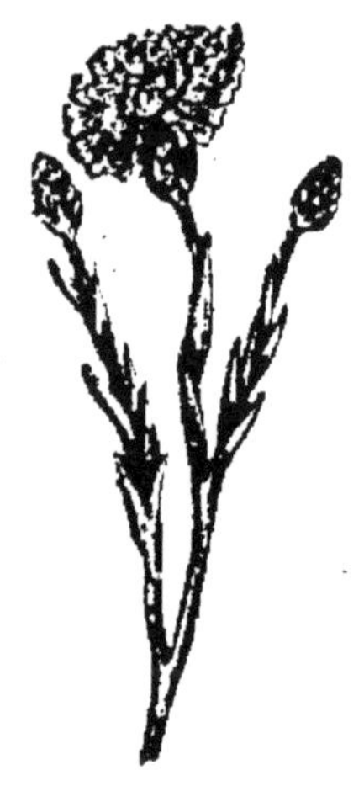

**BLUET**
CENTAUREA CYANUS
Casse-lunettes

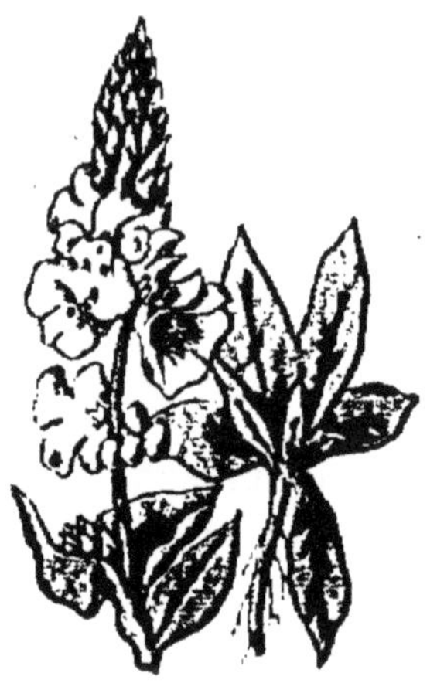

**BOUILLON BLANC**
VERBASCUM THAPSUS
Cierge de Notre Dame

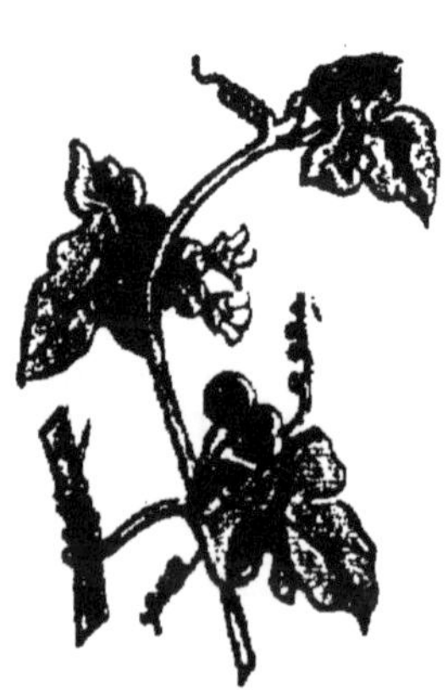

**BRYONE**
BRYONIA DIOICA
Navet du Diable

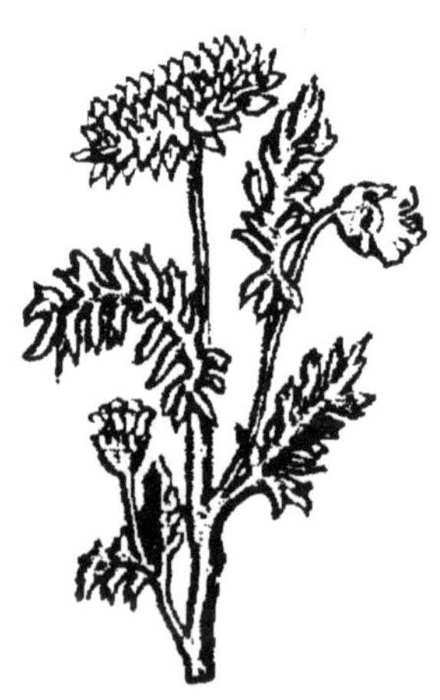

**CAMOMILLE ROMAINE**
ANTHEMIS NOBILIS
Camomille noble

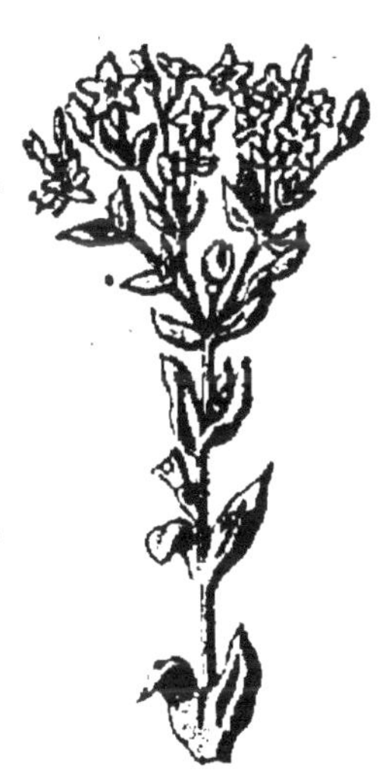

**CENTAUREE** (petite)
ERYTHREA CENTAURIUM
Herbe à la fièvre

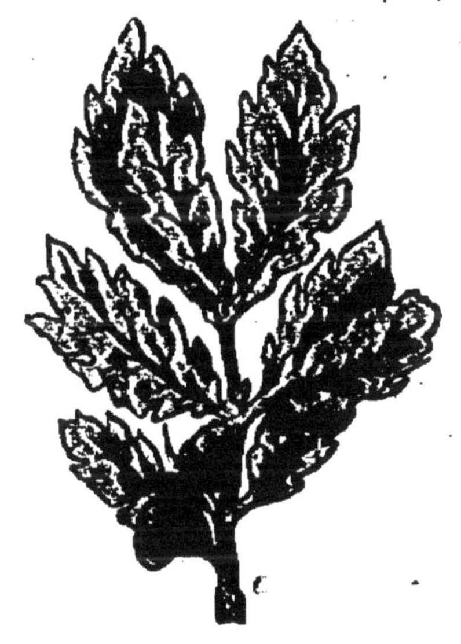

**CHENE**
QUERCUS ROBUR
Rouvre

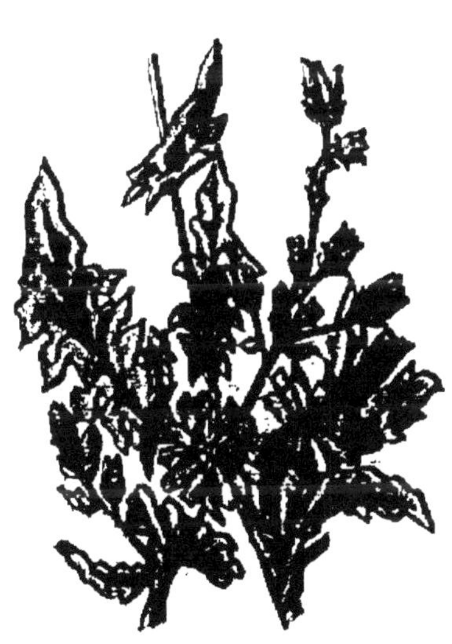

**CHICOREE SAUVAGE**
CICHORIUM INTYBUS
Yeux de chat

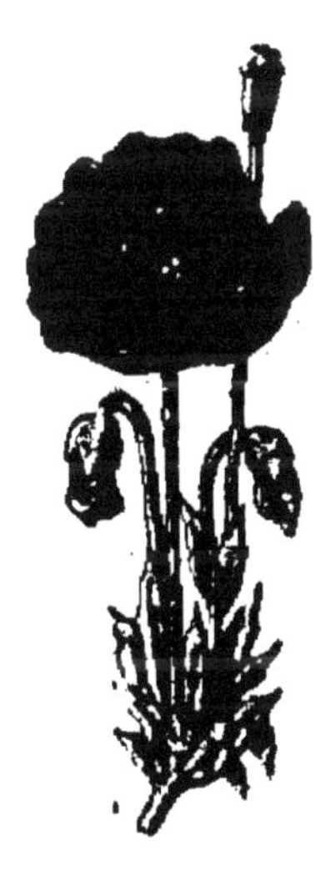

**COQUELICOT**
PAPAVER RHŒAS
Coquelourde

velu, enlève les pellicules et arrête la chute des cheveux.

Chaque soir en se couchant on fait une bonne friction sur tout le cuir chevelu.

Prix du flacon (1/4 de litre) 3 fr. 75.

Adresser lettres et mandats au Médecin des Peuples, 187, rue du Temple, à Paris.

---

### *Thé pectoral (Lehamau)*

| | | | |
|---|---|---|---|
| Feuilles | de véronique | 45 | grammes |
| » | de lierre terrestre | 45 | » |
| » | de tussilage | 45 | » |
| » | de scabieuse | 45 | » |
| » | de mélisse | 8 | » |
| » | de sauge | 8 | » |
| » | de serpolet | 8 | » |
| » | de menthe | 10 | » |

Hacher toutes ces plantes, bien les mélanger, en faire infuser 30 gr. dans un litre d'eau.

C'est une excellente préparation contre la toux et les bronchites On en boit 3 verres par jour, le matin, à midi et le soir en se couchant.

---

### *Vin de Marrube*

| | | |
|---|---|---|
| Marrube | 60 | grammes |
| Vin blanc léger | 1.000 | » |

On laisse macérer le tout pendant 10 jours, on filtre et on met en bouteille.

C'est une préparation excellente contre l'anémie, qui fortifie l'estomac et excite l'appétit.

On en boit un demi-verre avant le repas de midi et le repas du soir.

---

### *Remède pour arrêter les pertes blanches*

On prend un litre d'eau bouillante, dans lequel on met infuser, pendant 2 heures, 60 gr. d'écorce de chêne. On filtre et on prend son injection tiède.

### *Liqueur de Van Swieten*

| | |
|---|---|
| Bichlorure de mercure ..... | 1 gramme |
| Eau distillée ................ | 1.000 grammes |
| Alcool à 36° ................ | 100 » |

Cette liqueur est le meilleur remède contre la syphilis, on en prend chaque jour une cuillerée à soupe dans un verre d'eau sucrée. Chaque cuillerée contient ainsi 15 milligr. de mercure. Les syphilitiques qui ont des plaques dans la bouche ou sur la langue, se trouveront bien de cette préparation, en se gargarisant la bouche 2 fois par jour, le soir et le matin.

Les femmes dont les pertes blanches sont abondantes, qu'aucun autre remède n'a pu arrêter, prendront chaque soir une injection d'un litre d'eau tiède dans lequel elles mettront un gramme de bichlorure de mercure.

---

### *Vin diurétique majeur*

| | |
|---|---|
| Jalap concassé ............. | 8 grammes |
| Scille concassée ............ | 8 » |
| Nitrate de potasse ........ | 15 » |
| Vin blanc ................... | 1.000 » |

On laisse macérer le tout pendant 24 heures. On prend 6 cuillerées à soupe par jour, 2 heures avant les repas. C'est un puissant remède contre « l'hydropisie ». Toutes les personnes dont les urines sont rares, dont le ventre est ballonné, feront bien de boire ce vin.

---

### *Vin de Gentiane*

| | |
|---|---|
| Racine de gentiane ........... | 15 grammes |
| Ecorces d'oranges amères .... | 10 » |
| Vin de Xérès ou autre ........ | 500 » |

On laisse macérer le tout pendant 5 jours, on filtre et on boit un petit verre une demi-heure avant chaque repas.

C'est un excellent apéritif que nous ne saurions trop recommander à nos lecteurs.

**DIGITALE**
DIGITALIS PURPUREA
Doigt de Notre Dame

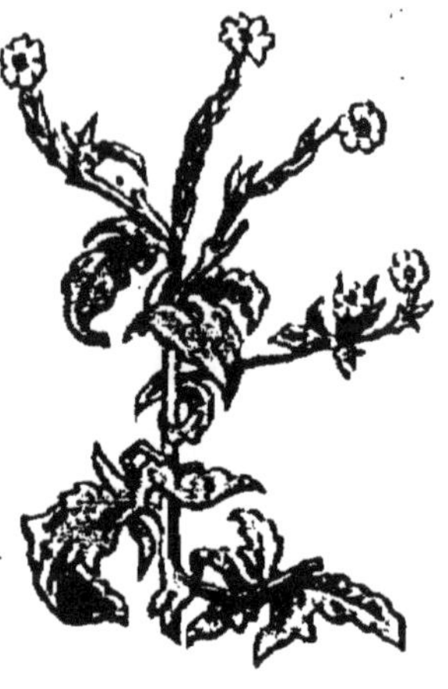

**ERYSIMUM**
ERYSIMUM OFFICINALE
Herbe aux chantres Velar

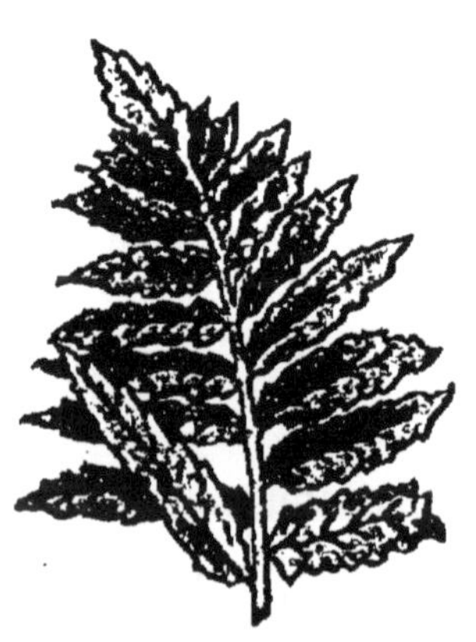

**FOUGÈRE MALE**
ASPIDIUM FILIX MAS

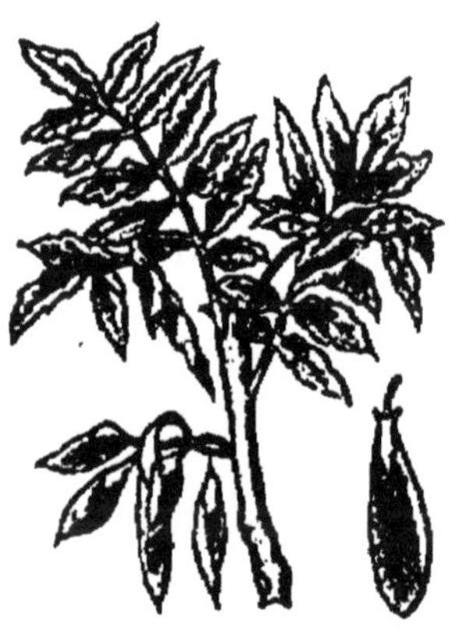

**FRENE**
FRAXINUS EXCELSIOR
Fraisse

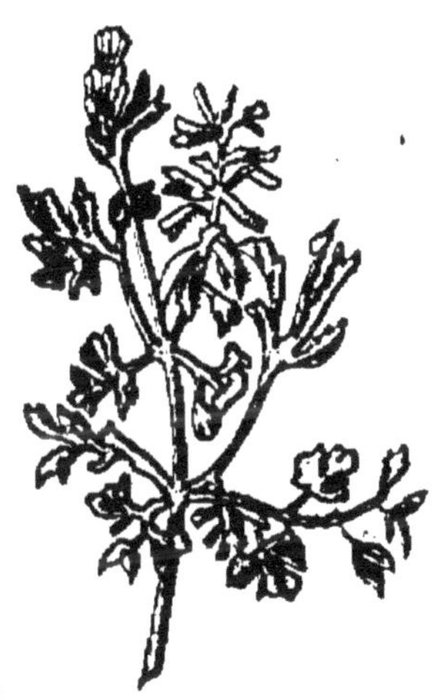

**FUMETERRE**
FUMARIA OFFICINALIS.
Soupe en vin
Fiel de terro

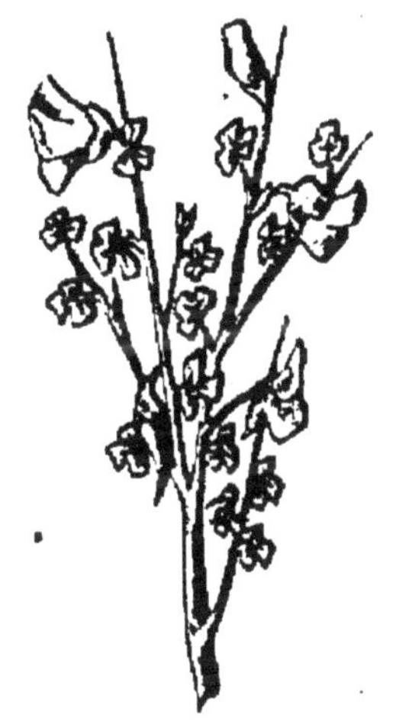

**GENET A BALAIS**
SAROTHAMNUS SCOPARIUS
Ginestous

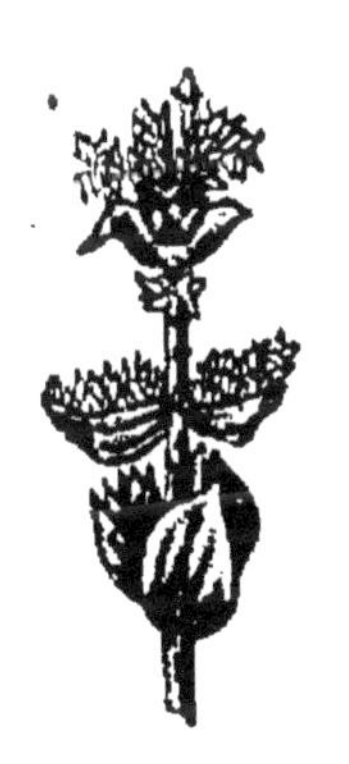

**GENTIANE**
GENTIANA LUTEA

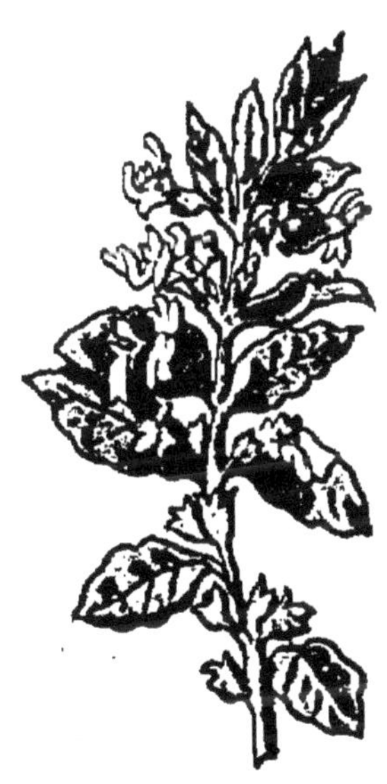

**GERMANDRÉE**
TEUCRIUM CHAMAEDRYS
Petit-Chêne

### *Simple remède pour guérir les cors aux pieds*

On applique une gousse d'ail bien chaude et cuite sous la cendre sur le cor, en la maintenant avec une petite bande de linge. Ce remède renouvelé plusieurs fois par jour, guérit rapidement les cors.

### *Eau blanche*

| | |
|---|---|
| Eau ordinaire ................. | 900 grammes |
| Extrait de saturne .......... | 10 » |
| Alcool à 80° ................. | 01 » |

Bien mêler le tout. Sur les entorses, les plaies, les contusions, on appliquera des compresses trempées dans l'eau blanche.

### *Excellent remède contre les coliques*

Appliquer sur le ventre du malade un cataplasme de feuilles de bouillon blanc, cuites dans du lait. Ce cataplasme doit être aussi chaud que possible. Il rendra de grands services aux femmes aux moments de leurs règles.

### *Moyen de faire prendre immédiatement les sangsues*

A l'endroit où l'on veut appliquer les sangsues, on place un petit sinapisme qu'on laisse en contact avec la peau pendant 10 minutes. On lave ensuite la place à l'eau tiède, puis on pose les sangsues, qui prennent ainsi très rapidement.

### *Simple remède pour arrêter les règles trop abondantes*

| | |
|---|---|
| Eau froide ..................... | 120 grammes |
| Vinaigre ...................... | 20 » |

On administre cette préparation en lavement; plusieurs fois répétée, elle donne de très bons résultats. Mais la meilleure méthode est encore de rester couchée les 3 premiers jours des règles.

## QUELQUES NOTIONS DE MÉDECINE USUELLE

**Absorbants.** — On les utilise à l'intérieur, comme à l'extérieur, soit pour absorber les liquides, dans la dilatation de l'estomac, par exemple, soit pour sécher les plaies. Le meilleur absorbant pour l'intérieur (crampes d'estomac, dilatation de l'estomac, gaz intestinaux) est le charbon de bois blanc réduit en poudre. On en prend une cuillerée à soupe à midi et le soir avant le repas.

A l'extérieur, pour sécher toutes les plaies, on se servira de la « poudre cicatrisante du Dr Davis ».

Dans les hémorrhagies, on emploie: l'éponge, l'amadou, la toile d'araignée, la charpie, etc.

**Amers.** — On donne ce nom aux végétaux toniques, dépuratifs et apéritifs, tels que le houblon, la gentiane, le quassia amara, etc. Se défier de toutes les boissons vendues sous le nom d'apéritifs. Aux personnes manquant d'appétit nous recommandons « l'apéritif végétal du Dr Davis » (2 fr. 50 — 187, rue du Temple, à Paris), exclusivement composé de plantes.

**Antilaiteux.** — Produits destinés à arrêter la production du lait. A recommander à toutes les mères qui cessent de donner le sein à leur enfant. Les plantes antilaiteuses sont: le cerfeuil, la menthe, la racine de fraisier, le persil, le millepertuis et la pervenche, que l'on emploie soit en tisane, soit sous forme de cataplasmes appliqués sur les seins. On doit seconder leur action par des purgations souvent répétées.

**Antiseptiques.** — On donne ce nom à toutes les substances qui arrêtent ou qui s'opposent à la décomposition des matières organiques. Les principaux antiseptiques sont: l'alcool, l'acide phénique, l'acide salycilique et surtout le bichlorure de mercure ou sublimé, à la dose de 0 gr. 25 pour un litre d'eau.

**Antispasmodiques.** — Produits en plantes employés contre les spasmes, les convulsions et toutes les affections nerveuses. Plantes antispasmodiques: la camomille, le tilleul, la valériane, la mélisse, la menthe poivrée. A tous les gens nerveux nous recommandons les « pilules calmantes du Dr Davis » (2 fr. 50 la boîte, 187, rue du Temple, à Paris).

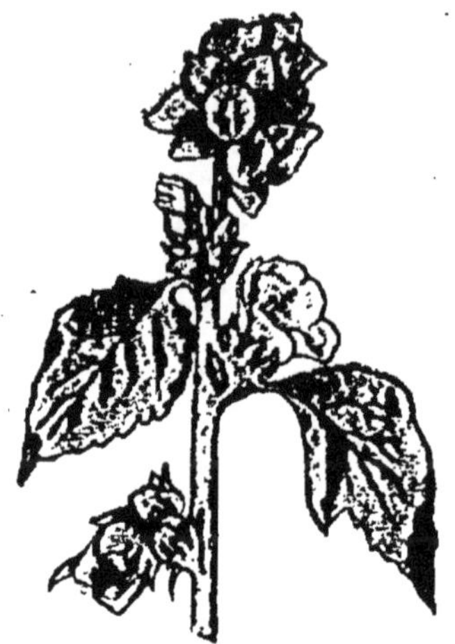

**GUIMAUVE**
ALTHŒA OFFICINALIS
Mauvo blanco

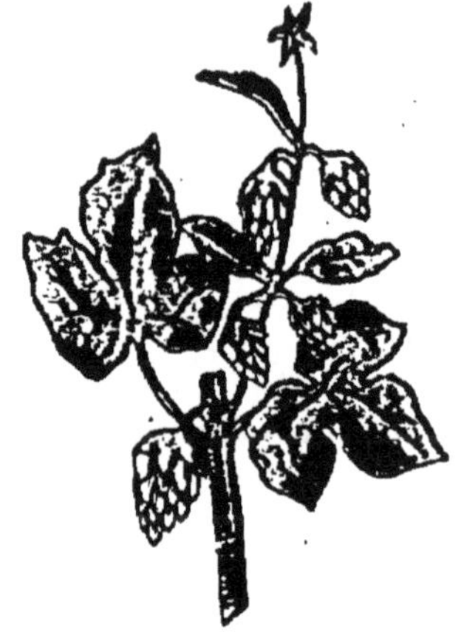

**HOUBLON**
HUMULUS BUPULUS
Oubloun

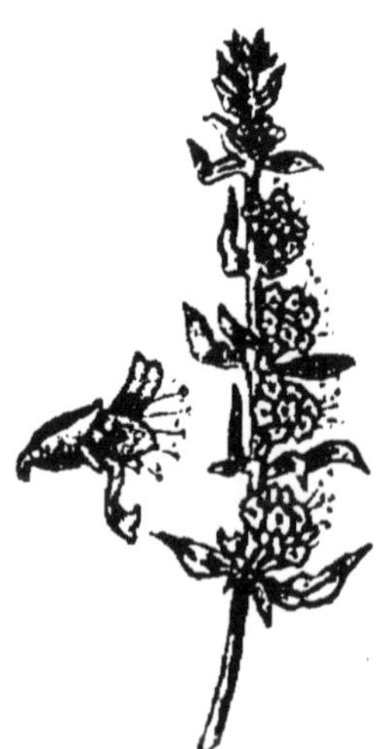

**HYSOPE**
HYSSOPUS OFFICINALIS
Marianno

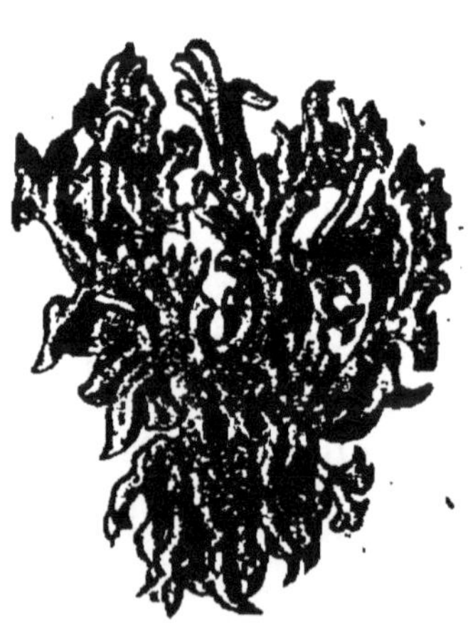

**LICHEN D'ISLANDE**
CENTRARIA ISLANDICA

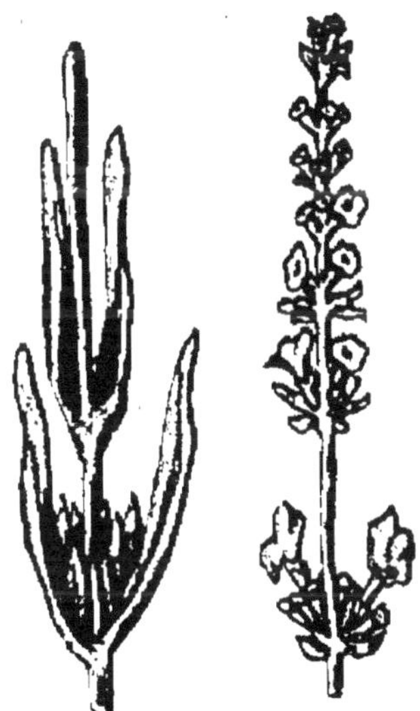

LAVANDE
LAVANDULA SPICA
Aspic

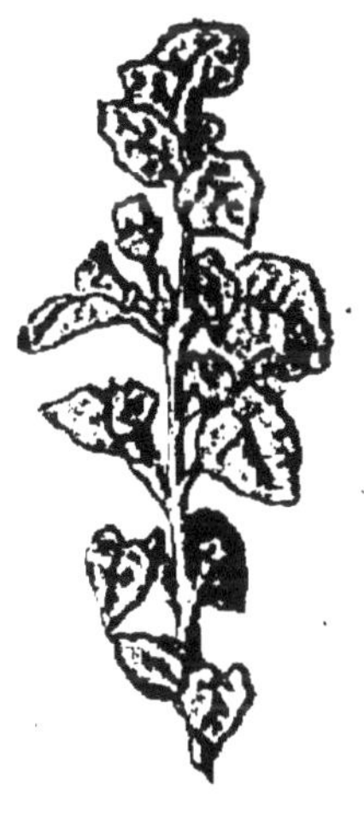

LIERRE TERRESTRE
GLECHOMA HEDERACEA
Couronne de térre

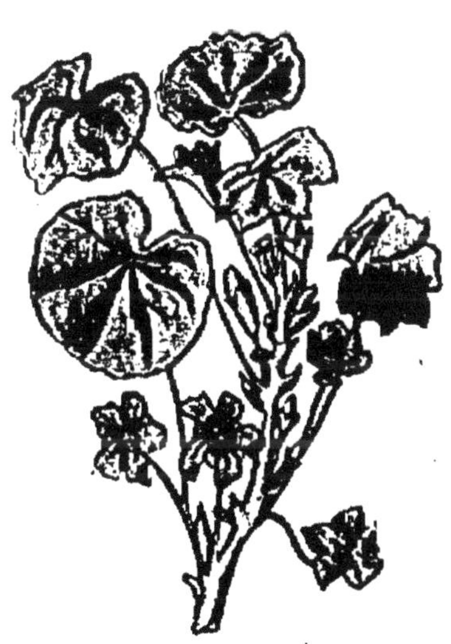

MAUVE
MALVA SYLVESTRIS
Fromageon

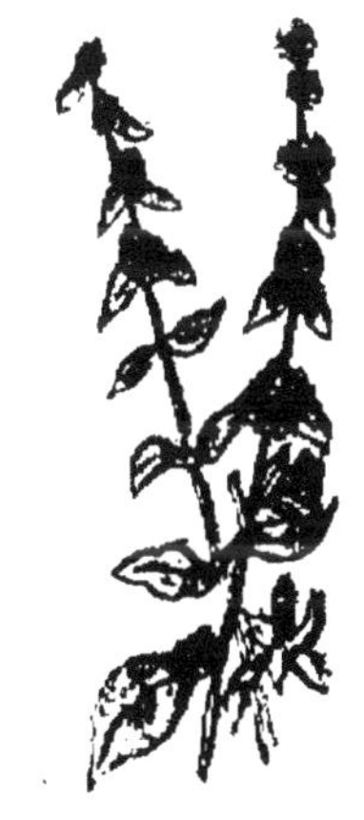

MARRUBE
MARRUBIUM VULGARE
Buen riblé

**Apéritifs.** — Substances ou plantes qui ont la propriété de faire naître, d'ouvrir, d'augmenter l'appétit. L'ache, le cresson, le persil, l'asperge, l'absinthe, le poireau, la rhubarbe, la gentiane, le quassia amara, sont des plantes apéritives. (Voir pour détails chaque plante.)

**Astringents.** — Les astringents sont tous les produits ou plantes qui ont la propriété de resserrer les tissus et de faciliter la cicatrisation des plaies; il sont utilisés dans les hémorrhagies, les dyssenteries, les coupures, les diarrhées, les pertes blanches, etc.

« Les astringents végétaux » sont le tanin, l'écorce de chêne, le quinquina, le ratanhia, l'ergot de seigle, les feuilles de rose, le coing, le noyer, la bourse à pasteur, les orties, les feuilles de vigne, l'aubépine, etc.

« Les astringents minéraux » sont: l'alun, le sulfate de zinc, le perchlorure de fer.

**Bains.** — Le bain est l'immersion totale ou partielle du corps dans un liquide de composition et de température variables.

De 10° à 20°, le bain est « froid »; de 20° à 28°, « frais »; de 28° à 35°, « tiède »; de 35° à 40°, « chaud », de 40° à 45°, « très chaud ».

**Bains froids** de 10° à 20°. — Ils conviennent aux sujets mous et lymphatiques, dans le rachitisme, la scrofule, les pertes blanches opiniâtres, l'incontinence d'urine, souvent employés aussi pour faciliter l'apparition des règles chez les jeunes filles anémiques sous forme de douches. Ils sont employés avec succès dans toutes les maladies nerveuses.

Le bain froid est employé avec succès dans le traitement de la fièvre typhoïde.

Le bain froid est tonique, stimulant et calmant tout à la fois.

**Bains frais** de 20° à 28° sont les bains que l'on prend en été dans la mer ou dans les rivières.

On ne doit jamais rester plus de 40 minutes dans un bain de rivière, et même 20 minutes suffisent pour les personnes faibles.

Il ne faut pas entrer dans l'eau quand on est en sueur ; on doit s'y plonger la tête la première, afin d'éviter les maux de tête qui arrivent très souvent quand on s'y plonge les pieds les premiers et graduellement.

Aussitôt sorti du bain il faut s'essuyer fortement, se rhabiller aussi vite que possible et prendre un peu d'exercice. Le bain frais est très hygiénique.

**Bains chauds** de 35° à 40° : ils sont prescrits pour déterminer une forte excitation à la peau, dans le rhumatisme chronique, les entérites, le choléra, les fièvres éruptives.

**Bains de mer.** — Ils doivent se prendre du 10 juin au 15 septembre ; les heures les plus efficaces sont de 7 h. à 9 h. du matin, ou de 5 h. à 7 h. du soir. Il ne faut pas y rester plus d'une demi-heure.

Les bains de mer sont « toniques et fortifiants ». Pour ceux qui ne peuvent aller à la mer, voici un moyen de prendre chez soi un excellent bain de mer.

On met dans une baignoire ordinaire 2 kilogr. de sel gris commun et une forte décoction de feuilles de noyer, bouillie préalablement à part et jetée dans le bain.

**Bains sulfureux ou de barège.** — Dans une baignoire en bois, on ajoute à un bain ordinaire 125 gr. de sulfure de potasse.

Ce bain est excellent contre les maladies de peau et les douleurs rhumatismales.

**Bain de son.** — Ce bain est « émollient et rafraîchissant ». On le prépare en faisant bouillir 10 litres de son dans 20 litres d'eau, on passe le tout à travers un linge et on ajoute l'eau nécessaire à un bain ordinaire.

**Bain d'amidon.** — Ce bain est très employé dans les maladies de peau, ainsi que par les dames dont il rend la peau plus douce.

On le prépare en mettant 500 grammes d'amidon dans un bain ordinaire.

**Bain aromatique.** — Ce bain est fort utile dans la « faiblesse de constitution », les « scrofules », « l'anémie », les « rhumatismes ». On le prépare en mettant dans un bain ordinaire l'infusion suivante :

| | |
|---|---|
| Eau ................................ | 5 litres |
| Espèces aromatiques en part. égales | 1 kilog |

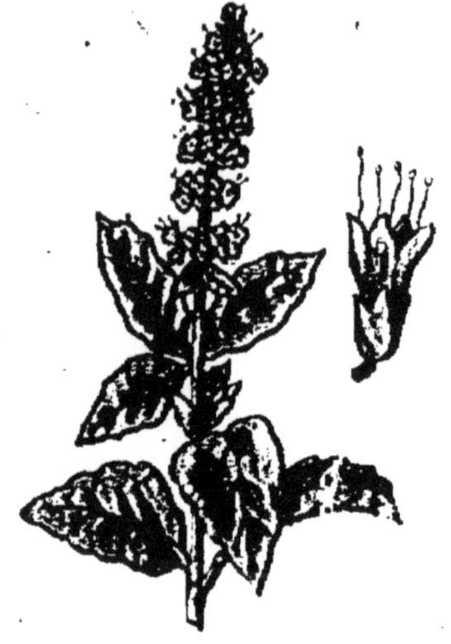

MENTHE POIVRÉE
MENTHA PIPERITA
Mento

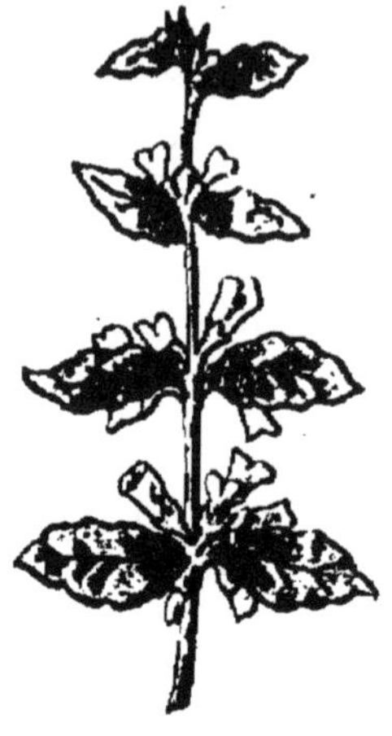

MÉLISSE
MELISSA OFFICINALIS
Citronelle

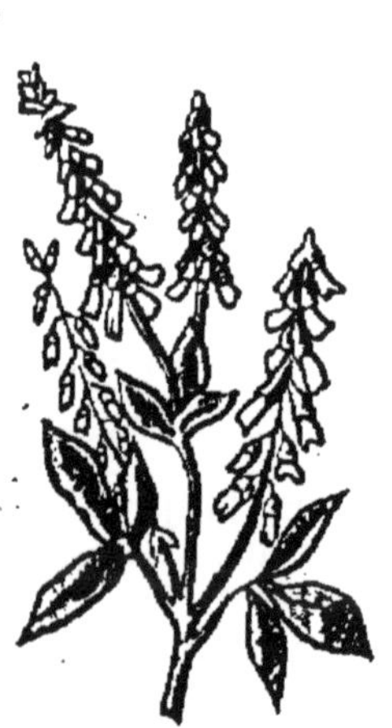

MELILOT
MELILOTUS OFFICINALIS
Luzerne bâtarde

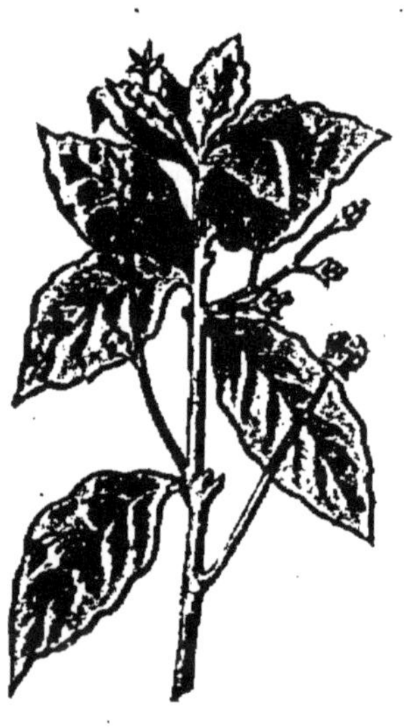

MERCURIALE
MERCURIALIS ANNUA
Foirole

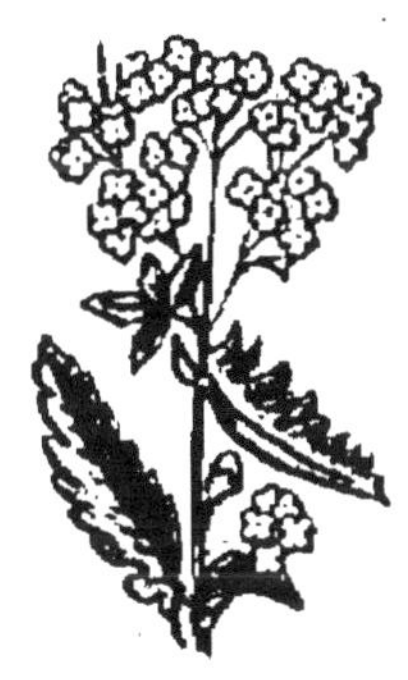

**MILLEFEUILLE**
ACHILLEA MILLEFOLIUM
Herbe à la coupure

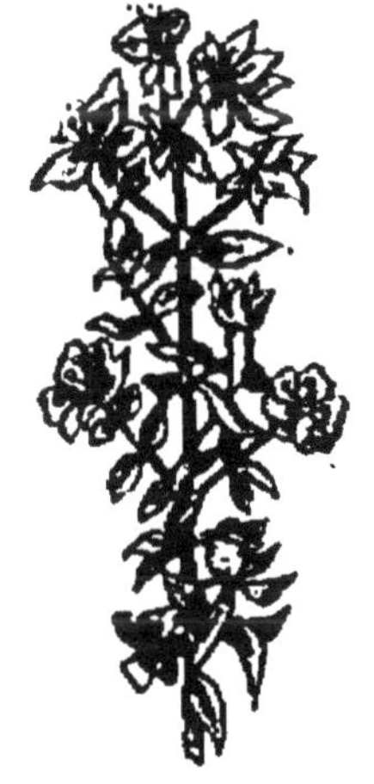

**MILLEPERTUIS**
HYPERICUM PERFORATUM
Herbe à mille trous

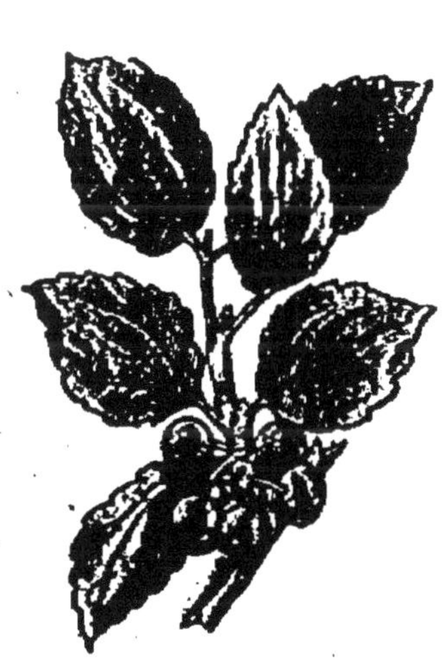

**NERPRUN**
RHAMUS CATHARTICA
Bois noir

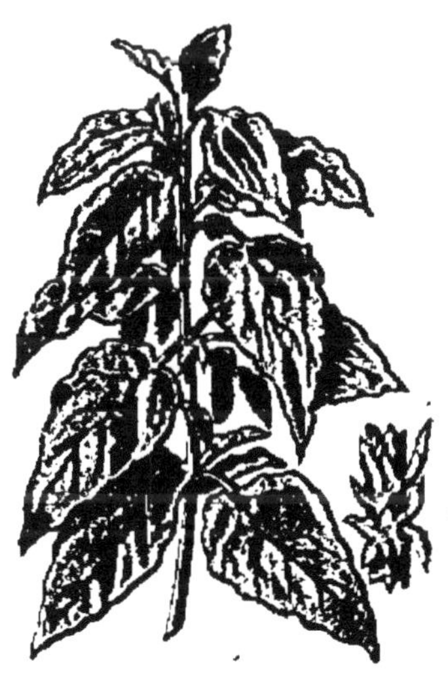

**ORTIE** (grande)
URTICA DIOÏCA
Ortigo

Les espèces aromatiques sont : feuilles de sauge, de thym, de serpolet, d'hysope, d'absinthe, de menthe.

**Bain de siège.** — Se prend froid ou chaud suivant les tempéraments. Fort utile pour le traitement des hémorrhoïdes, l'incontinence d'urine, les pertes blanches et, en général, pour toutes les inflammations des parties génitales.

**Bain de pieds sinapisé.** — On met 125 gr. de farine de moutarde non « éventée », dans un seau d'eau.

Ce bain se prend pour faire descendre le sang quand il se porte avec abondance à la tête.

On peut remplacer la farine de moutarde par du sel, du vinaigre, des cendres de bois.

**Bain de vapeur.** — Un bon moyen pour produire un bain de vapeur dans un lit, c'est d'y mettre plusieurs briques bien chaudes entourées de linges mouillés Ils ne tardent pas à dégager une très grande vapeur, que l'on maintient dans le lit en fermant hermétiquement les couvertures.

**Bain-marie.** — Il se compose d'un vase plein d'eau que l'on place sur le feu, dans ce vase entre un autre vase plongeant dans l'eau et dans lequel on place la matière à fondre, à chauffer ou à cuire.

**Carminatifs.** — On donne ce nom à des médicaments qui ont la propriété d'expulser les vents qui se forment dans les intestins.

La camomille, la menthe, la mélisse, les semences d'anis, de fenouil, de carotte, le persil, l'angélique, la bétoine, sont des carminatifs. Les liqueurs faites avec ces plantes sont également carminatives.

**Cataplasmes.** — Sous le nom de cataplasmes on désigne des préparations de la consistance d'une bouillie épaisse, ayant l'eau ou le lait pour excipient et pour base de la farine, des poudres. Mais c'est généralement la farine de lin qui est la plus employée.

Le cataplasme doit être appliqué chaud, mais à une température telle que l'on puisse maintenir le revers de la main dessus sans se brûler.

Un cataplasme ne doit être ni trop épais, ni trop clair; il ne doit être ni trop gros, n itrop lourd, ne pas dépasser la partie malade, et être mis entre deux linges fins.

Quand on renouvelle un cataplasme, il faut d'abord préparer le nouveau, puis on enlève rapidement l'ancien, que l'on remplace immédiatement par l'autre, pour ne pas laisser refroidir la place.

L'oignon cuit forme un excellent cataplasme pour faire mûrir les abcès et les clous.

**Collyres.** — Médicaments destinés à combattre les maladies des yeux.

Laissant de côté tous les collyres à base de produits chimiques, nous ne désignerons ici que les plantes dont le suc est utile dans ces maladies: le cerfeuil, la chélidoine, le framboisier, le plantain, le rosier, le persil, la mauve, le mélilot, etc.

**Cordiaux.** — Nom donné à des médicaments qui ont la propriété d'augmenter rapidement la chaleur générale des corps et de stimuler l'estomac et le cœur. Le vin, l'alcool, l'éther, la menthe, la cannelle, etc., sont des cordiaux.

**Décoction.** — La décoction est l'opération qui consiste à faire bouillir les produits destinés à une tisane.

Les semences, les bois, les racines, s'emploient ordinairement en décoction.

Retenez bien ce mot de décoction, car il est souvent employé dans notre livre, avec ceux d'infusion et de macération.

**Dentifrice.** — Produit employé pour la propreté, la conservation des dents et l'hygiène de la bouche. Nombreux sont les dentifrices, nous recommandons tout spécialement la « Dentine du Dr Davis », 187, rue du Temple, à Paris.

**Dépuratifs.** — Les dépuratifs sont des produits qui chassent du sang les impuretés qui s'y sont amassées par suite de maladie ou d'inflammation. Au printemps et à l'automne, pour bien se porter, on fera bien de prendre un bon dépuratif, végétal autant que possible. Nous recommandons à nos lecteurs soit « l'Elixir aux cent plantes du Dr Davis », soit le « Dépuratif végétal du Dr Davis ».

Les principales plantes dépuratives sont: la bardane, la chicorée, le cresson, la douce-amère, le

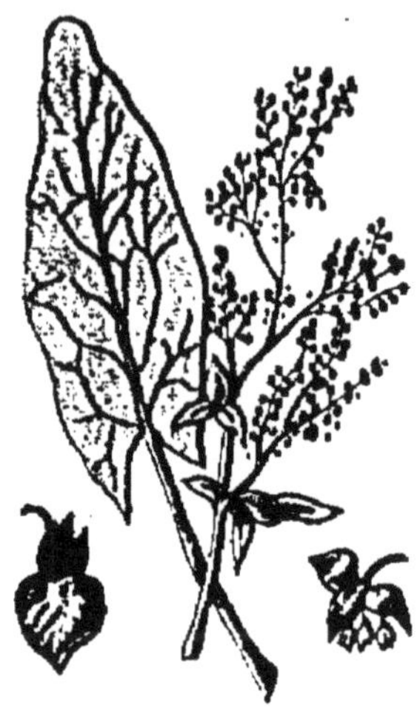

**OSEILLE**
RUMEX ACETOSA
Aigrète

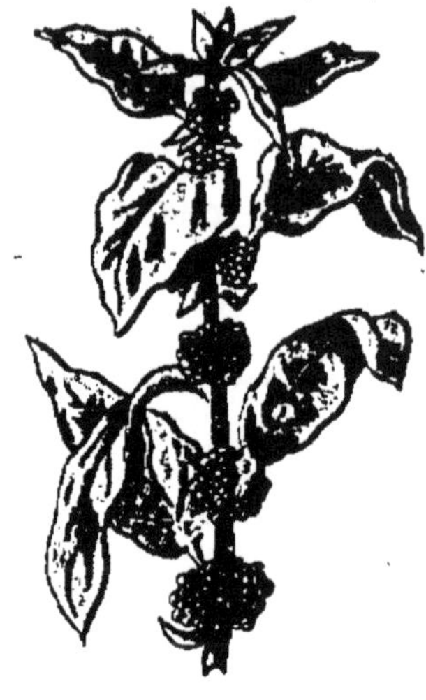

**PARIÉTAIRE**
PARIETARIA OFFICINALIS
Casse-pierre

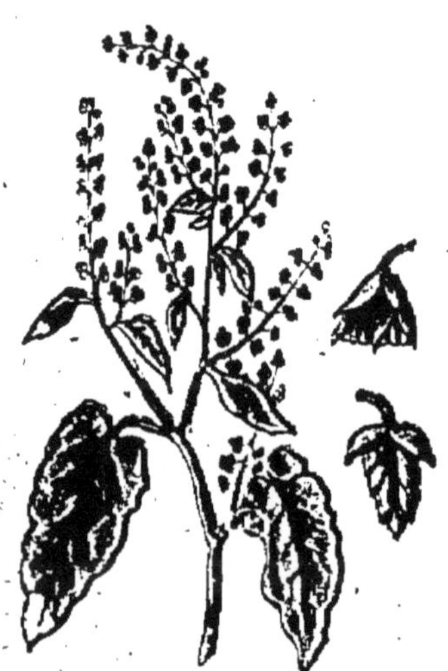

**PATIENCE**
RUMEX PATIENTIA
Rhubarbe sauvage

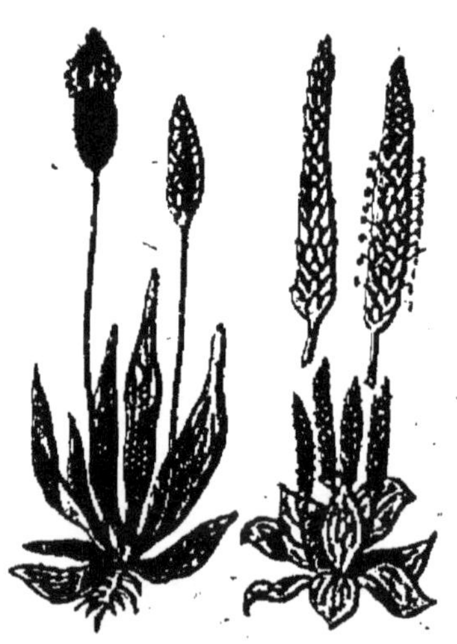

**PLANTAIN**
PLANTAGO MAJOR
Herbe aux cinq côtes

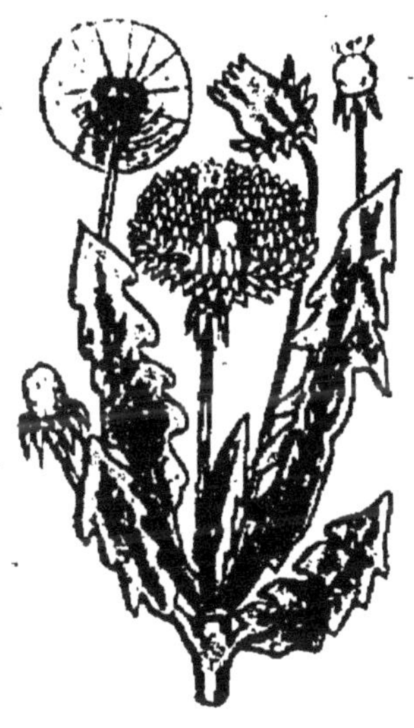

**PISSENLIT**
TARAXACUM OFFICINALE
Dent de lion

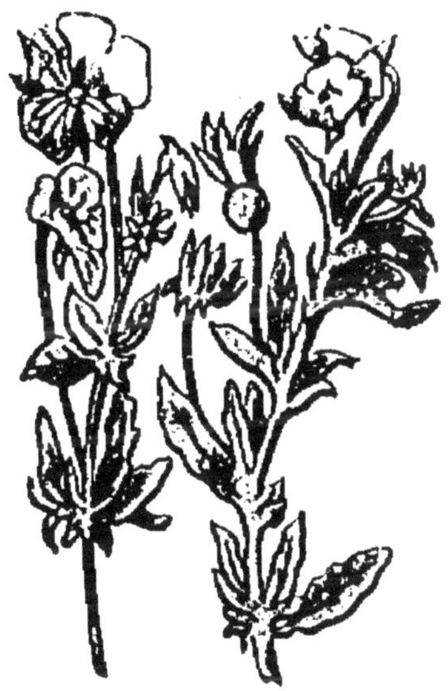

**PENSÉE SAUVAGE**
VIOLA TRICOLOR
Herbe de la Trinité

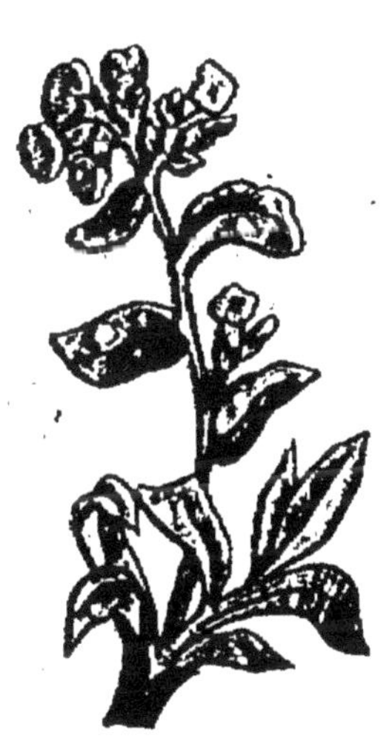

**PULMONAIRE**
PULMONARIA OFFICINALIS
Herbe aux poumons

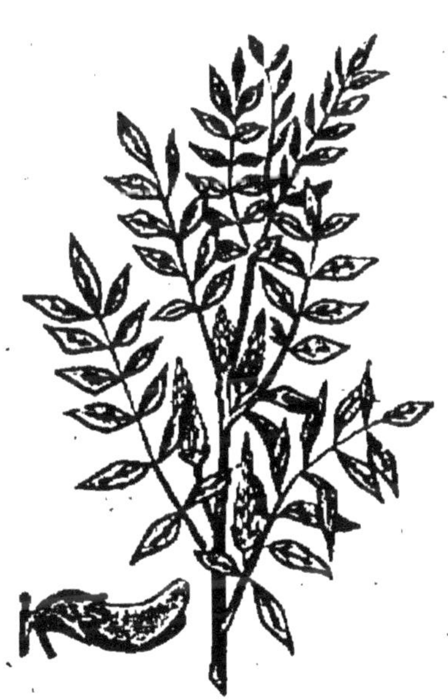

**RÉGLISSE**
GLYCYRRHIZA GLABRA
Bois doux

fumeterre, le noyer, la salsepareille, la pensée sauvage, l'ortie, le houblon, la saponaire, etc. (Voir ces plantes.)

**Détersifs.** — Ce nom est donné aux produits qui, nettoyant les plaies et les ulcères, hâtent ainsi la cicatrisation. La verveine, les feuilles de bouleau, le chèvrefeuille, l'aigremoine, sont des détersifs.

**Digestifs.** — Ce nom est donné aux divers agents qui sont aptes à favoriser la digestion. Toutes les plantes aromatiques sont des digestifs. A tous ceux qui souffrent de mauvaise digestion, nous recommandons le « Thé des Templiers du Dr Davis », exclusivement composé de plantes aromatiques.

**Diurétiques.** — Substances qui ont la propriété d'augmenter la sécrétion des urines.

Le lait est diurétique.

Comme plantes diurétiques, nous citerons: la digitale, la scille, la colchique, la térébenthine, le genièvre, la bourrache, le genêt, le poireau, la reine des prés, le chiendent, le sureau, la réglisse, les queues de cerises, le fenouil, les orties, etc. (Voir détails à la partie plantes.)

**Emménagogues.** — Médicaments qui ont la propriété de ramener les règles supprimées, tardives ou laborieuses. Les principales plantes emménagogues sont: l'absinthe, l'armoise, la rue, la sabine et surtout l'apiol retiré du persil.

**Emollients.** — Nom donné aux substances qui ont la propriété de relâcher, d'assouplir et d'amollir les tissus des organes avec lesquels on les met en contact. Les cataplasmes sont des émollients pour l'extérieur. Les tisanes et les lavements sont des émollients intérieurs.

**Expectorants.** — Médicaments qui jouissent de la propriété d'augmenter la sécrétion des mucosités bronchiques et d'en faciliter l'expulsion.

Les plantes expectorantes sont: le bouillon blanc, l'hysope, le lierre terrestre, les violettes, les capillaires, etc.; à citer le « Mélange Pulmonaire du Dr Davis ».

**Fébrifuges.** — Médicaments destinés à combattre les accès de fièvre et à en empêcher le retour. Les principales plantes fébrifuges sont: le quinquina, le saule blanc, la camomille, la chicorée, le lichen, la petite centaurée, la gentiane, etc.

**Fondants.** — Produits destinés à faire dissoudre les engorgements, les glandes, les tumeurs. L'huile de foie de morue, l'iode, et surtout la « pommade dissolvante du Dr Davis » (2 fr. 50 — 187, rue du Temple, à Paris), sont des fondants fort estimés.

L'ache, l'asperge et la bryone sont des plantes fondantes fort usitées.

**Gargarismes.** — On désigne sous ce nom des médicaments destinés à combattre les maladies de la bouche, de la gorge et du pharynx. Les gargarismes au sel de cuisine ou au jus de citron sont excellents pour toutes les affections inflammatoires de la bouche.

**Hydrothérapie.** — Traitement des maladies qui repose sur l'usage de l'eau, employée sous toutes ses formes et à des températures diverses. Traitement utile dans l'hystérie, la goutte, l'obésité, l'anémie, la faiblesse, les congestions chroniques, etc.

L'eau servant « aux douches, affusions », etc., doit avoir de 10° à 12°. La durée de la douche au début sera de quelques secondes, mais ne dépassera jamais 2 minutes. La douche terminée, on frictionne le malade et il fait des exercices pendant quelques minutes pour amener la réaction.

Un bon moyen, bien simple, consiste seulement à tremper un drap dans l'eau et à en entourer vivement le malade.

On peut aussi tremper une éponge dans l'eau et la promener sur tout le corps, en particulier le long de la colonne vertébrale.

L'hydrothérapie faite régulièrement, prévient les rhumes, les névralgies et les maladies de poitrine.

**Infusion.** — Par infusion, on entend une opération qui a pour but de verser et de laisser refroidir un liquide bouillant sur une substance dont on veut extraire les principes médicamenteux (c'est le contraire de la décoction). Les feuilles, les fleurs et les tiges tendres de plantes doivent toujours être infusées.

**Jus d'herbes.** — Ces préparations sont surtout utiles au printemps, car elles exercent une action stimulante et dépurative sur le sang. Plus les plantes sont jeunes et plus grande est la quantité de jus que l'on peut en extraire.

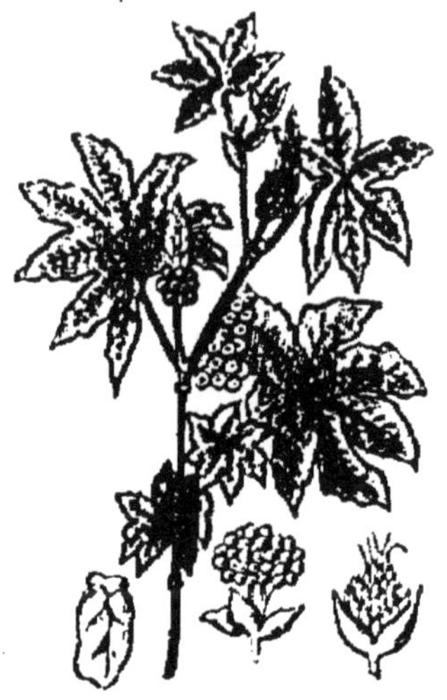

RICIN
CINUS COMMUNIS
Palma christi

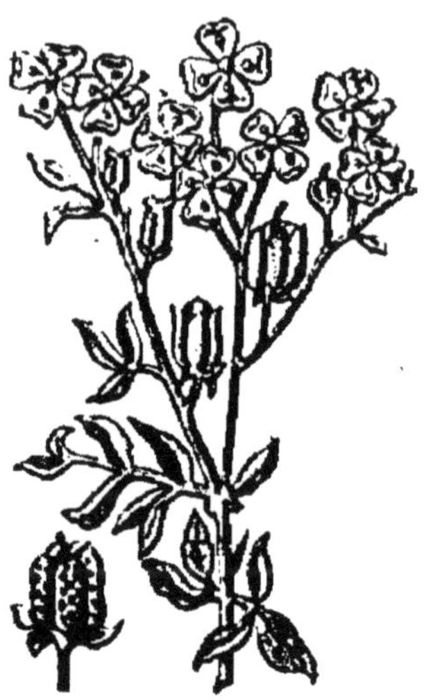

RUE
RUTA GRAVEOGENS
Rudo

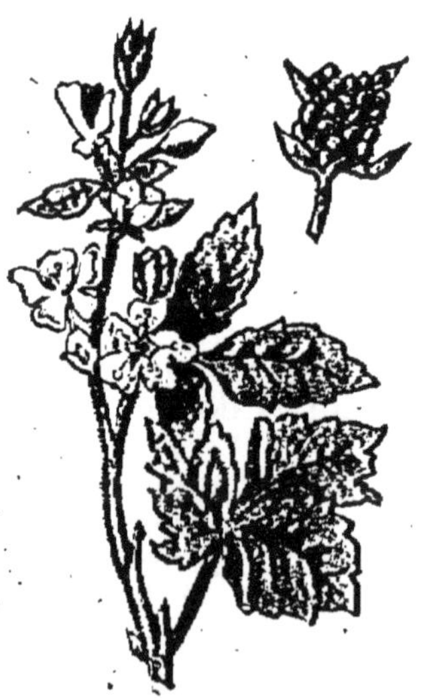

RONCE
RUBUS CALSIUS
Pelavin

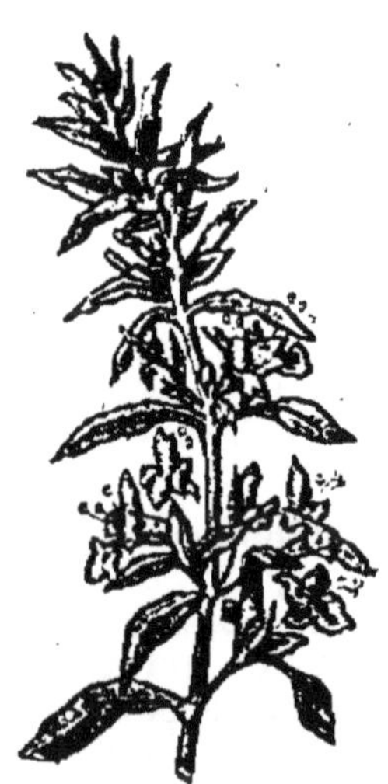

ROMARIN
ROSMARINUS OFFICINALIS
Rose marine

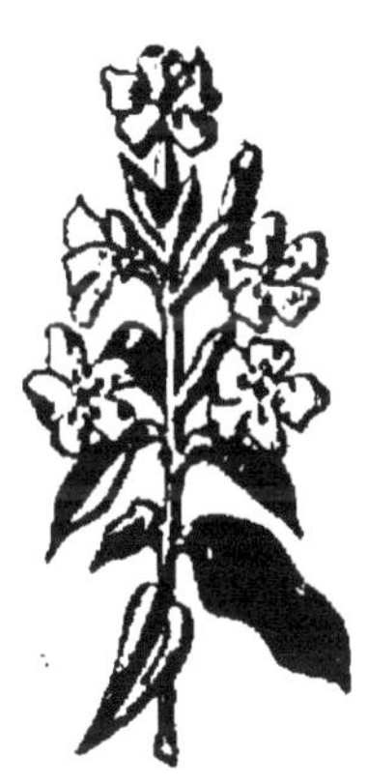

**SAPONAIRE**
SAPONARIA OFFICINALIS
Herbe à foulon à savou

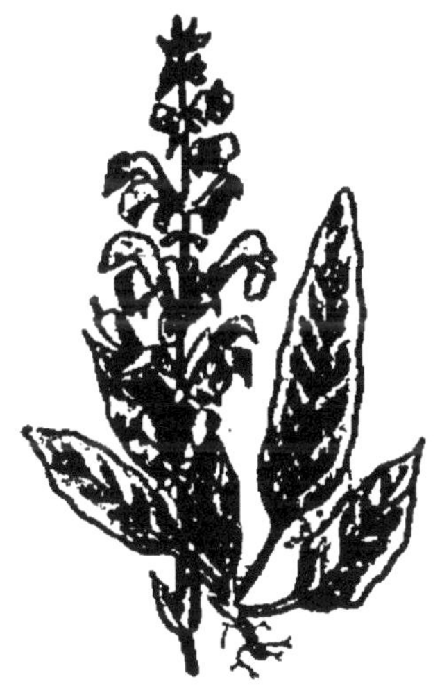

**SAUGE**
SALVIA OFFICINALIS
Thé de France

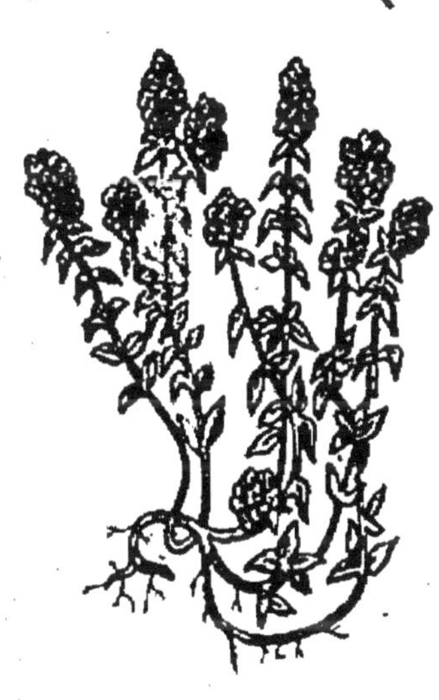

**SERPOLET**
THYMUS SERPYLLUM
Thym sauvage bâtard

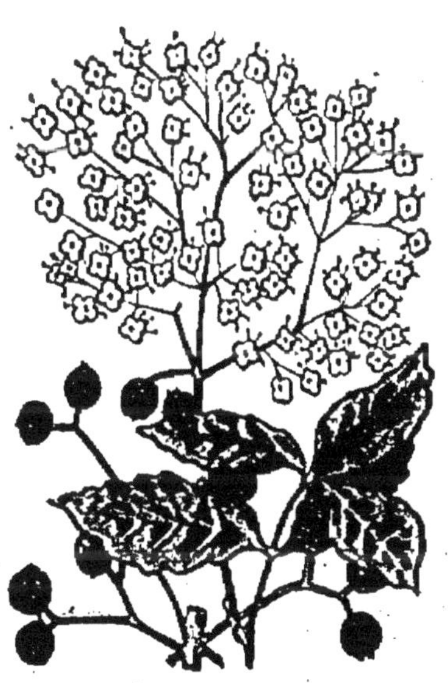

**SUREAU**
SAMBUCUS NIGRA
Sambique

On met les plantes dans quelque récipient de porcelaine épaisse, on les pile avec force, on exprime à travers un linge et on obtient ainsi le jus d'herbes.

On doit en prendre un verre par jour et cela pendant 15 jours.

La préparation ne se conservant pas, il faudra chaque jour fabriquer son verre de jus d'herbes.

Voici quelques formules de jus d'herbes.

### Jus d'herbes amer et apéritif

| | | |
|---|---|---|
| Angélique (tiges vertes) ........ | 1 | poignée |
| Fumeterre ...................... | 3 | poignées |
| Pensée sauvage ................. | 3 | » |
| Chicorée ....................... | 3 | » |
| Pissenlit ...................... | 3 | » |

utile dans les affections biliaires.

### Jus d'herbes amer et tonique

| | | |
|---|---|---|
| Menthe poivrée ................. | 1 | poignée |
| Véronique ...................... | 3 | poignées |
| Petite centaurée ............... | 3 | » |
| Houblon (tiges vertes) .......... | 3 | » |

préparation utile pour réveiller l'appétit et donner de la force à tous les affaiblis.

### Jus d'herbes apéritif, rafraîchissant

| | | |
|---|---|---|
| Pourpier ....................... | 2 | poignées |
| Laitue ......................... | 2 | » |
| Oseille ........................ | 2 | » |
| Pissenlit ...................... | 2 | » |
| Houblon ........................ | 2 | » |

préparation utile à prendre au printemps et à l'automne.

**Lavements.** — Produits liquides introduits par le rectum, soit pour faciliter la sortie des matères en cas de constipation, soit pour traiter certaines maladies.

Le malade qui va prendre un lavement doit être couché sur le côté droit, jamais sur le côté gauche, le bassin plus élevé que le tronc et le corps légèrement courbé en arc pour que les muscles du ventre soient dans le relâchement.

Recommandons aussi à nos lecteurs de ne pas abuser des lavements qui, pris trop souvent, finissent par augmenter la constipation.

« Le lavement d'eau froide » (500 gr.) est utile contre la constipation et les vertiges.

« Les lavements de sel, de vinaigre, de sucre » (1 cuillerée à soupe dans un verre d'eau), sont utiles contre les « oxyures », petits vers blancs, gros comme un fil et d'un centimètre de long.

**Le lavement au laudanum**, 15 gouttes de laudanum dans un grand verre d'eau, est employé contre les diarrhées et les coliques.

**Le lavement laxatif contre la constipation**

| | |
|---|---|
| Décoction de guimauve ...... | 300 grammes |
| Miel ......................... | 50 » |
| Huile de ricin .............. | 30 » |

ou plus simplement :

| | |
|---|---|
| Glycérine ................ | 6 cuillerées à soupe |
| Eau tiède .............. | 3/4 de litre |

**Le lavement purgatif** pour ceux qui n'aiment pas avaler une purge par la bouche :

| | |
|---|---|
| Feuilles de séné .............. | 15 grammes |
| Sulfate de soude .............. | 15 » |
| Eau bouillante .............. | 500 » |

Laissez refroidir pour l'usage.

**Le lavement nutritif** pour les malades dont l'estomac ne peut rien supporter.

Après avoir débarrassé l'intestin du malade par un lavement laxatif à la glycérine ; on attend une demi-heure après l'évacuation des matières et on donne ensuite ce petit lavement que le malade gardera :

1 verre de lait
1 jaune d'œuf
1 cuillerée de cognac.
du jus de viande.

Toutes ces plantes sont expédiées sur demande, adressée au **Médecin des Peuples**, 187, rue du Temple, à Paris.

—o—

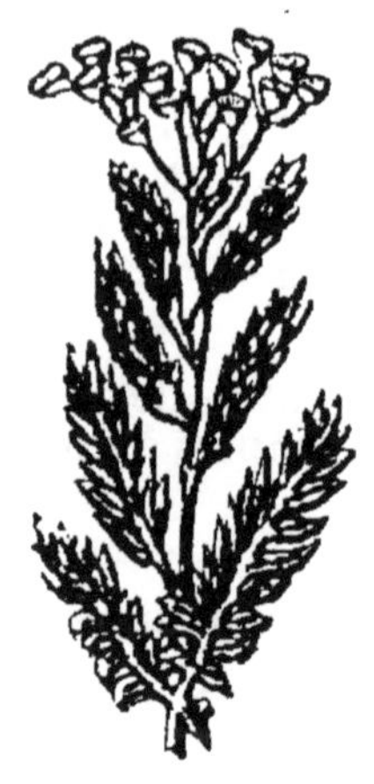

**TANAISIE**
TANACETUM VULGARE
Herbe aux vers

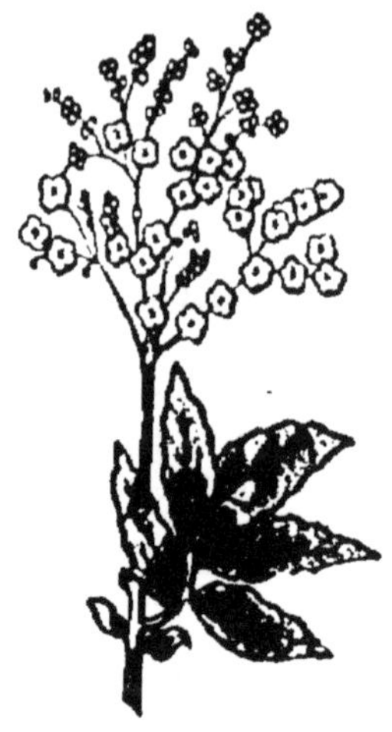

**ULMAIRE**
SPIRAE ULMARIA
Reine des prés

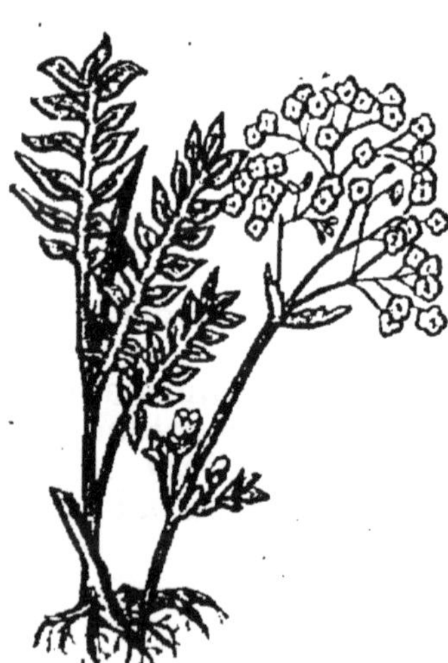

**VALÉRIANE**
VALERIANA OFFICINALIS
Herbe aux chats

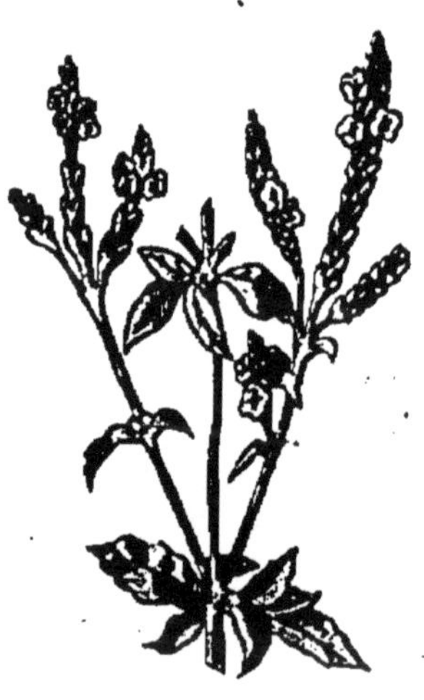

**VERVEINE** officinale
VERBENA OFFICINALIS
Herbe sacrée

## PRÉFACE DE NOTRE LIVRE

# Le Médecin des Peuples

---

*« Deux ou trois plantes bien appliquées font « souvent un effet plus sûr et moins de violence « à la nature, qu'un amas de drogues qui fer- « mentent dans l'estomac, et qu'un malade a plus « de peine à soutenir que la maladie qui l'afflige. « Beaucoup de personnes très sensées m'ont sou- « vent témoigné qu'elles étaient surprises qu'on « foulât aux pieds, avec tant de négligence et de « mépris, les plantes salutaires que la nature pro- « digue dans nos bois et dans nos campagnes. »*

*Voilà ce qu'écrivait en 1740, le grand docteur Chomel, médecin du roi et doyen de la Faculté de Médecine de Paris.*

*Ces paroles sont aujourd'hui plus d'actualité que jamais, à notre époque dans laquelle la chimie a envahi tous les domaines de notre existence et en particulier celui de la médecine. Encore aujourd'hui les médecins dédaignent les simples, les plantes de la bonne nature, pour ne donner à leurs malades que potions, cachets, pilules qui n'ont souvent d'autre mérite que d'abîmer l'estomac de ceux qui les absorbent. Cependant il se produit une réaction, et bien des gens sont venus nous affirmer leur confiance absolue au pouvoir guérissant des plantes. C'est pour revenir à cette bonne vieille médecine naturelle que nous avons écrit ce volume. Avec grand bénéfice nous avons lu l'admirable volume du Dr Cazin sur les plantes indigènes. Nous mentionnons son nom une fois pour toutes, pour ne pas le répéter à chaque page.*

*Au nom de Cazin, nous ajouterons celui du Dr Duhaumeau, dont le livre nous a servi également.*

*Notre but a été de rendre service à nos lecteurs, et nous serons trop heureux si, par nos conseils, nous parvenons à les soulager et à les guérir de leurs maux.*

*Nous serons reconnaissants si nos lecteurs et amis nous écrivent pour nous signaler telle plante, tel remède, telle recette utile que nous insérerons au fur et à mesure que les éditions de notre livre se succéderont. Ce volume étant destiné à devenir le livre de santé de la famille, il est nécessaire que chacun y collabore en y apportant le résultat de ses observations, de ses expériences, dont il fera profiter les autres.*

*Nous avons donné à notre travail le titre du* « Médecin des Peuples », *car il est traduit déjà en différentes langues, et partout le succès qu'il obtient nous est une preuve qu'il est bien l'ami de la famille, des hommes, de tous les peuples.*

*Cette nouvelle édition contient deux chapitres nouveaux : l'un traitant de l'art vétérinaire, dans lequel nous expliquons, à nos lecteurs de la campagne, les principales maladies des animaux et la manière de les soigner le plus économiquement possible.*

*Le 2e chapitre nouveau est intitulé* « De la Beauté » *et est destiné spécialement aux femmes et aux jeunes filles. Il contient des conseils très utiles et très précieux sur les soins à donner à la chevelure, aux mains, à la peau, etc.*

*A ceux qui seraient tentés de trouver étrange*

*qu'un tel chapitre puisse trouver place dans un livre de médecine, nous répondrons que bien des maladies de peau pourraient être évitées, si l'on savait mieux soigner sa peau et les différents organes du corps.*

*Du reste, ce livre étant le* livre de la famille, *il faut que chacun puisse y trouver ce qui l'intéresse tout particulièrement. Mes aimables lectrices trouveront, sans aucun doute, que j'ai raison.*

---

# Quelques mots à l'occasion de la nouvelle édition de 1910-1911

Devant le succès croissant de notre livre, nous avons pensé qu'il serait bon d'y ajouter toutes les améliorations possibles. Dans cette édition de 1910 nous avons écrit un chapitre qui rendra les plus grands services à nos malades. Ce chapitre est intitulé « *Ce qu'il faut que le malade mange dans chaque maladie et le régime qu'il doit suivre.* »

N'est-ce pas là la question si importante posée toujours au médecin : « *Docteur, que faut-il que je lui donne à manger ? Que doit il boire ? Quel régime doit-il suivre ?* Souvent le médecin, pressé par un grand nombre de visites, ne saurait, faute de temps, répondre par écrit à toutes ces questions du malade ou de son entourage. Et cependant ce n'est pas la partie la moins importante du traitement.

Vous ne serez donc plus embarrassé : que votre malade soit atteint de tuberculose, de maladie de cœur, de rhumatisme, etc., vous n'aurez qu'à chercher le chapitre IV du Médecin des Peuples et vous trouverez tout ce qu'il doit manger et boire pendant sa maladie, sa convalescence et quand il est à l'état de santé.

Notre livre est divisé en huit parties ou chapitres.

CHAPITRE I

Les plantes et les recettes utiles.

CHAPITRE II

Les plantes et leur emploi médical.

CHAPITRE III

Les maladies et leur traitement par les plantes.

CHAPITRE IV

Ce que le malade doit manger et boire.

CHAPITRE V

De l'élevage et des soins à donner aux petits enfants.

CHAPITRE VI

De la beauté et des soins à donner à notre corps. Chapitre destiné aux femmes et aux jeunes filles.

CHAPITRE VII

Nos aliments et leur histoire.

CHAPITRE VIII

L'art vétérinaire. Les maladies des animaux et la manière de les soigner.

# DEUXIÈME PARTIE

## CHAPITRE II

# LES PLANTES QUI GUÉRISSENT

## LES PLANTES DE FRANCE

*Leur histoire, leur rôle dans la guérison des Maladies.*

### Absinthe (*Artemisia Absinthium*)

**Herbe aux Vers, Herbe Sainte**

L'absinthe appelée encore *Herbe sainte*, dans certaines campagnes de France, l'*Herbe aux Vers* en Angleterre et en Allemagne, se rencontre dans les lieux pierreux, incultes, sur le bord des chemins. Toutes ses parties exhalent une odeur forte, très aromatique, pénétrante, non désagréable.

Déjà dans l'antiquité, on employait l'absinthe en médecine, mais cette plante, comme beaucoup d'autres, est tombée dans un injuste oubli, du moins au point de vue médical.

Parmi les effets de l'absinthe, le plus sensible est certainement la stimulation de l'estomac, d'où résulte l'augmentation de l'appétit et l'activité plus grande du travail digestif.

Sous différentes formes, on prescrit avec avantage l'absinthe aux personnes chez lesquelles les fonctions de l'estomac sont lentes, laborieuses, accompagnées de ballonnement. Mais, en raison de ses propriétés stimulantes, il ne faut l'administrer qu'à dose modérée.

L'absinthe est diurétique (plante qui fait uriner),

on comprend donc que son usage ait été recommandé dans les affections goutteuses et l'hydropisie.

L'absinthe est un des meilleurs vermifuges que nous possédions ; dans l'Ouest de la France on l'emploie beaucoup pour cet usage.

L'abus de l'absinthe produit des désordres sans nombre dans l'organisme humain et souvent même conduit à la folie.

Disons, en passant, que la liqueur d'absinthe préparée en Suisse, dans le Doubs, dans le Jura, n'est pas faite en général avec l'absinthe, mais bien avec les genipis, plantes variées qui n'appartiennent pas à la famille de l'absinthe.

*Vin d'absinthe.* — On met 40 grammes de fleurs et de feuilles d'absinthe, 40 grammes de bonne eau-de-vie, dans un litre de bon vin blanc. On laisse le tout infuser pendant quatre jours. On filtre et on a ainsi un litre de vin d'absinthe.

*Pour exciter l'appétit* on prend un petit verre de ce vin, une demi-heure avant le repas. *Pour activer la digestion,* prendre ce même petit verre une demi-heure après le repas.

*Tisane d'absinthe vermifuge.* — Dans un litre d'eau bouillante, on met à infuser pendant une heure, 8 grammes de sommités sèches d'absinthe. On passe ensuite le tout. On prend tous les matins un verre de cette tisane très amère.

## Aigremoine (*Agrimonia Eupatoria*)

**Eupatoire, Thé du Nord, Crimoine, etc.**

L'aigremoine est une plante commune poussant dans les forêts, le long des haies et des buissons. On emploie surtout les feuilles et les sommités fleuries. On la récolte au moment de la floraison, on l'attache en petits paquets que l'on dispose en guirlandes, et on les fait sécher au soleil ou au grenier. C'est un astringent populaire ; elle est employée en infusion à la dose de 60 grammes par 500 grammes d'eau ; elle sert comme gargarisme au début des angines simples, des amygdalites. Son infusion donne aussi de bons résultats dans les coliques hépatiques.

Son emploi est surtout indiqué en médecine vétérinaire ; on lave avec succès toutes les plaies des animaux avec une infusion d'aigremoine.

## Ail (*Alium Sativum*)

Plante fort commune qui pousse à l'état sauvage ou qui est cultivée dans nos jardins. En médecine et dans l'art culinaire on n'emploie uniquement que les bulbes d'ail.

Pilé et réduit en pulpe, l'ail entre dans la composition du célèbre *vinaigre antiseptique dit des quatre voleurs*. En pilant les bulbes de l'ail avec de la graisse et de l'huile, on obtient un onguent nommé *Moutarde du diable*, *Huile d'ail* qui est un puissant résolutif des humeurs froides.

Pris à l'intérieur, l'ail peut être regardé comme un stimulant des voies digestives ; son odeur se communique à l'haleine, à la sueur, aux gaz intestinaux et même aux plaies.

L'ail est plutôt un assaisonnement, un condiment, qu'un aliment ; on le fait entrer dans une infinité de sauces et de ragoûts ; dans plusieurs contrées, les paysans en frottent leur pain. Broyé avec de l'huile, il constitue l'aïoly des Provençaux. Il agit sur l'économie en stimulant l'appétit, facilitant la digestion et l'expulsion des gaz.

Contre les douleurs rhumatismales on peut se servir avec succès de cataplasmes d'ail.

L'introduction d'une gousse d'ail dans le rectum

est un moyen souvent employé par les prisonniers et les soldats qui veulent ainsi acquérir une fièvre légère qui doit les conduire à l'hôpital.

Les frictions de pulpe et d'huile d'ail sont souvent employées contre la gale, la teigne, les cors aux pieds.

## Airelle ou Myrtille (*Vaccinium Myrtilus*)

**Raisin des bois, Brimbelles, Abreitler, etc.**

Petit sous-arbrisseau commun dans beaucoup de régions montueuses, boisées, ombragées, un peu humides. Le fruit est de la grosseur d'une groseille, lisse, d'un noir bleuâtre très foncé et couvert d'une poussière glauque. Quand on l'écrase, il tache en un violet vineux. Les baies sont un peu sucrées, acidulées ; on les mange en abondance comme rafraîchissantes.

En les écrasant, on obtient un suc qui est excellent pour guérir toutes les diarrhées et surtout celles des enfants.

## Aloès

L'aloès est une plante des pays chauds, originaire de l'Afrique tropicale et surtout du Cap de Bonne Espérance. On la cultive aussi à Malte, en Sicile et dans l'Italie méridionale. Il faudrait au moins quarante pages pour énumérer toutes les préparations médicales dont l'aloès fait et surtout faisait partie.

L'aloès exerce sur l'appétit et sur le fonctionnement de l'estomac une influence manifestement stimulatrice : Mais ces *propriétés apéritives et digestives* ne se manifestent qu'à la condition de prendre l'aloès à petites doses et d'une manière un peu soutenue.

*Emploi de l'aloès comme médicament de l'estomac.* — De toute antiquité on a reconnu que sous l'influence de l'aloès l'appétit se relève d'une manière notable. La diminution de l'appétit, la lenteur des digestions, l'état de constipation, la dyspepsie des convalescents s'accommodent surtout de l'aloès, et il est à désirer que l'aloès reprenne dans le traitement des maladies de l'estomac la place importante qu'il occupait jadis et dont il a été dépossédé, on ne sait trop pourquoi. Tous nos lecteurs trouveront dans l'*Elixir de longue vie*, préparé par M. Chassagnette, toutes ces précieuses qualités de l'aloès.

*Emploi de l'aloès comme purgatif.* — C'est le purgatif par excellence des gens lymphatiques, mous, peu irritables.

Il faut toujours se rappeler que l'aloès purge lentement.

Les doses purgatives de ce médicament varient pour l'adulte entre 0,25 centigrammes et 1 gramme.

*Emploi de l'aloès dans les maladies de foie.* — Tous les malades ayant des maladies de foie se trouveront bien de prendre de l'aloès, car il dégorge le foie en augmentant la sécrétion de la bile.

L'aloès est contre-indiqué chez les femmes enceintes et chez celles qui sont sujettes aux hémorragies de l'utérus; chez les individus atteints de dysenterie et d'hémorragies intestinales, enfin chez les malades atteints de rétention d'urine, de pissements de sang et de calculs urinaires.

## Amande

Il existe deux espèces d'amandes : les *amandes douces et les amandes amères*. L'huile d'amande douce est un excellent laxatif, à la dose de 30 à

60 grammes, elle constitue le plus agréable des purgatifs pour les enfants.

Les tâches de rousseur du visage et des mains disparaissent par des frictions d'amandes douces et amères pilées ensemble.

## **Anémone** (*Anemone Nemorosa*)

C'est une plante qui pousse dans presque tous les prés secs. La plante pilée, fraîche et appliquée sur la peau y produit de l'érythème et de la vésication. On pourrait donc dans les campagnes se servir de l'anémone, si on n'avait pas sous la main des sinapismes ou des vésicatoires. Dans la médecine homéopathique on se sert beaucoup de l'anémone contre les maladies du système nerveux.

Les feuilles sèches réduites en poudre font éternuer.

L'eau distillée d'anémone fait disparaître les taches de rousseur.

## **Angélique** (*Angelica Archangelica*) ou Herbe du St-Esprit

L'angélique est une belle plante que l'on cultive dans les jardins à cause de sa beauté, de son odeur et de sa saveur aromatique.

Cette plante est utile dans tous les cas dans lesquels l'estomac a besoin d'être stimulé.

L'angélique entre dans la composition de plusieurs liqueurs, parmi lesquelles, nous citerons la Chartreuse, le Raspail, le Vespetro, l'eau de Mélisse des Carmes, etc.

On fait avec l'angélique une liqueur très agréable et d'une préparation très facile, dont voici la formule :

| | |
|---|---|
| Semences d'angélique .......... | 5 gr. |
| Tiges d'angélique récentes ...... | 5 gr. |
| Amandes amères, émondées concassées .................... | 10 gr. |
| Sucre blanc ................... | 225 gr. |
| Alcool à 60° .................. | 1 litre |
| Eau .......................... | 1 verre |

On laisse macérer le tout pendant huit jours et on filtre. En prendre un verre à liqueur après chaque repas.

L'angélique est très utile dans la dyspepsie, le manque d'appétit, le tremblement des membres, l'hystérie, les pertes blanches, les scrofules, le rachitisme, etc. On la donne aussi avec avantage dans la dernière période des bronchites aiguës, dans les bronchites chroniques pour faciliter l'expectoration et pour fortifier la muqueuse pulmonaire.

C'est une plante précieuse, trop peu employée.

Si cette plante avait le mérite d'être étrangère elle se vendrait au poids de l'or. Il est pénible de constater qu'une plante si active et si riche en propriétés soit si peu usitée de nos jours, tandis qu'on adopte avec enthousiasme quelques remèdes exotiques, dont la nouveauté, la rareté et la cherté font seules tout le mérite.

On cite le cas d'Annibal Camoux, de Nice, qui mourut à Marseille en 1759, à l'âge de 121 ans et 3 mois et qui attribuait sa longévité à la racine d'angélique qu'il mâchait habituellement.

Tous nos lecteurs trouveront de l'excellente angélique en écrivant directement au Docteur Davis, 157, rue du Temple, à Paris.

## Anis vert (*Illicium*)

C'est une plante qui croît spontanément en Sicile, en Italie : on la cultive en France, surtout en Touraine et dans les départements méridionaux où l'on en fait des semis considérables.

Depuis l'antiquité la plus reculée, l'anis a occupé une grande place dans la matière médicale.

La semence (seule partie de la plante que l'on emploie) est donnée dans la débilité des voies digestives, la gastralgie, les tranchées des enfants, la dyspepsie, les maux de tête qui dépendent d'un mauvais état des voies digestives, les vertiges et les éblouissements.

Contre les mauvaises digestions, la meilleure manière d'administrer l'anis consiste à le faire prendre sous forme d'infusion chaude, en guise de thé, aussitôt après les repas.

Mais c'est surtout pour chasser *les vents*, soit par le haut, soit par le bas, que l'on emploie le plus communément l'anis.

On dit aussi que l'anis augmente la quantité du lait chez les nourrices : cette propriété ne provient peut-être que de ce que l'anis rend leurs digestions meilleures et plus promptes. Trousseau raconte que des nourrices ont calmé les coliques de leurs nourrissons en buvant elles-mêmes une infusion d'anis.

Les asthmatiques se soulagent en fumant des fruits d'anis.

Dans certains pays on se sert de l'anis dans la fabrication du pain, surtout en Allemagne.

## Anis étoilé ou Badiane

Cet arbrisseau originaire de la Chine et du Japon, est regardé par les habitants de ce pays, comme une plante sacrée.

L'anis étoilé possède toutes les propriétés de l'anis vert, auquel on le substitue souvent.

Le fruit a tout à fait la forme d'une étoile, d'où son nom.

L'anis étoilé sert à la fabrication de l'anisette et entre aussi pour une grande proportion dans l'absinthe des liquoristes.

L'anisette est une excellente liqueur de table, stomachique et digestive que l'on peut facilement préparer soi-même. Nous croyons être utile à nos lecteurs en leur donnant le procédé. On prend :

| | |
|---|---|
| Alcool à 85° .................... | 1 litre |
| Essence d'anis vert ............ | 4 gouttes |
| Eau distillée .................... | 750 gr. |
| Sucre .......................... | 500 gr. |

On fait fondre le sucre dans l'eau froide, puis on dissout l'essence dans l'alcool et on mêle le tout.

On prend un petit verre de cette liqueur après le repas pour faciliter la digestion.

Dans le cas de mauvaise digestion, nous recommandons à nos lecteurs de prendre une infusion d'anis étoilé. Mettre deux étoiles d'anis dans une tasse à café remplie d'eau bouillante.

## **Armoise** (*Artemisia vulgaris*)

**Herbe de la Saint-Jean, Couronne de Saint-Jean**

Plante très commune dans tous les lieux incultes : dans les campagnes de France, on l'appelle *Herbe de la Saint-Jean*.

L'armoise est le remède populaire par excellence contre l'arrêt, la suppression des règles : les femmes grecques et romaines l'employaient déjà pour cet usage.

Il est certain que l'armoise facilite l'écoulement des règles, car cette plante a une action spéciale sur l'utérus. Cet organe est souvent le siège d'une foule de troubles nerveux qui font beaucoup souffrir les femmes : pour cela on prend soit des injections vaginales ou rectales avec une infusion d'armoise (100 gr. d'armoise par litre d'eau bouillante).

Quand une femme ou une jeune fille souffrira pour avoir ses règles, il faudra mettre 30 grammes d'armoise par litre d'eau bouillante et la malade boira ce litre dans la journée.

Lorsque les règles ont disparu (*aménorrhée*) le meilleur moyen pour les faire revenir est de prendre une forte décoction des sommités d'armoise tiède, le matin pendant les dix jours qui précèdent l'époque habituelle des règles.

On a recommandé l'armoise contre les *convulsions*, pendant la première dentition, 2 centigrammes et demi de poudre de racine d'armoise mêlée à 25 centigrammes de sucre pulvérisé. Cette dose est donnée d'heure en heure. On l'augmente graduellement jusqu'à 10 centigrammes.

On a également obtenu de bons résultats dans le traitement de l'*épilepsie*, en donnant 4 fois par jour 1 cuillerée à café du mélange de 15 gr. de poudre de racine d'armoise et de 300 gr. de sucre.

## Arnica

**Tabac des Vosges, des Savoyards**
**Quinquina des Pauvres, Herbes aux chûtes**

C'est une plante qui croît abondamment sur toutes les montagnes de la France. De tous les animaux qui habitent les montagnes où croît l'arnica, les chèvres seules la recherchent et s'en nourrissent. La fleur est la seule partie usitée. Les paysans des montagnes la fument en guise de tabac, d'où le nom de *Tabac des Vosges*, qu'on lui donne quelquefois. Cette plante est surtout employée contre les accidents résultant de chûtes (d'où *son nom d'herbe aux chûtes*), de *commotions*, de *contusions*, d'*extravasions* sanguines.

Dans les contusions, on applique des compresses de teinture d'arnica, quelquefois pure, mais le plus souvent mélangée de partie égale d'eau. Elle empêche la coagulation du sang extravasé dans les tissus sous-cutanés et facilite sa résorption ; aussi importe-t-il d'en faire l'application le plus tôt possible après l'accident. Quand on veut panser une plaie ou une blessure ayant saignée, il faut mélanger la teinture avec 3 ou 4 fois son volume d'eau.

On donne aussi l'arnica à l'intérieur comme stimulant et vulnéraire, soit une infusion de 2 à 3 grammes de fleurs d'arnica, soit une vingtaine de gouttes de teinture dans un peu d'eau. Mais donnée à l'intérieur, cette plante ne doit être employée qu'avec beaucoup de prudence.

On l'appelait aussi le *quinquina des pauvres* parce que cette plante avait la réputation de guérir les fièvres intermittentes.

Pour cette plante, comme pour beaucoup d'autres, on se demande pourquoi elle est tombée dans le plus grand discrédit après avoir joui d'une grande vogue.

## Artichaut

Les anciens, qui étudiaient, avec un soin que nous avons bien désappris, les propriétés thérapeutiques (médicales) des aliments les plus vulgaires, employaient l'artichaut chaque fois qu'ils voulaient obtenir une modification de la sécrétion urinaire.

Aujourd'hui l'artichaut n'entre que dans notre alimentation, il est d'une saveur relevée et légèrement âcre, d'une digestion facile et, par suite, convient à tous les estomacs, même à celui des convalescents.

Un médecin distingué a employé l'artichaut avec succès contre les *diarrhées*, qu'aucun médicament ne pouvait arrêter. A un enfant de 7 ans, qui avait la diarrhée depuis 6 mois, il prescrivit de manger, chaque jour, 4 artichauts crus à la poivrade. Six jours après, la diarrhée avait disparu. On cite également le cas d'une diarrhée datant de 6 ans qui cessa par l'usage quotidien d'artichauts crus. On peut comprendre cette propriété en se rappelant que l'artichaud contient beaucoup de tannin, c'est donc un excellent astringent.

Les fleurs caillent le lait, sans conséquence fâcheuse pour le petit lait, aussi les Arabes s'en servent pour la fabrication de leurs fromages.

## Assa-Fœtida

Cette plante peut être employée avec succès contre les coliques venteuses, la constipation des vieillards sous forme de lavement, dont voici la formule :

| | |
|---|---|
| Assa-fœtida .................... | 5 gr. |
| Jaune d'œuf ...................... | 1 |
| Décoction de guimauves ......... | 250 gr. |

Pour préserver les chevaux des mouches, oignez-les de la solution suivante : 60 grammes d'assa-fœtida, infusée dans un plein verre de vinaigre, auquel on ajoute deux verres d'eau.

## Asperge (*Asparagus officinalis*)

L'asperge, connue déjà dans l'antiquité, est un aliment léger et agréable, utile surtout aux convalescents. Peu réparateur en lui-même, ce légume excite favorablement l'appétit et le goût par son amertume et son parfum devient une sorte d'apéritif.

L'asperge a une grande influence sur les organes urinaires. Tout le monde connaît l'odeur repoussante communiquée à l'urine par l'ingestion d'asperges. Cette odeur se change en odeur de violette par l'addition de quelques gouttes d'essence de térébenthine.

Avec succès l'asperge sera employée dans les maladies de cœur, dans les hydropisies, chaque fois qu'il sera nécessaire d'augmenter la quantité d'urine émise. Mais l'asperge aliment doit être interdite à toutes les personnes atteintes d'affections aiguës des organes urinaires.

Pour combattre les maladies de cœur, l'hydropisie, l'embonpoint excessif, on mettra 50 gr. de racines d'asperges en décoction dans 1 litre d'eau. On boira 3 verres par jour de cette décoction entre les repas.

## Aunée (*Inula Helenium*)

**Soleil vivace, Œil de cheval, Lionne, etc.**

Plante vivace, tige droite, feuilles alternes dentées, duveteuses, fleur jaune en forme de soleil.

La racine contient l'inuline, substance qui se dissout dans l'eau bouillante et n'est pas bleuie par l'iode. La racine est un excitant, un sudorifique précieux.

Dose 30 grammes de racine concassée pour un litre d'eau, laisser infuser 2 heures.

Cette infusion est excellente en cas de faiblesse chez les jeunes filles non réglées, les pâles couleurs, etc. En lotions et compresses très chaudes, elle calme les démangeaisons dartreuses.

Cazin raconte que pour guérir les chevaux d'écoulement muqueux et purulent, sortant des naseaux, il suffit de leur faire boire de l'eau dans laquelle on aura fait macérer une assez grande quantité d'écorce d'aunée.

L'écorce d'aunée, en infusion, est également utile pour faire d'excellents gargarismes employés dans les maux de gorge.

## Avoine

Dans nos pays l'avoine sert principalement à la nourriture des chevaux ; elle est plus nourrissante que le foin et possède des qualités excitantes utiles à ces animaux, dans les climats tempérés. L'avoine augmente considérablement le lait des vaches.

La bouillie d'avoine servait déjà à la nourriture des anciens Germains. Dans certains pays, surtout en Ecosse, on mange encore beaucoup de farine d'avoine. Sous le nom de *porridge* elle est devenue le plat national des Ecossais et c'est à son usage quotidien qu'ils doivent d'être une des nations les plus endurantes et les plus robustes de la terre.

Cette bouillie de farine d'avoine constitue un bon aliment pour les convalescents et les enfants en bas âge. Elle rend service aux nourrices qui n'ont pas assez de lait ; elle peut être très utile aussi au moment du sevrage.

La tisane d'avoine rend de grands services dans le traitement de l'hydropisie ; pour cela il faut mettre 2 fortes poignées d'avoine, dans un litre

1/2 d'eau, réduit à un litre. On boira chaque jour un litre de cette tisane.

Pour combattre la constipation et obtenir la guérison des hémorroïdes, on prend, le matin à jeun 2 à 3 tasses d'un café fait avec de la farine d'avoine torréfiée et réduite en poudre. On peut ajouter à ce café un peu de lait et de sucre.

Et vous paysans, mes lecteurs, quand vous aurez des *points de côté ou un lumbago*, appliquez sur les parties douloureuses, de l'avoine entière cuite avec un peu de vinaigre.

Enfin, avec la balle de l'avoine on fait d'excellentes paillasses, d'excellents oreillers surtout pour les enfants, car rien n'est plus mauvais que de se servir pour eux d'oreillers de plume, qui leur donnent trop de chaleur à la tête.

## Bardane

**Glouteron, Herbe aux Teigneux, Herbe aux Pouilleux**

Plante commune croissant le long des chemins, c'est un mauvais fourrage et Virgile recommandait déjà d'en purger les prairies.

La racine de bardane étant *sudorifique, diurétique et dépurative* a été recommandée dans le *rhumatisme*, la *goutte*, le *catarrhe pulmonaire*, les *dartres* et les *affections syphilitiques* et à ce sujet on cite toujours l'histoire d'Henri III, roi de France, qui fut guéri de la syphilis au moyen de la bardane ordonnée par son médecin Péna. Pour les syphilitiques, si nombreux à notre époque, au cas d'Henri III j'ajouterai cette cure faite par le Dr. Cazin. Un militaire libéré du service militaire, atteint de syphilis tertiaire, vint le trouver. Après une guérison apparente, il lui était survenu des pustules au front (*Corona veneris*) et des douleurs nocturnes au périoste des tibias (*périostite*) tellement vives que le malade en avait perdu le sommeil. Ce malade était affaibli par deux traitements mercuriels subis dans les hôpitaux militaires. Il fut soumis à de fortes sudations pendant 15 jours et pendant cinquante jours il continua la décoction de racines de bardane. (La décoction se fait dans la proportion de 60 grammes de racines de bardane par litre d'eau.) Il fut entièrement guéri.

Un emplâtre bien chaud de feuilles de bardane cuites dans du lait, enlève les douleurs ordinaires. Appliquées sur les plaies, elles les guérissent en peu de temps.

Nous ne saurions trop conseiller aux personnes atteintes d'un maladie de peau de se laver avec de la tisane de racines de bardane.

Que les mères n'oublient pas quand un enfant est atteint de la rougeole, de faire bouillir 25 gr. de racines de bardane dans un demi-litre d'eau et en donnant cette tisane par cuillerées à dessert, de 5 minutes en 5 minutes au petit malade, en deux heures, l'éruption est complète et en tenant leur enfant au chaud, il est guéri au bout de trois jours.

Les feuilles de bardane, sous forme de cataplasmes, ont été appliquées utilement sur les articulations engorgées, les tumeurs blanches, les hémorroïdes, les ulcères, les croûtes de lait, la teigne, d'où le nom populaire d'*Herbe aux teigneux*.

Pour guérir les ulcères rien ne vaut autant que l'onguent de Percy qui se prépare ainsi : On prend un demi-verre de suc de feuilles de bardane non clarifié et autant d'huile d'olive. On triture le tout, on l'agite à froid avec plusieurs balles de plomb dans un vase d'étain. Il en résulte une pommade verte que l'on applique sur ces ulcères variqueux si rebelles à la médecine, avec un peu de charpie, et on recouvre le tout d'une feuille de bardane ;

bientôt après on remarque la transformation qui se produit sur l'ulcère.

Dans les campagnes, on mange quelquefois les jeunes racines de bardane, en guise de salade.

## Belladone (*Atropa Belladona*)

**Belle dame, Morelle furieuse, Herbe empoisonnée**

C'est une plante très dangereuse, qu'on ne doit jamais laisser à la portée des enfants; car ses fruits rouges semblables à des cerises, excitent leur gourmandise.

On cite toujours deux exemples fameux :

En 1773, quatorze enfants de la Pitié s'empoisonnèrent dans le jardin du Roi en mangeant des baies de belladone.

Le 14 septembre 1813, cent soixante soldats furent empoisonnés par la même raison dans les environs de Pirna.

La belladone est une plante qui est fort employée en médecine, mais son usage est très dangereux.

Nous conseillerons à tous nos lecteurs de ne pas s'en servir, sans l'autorisation du médecin et sur ses indications.

Elle entrait autrefois dans la composition des philtres, aussi jusqu'au Moyen-Age cette plante avait-elle conservé le nom d'*Herbe aux Sorciers*.

## Bouillon blanc (*Verbascum thapsus*)

**Molène, Clergé de Notre-Dame, Herbe St-Flacre, etc.**

Les fleurs et les feuilles entrent dans la médecine courante. Les fleurs de bouillon blanc doivent être récoltées par un temps très sec et très chaud, soumises à un rapide séchage (dessication), puis enfermées et tassées dans des bocaux bien bouchés et tenus à l'abri de la lumière.

Les fleurs s'emploient en infusion, mettre 5 grammes de fleurs dans un litre d'eau bouillante. Laisser infuser pendant une demi-heure et passer.

Contre les hémorroïdes et les engelures, on recommande l'*huile de bouillon blanc* que l'on prépare ainsi : fleurs de bouillon, 1 partie ; huile d'olives, 2 parties. Faites digérer à feu doux, puis cuire jusqu'à consomption de l'humidité et passer en exprimant.

Le bouillon blanc fait toujours partie des *espèces pectorales* et surtout de la *tisane pectorale* ou des *quatre fleurs* ; une longue expérience a prouvé que cette tisane calme bien la toux.

Les feuilles de bouillon blanc sont appliquées sur les douleurs en guise de cataplasme. Elles servent également à faire une décoction, très utile dans le lavage de toutes les plaies.

La tisane de bouillon blanc est à recommander dans toutes les affections du tube intestinal.

## Bourrache (*Borrago officinalis*)

La plante fraîche est supérieure par ses propriétés médicales à la plante sèche, et doit donc lui être préférée, toutes les fois que l'on peut se la procurer pour la préparation de la tisane.

*La tisane de bourrache* se prépare ainsi :

On met 10 grammes de feuilles sèches de bourrache dans un litre d'eau bouillante. On laiss infuser pendant une demi-heure et on passe.

Cette tisane peut être employée dans le rhumatisme, car elle fait transpirer. Mais on l'emploie surtout pour soigner toutes les toux.

La bourrache possède également des propriétés *diurétiques* (qui fait uriner) et surtout des propriétés *dépuratives* ; c'est surtout contre l'*eczéma*, les *éruptions de clous*, la *gourme* chez les enfants, que se manifeste le mieux l'action dépurative de la bourrache. A ce titre, elle peut faire partie de ce *fameux jus d'herbes* auxquels croyaient nos pères et que nous avons eu grand tort d'abandonner. L'*Elixir aux cent plantes* en vente dans notre magasin de Paris, 187, rue du Temple, dépuratif végétal composé de sucs végétaux, contient une assez forte dose de suc de bourrache fraîche.

Dans quelques pays, en Italie par exemple, la bourrache est cultivée comme plante potagère, on fait cuire les feuilles dans l'eau et on les apprête ensuite comme ailleurs les épinards.

## Bourse à Pasteur (*Tlaspi bursa pastoris*)

**Boursette, Thlaspi, Malène à berger**

C'est une plante fort commune qui croît dans tous les lieux incultes ; elle doit être récoltée avant la floraison et autant que possible employée verte. Cette plante rend de grands services aux femmes qui ont des règles trop abondantes ou trop douloureuses. Quand les règles sont douloureuses et difficiles : mettez 50 grammes d'armoise dans un litre d'eau bouillante. Laissez infuser pendant 10 minutes, passez et buvez un verre de cette infusion toutes les heures. Le Dr Cazin rapporte qu'il a guéri une jeune fille, que les règles trop abondantes avaient amenée à un état d'anémie fort grave, en lui donnant de la bourse à pasteur. La décoction de bourse à pasteur (une poignée d'herbe fraîche pour 1 litre d'eau) prise par tasses de deux heures en deux heures avait arrêté peu à peu l'écoulement en l'espace de deux jours.

## Bryone (*Bryona alba*)

**Couleuvrine, Vigne Vierge, Navet du diable**

La bryone étant un poison assez violent et son usage offrant de graves dangers, nous conseillons à nos lecteurs de ne jamais s'en servir qu'avec beaucoup de précaution. Cependant c'est une plante qui peut rendre de grands services, surtout dans le traitement de l'hydropisie.

De nombreux hydropiques ont été guéris en prenant du vin de bryone, qu'on fabrique en faisant macérer 60 grammes dans un litre de vin blanc. On prend 2 cuillerées à soupe de ce vin par jour ; une avant chaque repas, on a ainsi un vin diurétique et laxatif.

Dans l'asthme et dans toutes les affections des voies pulmonaires, pour faciliter l'expectoration, on obtient un bon résultat en mélangeant 4 gr. de bryone et 120 gr. de miel, à donner par petites cuillerées à café.

Pour dissiper les tumeurs, les humeurs froides, les glandes, rien ne vaut comme de légères frictions faites avec la racine fraîche de bryone. Des rhumatismes sur lesquels on appliquait de la pulpe de racine de bryone, ont été guéris promptement.

Le Dr Cazin a employé avec succès sur lui-même, contre la gale, la racine fraîche, pilée et cuite avec du saindoux. Quatre à six frictions suffisent pour obtenir la guérison.

La bryone est aussi utile dans une foule de cas, pour remplacer les vomitifs, les purgatifs et les diurétiques les plus énergiques.

Il serait désireux qu'on remette en honneur une plante aussi utile.

## Camomille romaine ou odorante

La camomille est une plante que l'on rencontre presque partout en France. La camomille à fleurs simples, récoltée dans les lieux arides, où elle croît spontanément, est préférable à celle que l'on obtient par la culture et dont les fleurs doublent.

La récolte de la camomille se fait en juin et juillet et il ne faut pas choisir les fleurs les plus belles et les plus grandes, mais les plus petites et les moins blanches.

Les fleurs de la camomille sont toniques, stimulantes, fébrifuges, emménagogues, antispasmodiques. Elles conviennent dans les *langueurs d'estomac*, les *digestions difficiles*, les *coliques venteuses*, les *fièvres continues* ou *intermittentes*, *l'hystérie*, la *chlorose*.

Les anciens Egyptiens, qui connaissaient déjà les propriétés fébrifuges de cette plante, l'avaient dédiée au soleil. On a même constaté que la camomille avait réussi dans des cas dans lesquels le quinquina avait échoué.

L'infusion chaude de camomille est un des meilleurs moyens d'exciter les forces de l'estomac et de précipiter une digestion laborieuse ; comme digestif, la camomille est donc un médicament précieux.

Pour faire une bonne infusion de camomille, on verse habituellement une tasse à thé remplie d'eau bouillante sur 4 têtes de camomille.

La camomille facilite également les règles et le nombre est grand des femmes, qui, à l'époque de leurs règles, en prennent tous les soirs une infusion.

On fait avec les fleurs de camomille une huile qui, additionnée de camphre dans les proportions suivantes :

Camphre ........................ 10 gr.
Huile de camomille ............ 20 gr.

constitue un liniment très souvent employé avec succès contre les douleurs.

## Carotte

La carotte, cultivée dans tous les jardins, occupe une grande place dans notre alimentation et dans celle des bestiaux que l'on veut engraisser ; c'est un aliment salubre, d'une digestion facile, mais les diabétiques devront s'en abstenir.

Fort employée jadis en médecine, elle est tombée aujourd'hui dans un discrédit assez injuste. Un de nos grands médecins, dans son livre sur les Plantes Médicales, raconte, avoir vu employer avec succès, dans *l'extinction de voix, dans les toux opiniâtres*, le suc de carotte ainsi préparé : On fait cuire trois carottes rouges dans l'eau pendant un quart d'heure. On les râpe ensuite entièrement et l'on tord la pulpe dans un linge. On ajoute par verre de suc extrait, deux verres d'eau pure. Cette dose se prend tiède dans la journée, en trois ou six fois.

La carotte est connue également comme vermifuge ; avant de donner un vermifuge à vos enfants qui ont des vers intestinaux, faites-leur manger pendant 3 jours des carottes, après cela, donnez le vermifuge, son effet sera plus considérable.

Dans les campagnes, la carotte est un remède populaire contre certaines maladies du cheval, telle que la toux opiniâtre, la constipation, la pousse, etc. On la donne coupée en petits morceaux, soit seule, soit mélangée au fourrage.

On a reconnu les bons effets des cataplasmes de pulpe de carotte contre les brûlures et les plaies cancéreuses.

### Petite Centaurée (*Gentiana centaurium*)

**Herbe au centaure, Herbe à la fièvre, etc.**

On la rencontre dans toute la France, elle se récolte en juillet ; sa dessiccation doit s'opérer rapidement. Il faut l'envelopper dans des cornets de papier, afin de conserver la couleur et les propriétés de ses fleurs.

La petite centaurée est tonique, stomatique, fébrifuge : elle a donc les mêmes propriétés que la gentiane.

C'est le remède populaire de nos campagnes pour arrêter les accès de fièvre.

La petite centaurée, sous forme de *vin de centaurée* (60 gr. de centaurée pour un litre de vin blanc) est un excellent apéritif. En prendre un petit verre une demi-heure avant chaque repas.

Ce même vin est un bon remède contre les fièvres paludéennes.

### Cerfeuil (*Scandix cerefolium*)

Le cerfeuil sert surtout aux usages culinaires : plusieurs animaux, le lapin surtout, en sont très friands.

Nous ne connaissons qu'une seule maladie dans laquelle le cerfeuil peut rendre les plus grands services, dans l'*ophtalmie* et généralement dans toutes les *inflammations de l'œil*.

Nous ne pouvons nous empêcher de raconter l'histoire qui se trouve dans le tome XVI du « Journal de Médecine pratique ». Un médecin avait été appelé auprès d'une jeune fille qui avait une *ophtalmie* (inflammation intense de l'œil droit). Tous les remèdes employés n'avaient donné qu'un soulagement momentané. Les avis d'une commère avaient fini par l'emporter sur ceux du médecin. Depuis la veille, trois heures de l'après-midi, jusqu'à six heures du lendemain matin, des cataplasmes avaient été constamment maintenus sur l'œil malade, l'herbe cuite pendant dix minutes étant placé à nu sur ces parties. De plus, depuis le matin jusqu'au soir, on avait souvent lavé l'œil avec une décoction concentrée de cerfeuil. Ce traitement si simple, continué pendant quelque temps, avait suffi pour produire une cure vraiment surprenante par sa rapidité.

Ce médecin ajoute que soixante malades furent traités de la même manière et toujours avec succès.

Pour faire passer le lait, on applique sur les seins des cataplasmes de cerfeuil.

## Cerisier

Les cerises sont en général digestives et agréables. Elles ont quelque chose de vineux, de sucré et d'acide, qui délecte et rafraîchit ; elles sont amies de l'estomac, excitent l'appétit, favorisent l'évacuation de l'urine, tiennent le ventre libre.

L'infusion de queues de cerises est un diurétique énergique, qui réussit là où beaucoup de remèdes échouent. Faire bouillir 40 grammes de queues de cerises dans un litre d'eau.

## Chêne (*Quercus Robur*)

L'écorce du chêne est un des astringents les plus énergiques : son emploi à l'intérieur est peu usité, on s'en sert surtout à l'extérieur en injections contre les *pertes blanches* (on fait une décoction de 30 gr. d'écorce de chêne pour un litre d'eau).

On fait avec le gland, le fruit du chêne, un excellent café, dit café de gland, stomachique et qui n'est pas excitant comme le vrai café. Il possède des qualités essentiellement hygiéniques et alimentaires.

Le tannin qu'on retire de l'écorce de chêne, est employé dans les hémorragies, les diarrhées, la dyspepsie, etc. Saupoudrer les draps des malades qui s'entament par un séjour trop prolongé au lit avec de la poudre d'écorce de chêne.

## Chélidoine (*Chelidonium majus*)

**Grande éclaire, Herbe dentaire, Herbe d'hirondelle**

Plante vivace, résistant à l'hiver, fleurs jaunes en forme de croix. La tige et la racine laissent échapper, quand on les brise, un suc jaunâtre et caustique. Ce suc appliqué sur les verrues et les cors les fait disparaître.

En décoction, cette plante est purgative ; elle est conseillée contre les maladies de la peau, les dartres invétérées et les engorgements du foie et de la rate.

Les feuilles cuites dans l'eau remplacent la moutarde pour les bains de pieds.

Beaucoup de maux d'yeux ont été guéris par un lavage avec une infusion de chélidoine, c'est pourquoi on a donné à cette plante le nom populaire de *grande éclaire.*

## Chicorée (*Chicorium inthybus*)

La chicorée sauvage a joui autrefois d'une grande réputation ; elle était employée contre les *engorgements du foie*, la *jaunisse* et surtout comme *dépuratif*.

Nous la ferons entrer dans ce dépuratif populaire que nous conseillons vivement à nos lecteurs. On prend en parties égales assez de feuilles de chicorée, de fumeterre, de cresson et de laitue pour faire 120 grammes de suc. On prend ces 120 grammes le matin à jeun.

Le sirop de chicorée composé avec la rhubarbe s'emploie souvent comme purgatif très commode pour les enfants.

La racine de chicorée, torréfiée et pulvérisée est souvent mélangée au café. Pour reconnaître sa présence, on projette le mélange sur de l'eau, le café reste à la surface, tandis que la poudre de chicorée gagnera rapidement le fond.

## Chiendent (*Triticum repens*)

**Laitue de chien, Froment rampant, etc.**

La tisane de chiendent, si employée à juste titre, est émolliente, rafraîchissante, diurétique, antiphlogistique. Associée à la réglisse, qui lui sert de matière sucrante, elle constitue, avec la tisane d'orge, la tisane commune des hôpitaux. Elle étanche la soif, diminue la sécheresse de la langue et fait uriner plus abondamment.

On sait que les chats, les chiens surtout, guidés par leur instinct naturel, mangent les jeunes feuilles du chiendent pour se faire vomir et pour se purger. On a remarqué que les bœufs si souvent affectés de concrétions biliaires pendant l'hiver, guérissent au printemps en mangeant cette plante dans les pâturages. Les bouchers trouveront souvent, depuis le mois de novembre jusqu'en avril, des pierres biliaires dans la vésicule des bœufs ; ils n'en trouvent plus depuis les mois d'avril et mai jusqu'en octobre.

## Chou

L'histoire médicale du chou est curieuse, mais elle serait trop longue à raconter. Dans l'antiquité le chou était considéré comme le remède universel Hippocrate prescrivait le chou cuit avec du miel dans la colique et la dysenterie. Les Athéniennes mangeaient du chou pendant qu'elles étaient en couches.

Caton l'Ancien, qui haïssait les médecins, accordait au chou des vertus merveilleuses : il crut que lui et sa famille avaient été préservés de la peste par l'usage de cette plante et que les Romains lui durent l'avantage de se passer, pendant six cents ans, de médecins qu'ils avaient expulsés de leur territoire. Cazin raconte que l'enthousiasme pour le chou a été porté si loin qu'on a été jusqu'à attribuer à l'urine des personnes qui s'en nourrissaient, la vertu de guérir les dartres, les fistules, les cancers. Cette croyance existe encore chez les habitants des campagnes.

Le chou est maintenant déchu de son antique réputation : aujourd'hui il appartient uniquement au domaine de la cuisine.

Les feuill^ de chou appliquées chaudes sur la poitrine ont fait disparaître des points de côté. On dit aussi que la sève du chou que l'on recueille en faisant une incision dans la tige, est d'une grande efficacité pour faire disparaître les verrues. Des feuilles de chou chaudes, appliquées sur les seins, dissipent les engorgements qui surviennent à la suite des couches et s'opposent à l'accumulation du lait chez les femmes qui n'allaitent pas.

L'application de ces feuilles sur les plaies des vésicatoires excite une exhalation séreuse abondante.

Enfin, dans le rhumatisme on recommande beaucoup de cataplasmes de feuilles de chou, que l'on a réunies au nombre de 5 à 6, en les faufilant ensemble, après avoir enlevé la grosse nervure médiane. On les met devant le feu et on les applique sur la partie malade. Il faut les renouveler toutes les deux heures.

## Citron (*Citrus medicus*)

Le citron sert à faire la *limonade*, que l'on prépare de deux manières : 1° On coupe le citron en deux moitiés que l'on exprime avec la main, pour en faire tomber le suc dans de l'eau, que l'on sucre ensuite à volonté ; 2° on coupe le citron tout entier en tranches minces, que l'on reçoit dans une théière, et l'on verse dessus une certaine quantité d'eau bouillante, on laisse infuser jusqu'à refroidissement.

Il ne faut pas abuser de la limonade dans les pays chauds, car c'est une des causes les plus fréquentes de la dysenterie. Pour éviter cet inconvénient, il faut l'additionner d'un peu d'eau-de-vie, de rhum ou de vin de Madère. On obtient ainsi une boisson rafraîchissante et tonique.

L'abus du suc de citron nuit à la santé.

Dans les pays méridionaux, des femmes mangent ou sucent des citrons pour se faire maigrir, elles maigrissent, en effet, mais en s'anémiant et en se donnant des maladies d'estomac plus ou moins graves.

Avec succès, beaucoup de personnes se défendent contre le mal de mer en suçant de temps en temps le fruit fraîchement coupé du citronnier. Ce qu'il y a de certain, c'est que pendant qu'on a le mal de mer, toutes les odeurs vous répugnent, l'odeur seule du citron est agréable.

Les limonades plaisent beaucoup aux malades qui se dégoûtent vite des tisanes fades et des préparations sucrées. Aussi c'est avec raison que l'on donnera de la limonade dans tous les états fébriles, avec soif ardente et urines rares ; mais il ne faudra jamais en donner quand la fièvre est accompagnée de diarrhée, car le jus de citron l'augmenterait encore.

Les préparations de citron sont également fort utiles dans toutes les maladies de foie.

On dit aussi que le citron est très actif dans les cas d'hydropisie et certain médecin russe prétend avoir guéri des hydropiques en leur faisant prendre depuis un, jusqu'à dix-huit citrons par jour.

Le jus de citron pris à l'intérieur, calme souvent la migraine : pour cela on exprime le jus de citron dans une tasse de café.

Dans le pays où croît le citronnier, on vante le citron contre les douleurs névralgiques et rhumatismales. On frictionne avec la moitié d'un citron la partie douloureuse.

Le jus de citron est utile dans le traitement de toutes les maladies inflammatoires de la bouche et de la gorge, mais son usage prolongé a l'inconvénient d'agacer les dents et d'attaquer leur émail.

On peut conserver des citrons pendant plusieurs années en les mettant dans le sel, dans la saumure ou seulement dans l'eau de mer.

## Citrouille (*Cucurbita Maxima*)

La courge, le potiron, la pastèque, appartiennent à la même famille que la citrouille et en possèdent les mêmes propriétés. La citrouille comme aliment convient aux jeunes gens, aux tempéraments sanguins et bilieux ; mais elle est nuisible aux estomacs faibles, aux personnes qui mènent une vie sédentaire et à celles qui sont sujettes aux flatuosités.

On emploie la pulpe du fruit dans les brûlures du 1er degré.

Mais les semences de citrouille sont célèbres à cause de leurs propriétés vermifuges, surtout contre le tœnia. Dans ce cas, il faut administrer au malade 30 gr. de semence de citrouille pilée avec autant de sucre et cela deux jours de suite.

On aura soin de ne donner que du lait comme alimentation, c'est un aliment sain, agréable ; après la 2e portion de semences de citrouille, il faudra avaler 40 gr. d'huile de ricin.

## Coing

La gelée, la compote, le sirop de coing qu'on prépare avec son suc associé au sucre, le vin dans lequel on fait macérer ce fruit coupé en tranches, sont d'un usage très utile aux personnes faibles, aux convalescents, aux vieillards.

*Le coing constipe :* aussi son emploi dans ces différentes préparations est-il tout indiqué dans le traitement de toutes les diarrhées.

On fait avec les feuilles de cet arbre, une décoction utile en injection contre les pertes blanches.

## Colchique (*Colchicum automnale*)

Le colchique est une plante commune qu'on trouve dans les prairies et les pâturages humides.

Elle fleurit au commencement d'octobre.

Vanté par les uns outre mesure, discrédité par les autres sans fondement, le colchique compte encore au nombre des médicaments utiles. Il rend des services réels dans le rhumatisme, surtout dans la goutte.

Nous donnerons la meilleure manière de préparer le vin de colchique, si utile aux goutteux et aux rhumatisants.

| | |
|---|---|
| Bulbes de colchique ............ | 30 gr. |
| Feuilles de frêne .............. | 30 gr. |
| Vin de Malaga ................ | 500 gr. |

Faites macérer 8 jours ; filtrez et ajoutez : teinture d'aconit, 8 gr., teinture de digitale, 5 gr.

Une cuillerée à café, matin et soir dans une tasse d'infusion de thé ou de tilleul.

## Coquelicot (*Papaver rhéas*)

C'est en 1807, à l'époque du blocus continental, alors que la France ne pouvait plus recevoir d'Orient l'opium nécessaire à sa consommation, qu'un savant, en cherchant parmi nos plantes, celle qui pourrait remplacer l'opium, découvrit les propriétés somnifères et calmantes du coquelicot. On peut dire que le coquelicot est l'opium des enfants.

Le coquelicot fait partie, avec la mauve, la guimauve, la violette, le bouillon blanc et le pied de chat, des espèces dites pectorales si souvent employées en tisane dans les maladies de poitrine.

## Cresson (*Nasturtium officinale*)

**Cresson de fontaine, Santé du corps**

Le cresson, vulgairement appelé cresson de fontaine, est une plante vivace qui croît spontanément sur les bords des ruisseaux d'eau vive et qu'on cultive aussi dans les cressonnières. Le cresson renferme une huile volatile sulfo-azotée, un extrait amer, de l'iode, du fer, des phosphates. *Cresson de fontaine, pour la santé du corps*, est un dicton populaire. Il a des propriétés dépuratives, diurétiques et fortifiantes. On l'emploie avec succès contre l'inappétence.

Mâché il raffermit les gencives, excite la sécrétion de la salive, favorise l'expectoration et active la transpiration cutanée.

Le plus ordinairement on administre son suc, 150 gr. par jour, soit seul, soit mêlé avec autant de lait, à prendre le matin à jeun. On a ainsi un excellent dépuratif. Ce suc de cresson a également une influence heureuse dans le traitement de toutes les maladies de poitrine. Le D^r^ Massé a guéri pas mal de phtisiques en leur recommandant de boire chaque matin du suc de cresson.

Les feuilles de cresson cuites (et mieux crues et pilées) appliquées en forme de cataplasmes, sur la tête des enfants ayant de la teigne ou de la gourme, ont donné de bons résultats.

Si vous souffrez de saignement, de ramollissement des gencives, mâchez des feuilles de cresson.

Le suc de cresson est employé aussi pour faire disparaître les taches de rousseur.

## Digitale (*Digitalis purpurea*)

### Gant de Notre-Dame, Gantelet, Doigtier

La digitale est ainsi appelée parce que sa corolle ressemble plus ou moins à un doigt de gant ou à un dé à coudre : de là les noms de *digitale*, *doigt de Notre-Dame*, *gant de Notre-Dame*. On la cultive dans les jardins autant par son bel aspect que pour son utilité médicale.

Suivant qu'on l'emploie à doses faibles ou à doses élevées, la digitale produit des effets tout à fait différents. De petites doses ne déterminent aucun dérangement sur la muqueuse gastrique, elles sont lentement absorbées et n'agissent qu'au bout de 24 à 30 heures. Après ce laps de temps, on observe le ralentissement des battements du cœur, la régularité du pouls, la diminution des mouvements respiratoires, l'abaissement de la température et l'augmentation de l'urine. A des doses élevées, ce médicament a une action tout à fait contraire. On observe alors la précipitation et l'irrégularité des battements du cœur, la rapidité des mouvements respiratoires, l'élévation de la température et la suppression des urines. La digitale est un des médicaments les plus précieux contre les maladies organiques et non organiques du cœur.

Mais c'est un médicament dangereux dont l'emploi doit être surveillé avec beaucoup d'attention par le médecin seul.

Nous avons dit que la digitale est un puissant diurétique produisant de bons effets dans l'hydropisie. Pour cela on prépare une infusion de 4 gr. de feuilles pour 1 litre d'eau bouillante : on boit 3 tasses à café par jour de cette préparation.

Pour obtenir un effet spécial sur le cœur, il faut 12 gr. de feuilles à faire infuser dans un litre d'eau à prendre 3 tasses à café par jour.

## Epine vinette (*Berberis vulgaris*)

Cet arbuste croît partout : les vaches et les chèvres broutent ses feuilles avec avidité.

Les fleurs présentent une curieuse propriété : les étamines sont douées d'une irritabilité telle qu'au plus léger attouchement, elles se contractent et se portent aussitôt vers le pistil, où elles demeurent fixées pendant un certain temps, comme pour la garantir de toute atteinte extérieure.

De même les émanations de la fleur font naître la rouille sur les céréales plantées aux alentours de l'épine vinette.

On emploie l'épine vinette dans le traitement de la dysenterie et de toutes les fièvres intermittentes. Pour cela on met 60 gr. de fruits d'épine vinette dans un litre d'eau et on boit cette boisson par tasses à café.

## Eucalyptus (*Globulus*)

L'eucalyptus est originaire de l'Australie ; d'une croissance rapide, il peut arriver à 80 mètres de hauteur. Il a été planté dans les terrains incultes de la Provence, de l'Espagne et de l'Italie et, tout en étant une source de revenus, il a été aussi une puissante condition de salubrité.

On n'emploie que les feuilles qui contiennent un principe amer et une essence connue sous le nom d'*eucalyptol.*

L'eucalyptol a des propriétés fébrifuges incontestables, désinfectantes et antiseptiques. Il est en outre un sédatif nerveux fort utile dans l'angine de poitrine, l'asthme, les catarrhes des bronches, la toux de la tuberculose, de la coqueluche.

Les formes et les doses suivant lesquelles on prescrit l'eucalyptus changent avec les indications. L'infusion ou la décoction de 20 grammes de feuilles par litre d'eau s'emploie en boissons dans les affections catarrhales, la même infusion de 100 grammes par litre s'emploie par la bouche comme fébrifuge.

L'essence d'eucalyptus peut avantageusement corriger le goût et l'odeur désagréable de l'huile de foie de morue.

Huile de foie de morue .......... 1 litre
Essence d'eucalyptus ............ 1 gr.

Ainsi aromatisée, l'huile ne possède ni l'odeur, ni la saveur qui lui sont propres. Elle est prise sans dégoût, avec facilité, et ne laisse dans l'arrière-bouche comme sur la langue que le goût de l'essence qu'elle renferme.

On emploie beaucoup les cigarettes faites avec des feuilles hachées d'eucalyptus. Par leur usage, les vapeurs d'essence pénètrent directement dans les voies respiratoires : quand elles sont à faible dose, elles sont agréables et calment la toux.

## **Fenouil** (*Anethum fœniculum*)

Anis sauvage, Queue de Pourceau

Le fenouil croît en France et en Italie, dans les terrains pierreux : on le cultive aussi dans les jardins.

Le fenouil est excitant ; on peut donc l'employer chaque fois qu'il y aura nécessité d'exercer une action excitante sur l'organisme. C'est à ce titre que la semence de fenouil (130 grammes en infusion dans un litre d'eau) active la sécrétion du lait chez les mères qui viennent à en manquer.

Avec les feuilles et les sommités du fenouil on fait des cataplasmes résolutifs qu'on applique principalement contre les engorgements mammaires.

On fait également un *vin de fenouil* (60 gr. de semences à faire macérer pendant 8 jours dans un litre de vin) très utile contre l'anémie. On en donne 8 cuillerées à soupe par jour, 2 avant chaque repas.

On reconnaît généralement au fenouil les propriétés de provoquer la sécrétion des urines, d'exciter l'écoulement des règles, d'arrêter les fonctions digestives et d'expulser les vents qui s'accumulent fréquemment dans le tube intestinal.

## **Fougère mâle** (*Nephrodium filix mas*)

Dès la plus haute antiquité, on connaissait les propriétés médicales de la fougère et en particulier son action vermifuge contre le tœnia.

La poudre est la préparation la plus simple, la plus économique et qui se trouve partout. On la prend à la dose de 12 gr. et plus, à jeun, dans 200 gr. d'eau. Deux heures après on prend 50 gr. d'huile de ricin.

Nous avons à Paris une excellente préparation contre le ver solitaire. Le prix du flacon est de 5 francs qu'on enverra au Médecin des Peuples, 187, rue du Temple. On peut être certain du résultat.

Dans certains pays de l'Europe, on mange les jeunes pousses de fougère mâle comme les asperges.

La fougère mêlée à la paille, offre une bonne nourriture pour les troupeaux.

Les feuilles servent également à faire des coussins pour les enfants, ce qui est beaucoup plus hygiénique que la plume.

## Fraisier (*Fragaria Venea*)

Nous n'avons pas à parler ici de la place considérable que la fraise a prise dans l'alimentation. Comme elle contient beaucoup d'eau et de sucre, la fraise ne convient ni aux dyspeptiques, ni aux obèses, ni aux diabétiques.

Il est certain que le fraisier est diurétique, et Linné, l'illustre naturaliste, ayant fait l'expérience sur lui-même, proclame que la fraise était antigoutteuse. Du reste on a comparé la cure des fraises à la cure des raisins

Les décoctions de racines de fraisiers.

Racine ........................ 500 gr.
Eau ........................... 1000 gr.

sont à recommander dans toutes les maladies des voies urinaires et surtout quand il y a difficulté d'uriner. Cette même décoction est utile dans toutes les hémorragies intestinales.

L'infusion de feuilles fraîches de fraisier est à recommander contre la diarrhée chronique, et un célèbre médecin américain (dans Southern Med. Journ.) a obtenu de beaux résultats en préparant ainsi cette infusion.

Feuilles vertes de fraisier ...... 375 gr.
Bonne eau-de-vie ............... 1 litre

On fait bouillir jusqu'à réduction de 55 centilitres ; on filtre et on donne une cuillerée à soupe du liquide toutes les heures. Ce remède est à recommander à tous les coloniaux qui rapportent de ces régions lointaines des diarrhées tenaces.

Les feuilles pilées, appliquées sur des ulcères ont donné de belles guérisons.

Pour enlever les taches de rousseur et les taches de hâle, on écrase des fraises, on en fait un cataplasme que l'on applique pendant la nuit sur ces taches.

Ajoutons en terminant, que beaucoup de personnes ne peuvent manger des fraises sans être atteintes d'*urticaire* (éruptions de boutons).

Pour faire du sirop de fraises, on prend :

Fraises des bois ............... 1000 gr.
Sirop de sucre blanc ........... 3000 gr.

On réduit par cuisson le sirop à 2250 gr., on ajoute les fraises et on place le tout dans un vase de porcelaine couvert. Après 24 heures on passe sur une étamine de laine, avec une légère pression.

## Framboisier (*Robur idœus*)

Toutes les propriétés du fraisier s'appliquent également au framboisier : les framboises sont nutritives, délayantes, adoucissantes et laxatives ; de plus elles agissent sur le système nerveux par leur arôme.

Les feuilles de framboisier sont astringentes, comme celles des ronces elles sont employées comme gargarisme dans les irritations de la gorge.

## Frêne (*Fraxinus excelsior*)

Le frêne est un arbre qui pousse dans toutes les forêts d'Europe : toutes les parties de l'arbre sont utilisées en médecine, mais surtout les feuilles. Les feuilles de frêne doivent être cueillies lorsqu'elles laissent suinter une espèce de gomme visqueuse, ce qui a lieu, selon les climats en mai et juin. On les fait sécher à l'ombre. Les feuilles sèches valent mieux que les vertes.

Le frêne a donc des propriétés thérapeutiques multiples et il serait beaucoup plus en honneur s'il nous venait du fond de la Chine ou de quelque autre contrée lointaine, au lieu de pousser dans nos pays.

L'écorce de frêne a les propriétés fébrifuges remarquables, si bien qu'on la surnommée le quinquina d'Europe (en décoction à la dose de 50 gr. d'écorce pour un litre d'eau).

La racine a été également employée avec succès dans le traitement de l'hydropisie.

Voici la composition du remède : on met dans un pot neuf en terre, pouvant contenir 2 litres d'eau, 3 fortes poignées de racines de frêne ; on les racle et les coupe en petits morceaux et on fait bouillir jusqu'à réduction de moitié. Le malade doit boire à jeun et chaque matin, un grand verre de cette eau tiède. Cette tisane produit d'abord un effet purgatif, ensuite une diurèse abondante et enfin une prompte guérison.

*Mais il faut surtout insister sur l'action antigoutteuse et antirhumatismale des feuilles de frêne.* Voici la meilleure manière du traitement contre le rhumatisme. On fait une décoction de 20 gr. de feuilles sèches de frêne pour 200 gr. d'eau, après l'avoir ou non sucrée et aromatisée (avec une pincée de feuilles de menthe) on en boit par tasses à thé, toutes les trois heures, ou seulement le matin à jeun et le soir après le repas. On fait ce traitement pendant 15 jours.

En répétant ce traitement tous les deux mois par exemple, on peut éviter le retour des attaques de rhumatisme ou de goutte. Pourquoi ne pas citer un cas probant. On nous avait amené un malade, rhumatisant depuis 15 ans et que des attaques successives retenaient presque constamment à la chambre. Après 15 jours de l'usage de l'infusion des feuilles de frêne, il put reprendre son travail. Ce cas est cité par Cazin.

### **Fumeterre** (*Fumaria officinalis*)

**Herbe à la veuve, Fiel de terre, Pisse sang**

Le fumeterre est une plante qui croît partout : sa saveur est fort amère. Elle est regardée comme tonique, fondante, dépurative. On l'emploie dans la jaunisse, les engorgements abdominaux, la scrofule, les dartres.

Il faut surtout l'employer comme dépuratif : pour cela on fait infuser 60 gr. de fumeterre dans un litre d'eau et on en prend un grand verre le matin à jeun.

Contre les dartres et toutes les maladies de la peau, on fera infuser 60 gr. de fumeterre dans du lait et on lavera les parties dartreuses.

Le fumeterre entre dans la composition du sirop de chicorée.

### **Fusain** (*Evonymus europæus*)

(**Bonnet de Prêtre**)

La décoction des fruits et des capsules de fusain (30 grammes par litre d'eau) à laquelle on ajoute un peu de vinaigre, est d'un usage populaire contre la gale. Les vétérinaires emploient la décoction des feuilles, de l'écorce des capsules dans le vinaigre, en lavage contre la gale des chevaux et de tous les animaux domestiques.

La poudre de semence de fusain répandue sur la tête fait mourir les poux.

## Genêt (*Spartium scoparium*)

### Genêt commun, Herbe à balai

Cet arbuste, très commun, pousse dans les lieux incultes, sablonneux, les bruyères.

Le genêt est diurétique et purgatif, et a pris une place d'honneur dans la pharmacie anglaise. *Mead* rapporte l'observation d'une dame âgée de 50 ans, atteinte d'une hydropisie ascite contre laquelle elle avait employé en vain une foule de remèdes. La ponction avait été pratiquée trois fois et le ventre n'avait pas tardé à reprendre sa tuméfaction. Une bonne femme de village, lui conseilla de prendre soir et matin, une cuillerée à bouche de semences de moutarde entière, et boire par dessus 15 gr. de décoction de sommités vertes de genêt. Après 3 jours de l'usage de ce remède, elle fut très soulagée. La médication continuée un certain temps amena une guérison non suivie de récidive.

On fait avec la cendre du genêt un excellent vin diurétique, utile dans l'albuminurie et les maladies des voies urinaires. Pour préparer ce vin, on met 60 gr. de cendre de genêt, en infusion à froid, dans un litre de vin blanc. On filtre et on prend 60 gr. de ce vin 3 fois par jour, avant chaque repas. Les branches tendres, les fleurs peuvent être mises en cataplasme sur les abcès froids, les glandes et toutes les tumeurs scrofuleuses.

## Genévrier (*Juniperus Communis*)

Les fruits du genévrier restent verts pendant deux ans, ce n'est qu'à la 3e année qu'ils mûrissent : c'est à cause de la lenteur de leur maturité qu'on voit constamment sur les genévriers des fruits verts et des mûrs. On fait, avec les fruits, l'eau-de-vie de genièvre, fort employée dans les pays du Nord. Les Suédois en fabriquent une espèce de bière qu'ils considèrent comme très saine et antiscorbutique.

Les baies du genévrier sont stimulantes, toniques, stomachiques, diurétiques. A petite dose, comme le dit Cazin, elles localisent leur action sur l'estomac ; elles excitent l'appétit, dissipent les gaz et facilitent la digestion.

Prises en infusion (30 gr. pour un litre d'eau) les baies de genévrier augmentent la quantité d'urine émise, à laquelle elles communiquent une odeur de violette. Ces baies seront donc à recommander dans les *perles blanches, la blennorrhagie, l'albuminurie et toutes les maladies des voies urinaires*. Elles ont également en fusion une *propriété diaphorétique*, c'est-à-dire que ces baies facilitent la transpiration. Enfin, tous les malades atteints des voies pulmonaires (*catarrhes, asthme, bronchite*, etc.) se trouveront bien de l'usage des baies de genièvre qui sont également *antiasthmatiques*. Mais à dose plus élevée, toutes ces préparations faites avec des baies de genièvre deviennent excitantes au lieu de stimulantes et peuvent provoquer des accidents.

Donc, tous les malades dont la digestion est longue et pénible se trouveront bien de prendre après le repas une infusion de baies de genévrier (3 grammes de baies en infusion dans une tasse à thé remplie d'eau bouillante).

Le genévrier a rendu également de grands services dans le traitement de l'hydropisie et Trousseau l'a fait entrer dans son fameux vin diurétique. On prépare ce vin en mettant macérer, pendant 6 jours, 60 grammes de fruits dans un litre de vin blanc. En prendre 100 gr. par jour en deux fois.

Le genièvre est également fort utile dans le traitement de la blennorrhagie et de la gravelle.

Il peut également provoquer le *retour des règles* ; voici la formule :

| | |
|---|---|
| Baies ........................ | 1 pincée |
| Thé ........................ | 2 pincées |

pour une tasse d'eau bouillante.

La médecine populaire, dans certains pays marécageux, combat les *accès de fièvre intermittente* à l'aide des baies de genévrier en nature. Avant l'accès le malades en prend six.

Quand on veut se faire transpirer, on fera bouillir 125 gr. de bois de genévrier râpé dans 1500 gr. d'eau jusqu'à réduction à 1000 gr., on ajoute 125 gr. de vin blanc. On boira ce mélange chaud en 3 fois, pendant la matinée.

On peut brûler des baies de genévrier pour assainir les appartements et chasser les mauvaises odeurs.

Les Allemands mettent, dans la choucroute, des baies de genévrier. Dans les pays du Nord, on boit beaucoup d'eau-de-vie de genièvre et c'est grâce à elle sans doute que les habitants de ces contrées humides sont préservés des rhumatismes et de la goutte.

On peut fabriquer avec les baies une excellente liqueur stomachique, cordiale, apéritive, que nous recommandons vivement. En voici la formule :

| | |
|---|---|
| Baies de genièvre .............. | 30 gr. |
| Semences d'anis ............... | 8 gr. |
| Cannelle fine ................. | 4 gr. |
| Eau-de-vie .................... | 4 litres |
| Eau ........................... | 500 gr. |
| Sucre ......................... | 1000 gr. |

Laissez infuser les baies dans l'eau-de-vie pendant 8 jours avec l'anis et la cannelle, passer à travers un tamis et filtrer. On en prend un verre à liqueur une demi-heure avant chaque repas.

Nous recommandons nos boîtes de baies de genévrier qui seront envoyées à tous ceux qui en feront la demande au Médecin des Peuples, 187, rue du Temple, à Paris. Prix de la boîte : 0 fr. 50.

## Gentiane (*Gentiana lutea*)

La gentiane est une plante que l'on trouve particulièrement dans les prairies des montagnes : la racine est la seule partie de la plante qui soit employée.

La racine sèche jouit de propriétés toniques remarquables. Elle laisse dans la bouche un goût assez persistant. L'estomac est stimulé au point que la sécrétion du suc gastrique est augmentée dans des proportions notables. Cet organe digère plus vite, le besoin d'aliments devient plus impérieux, la paresse des voies digestives diminue avec une rapidité surprenante. Puis le tube intestinal, à son tour, convenablement lubréfié, se contracte d'une façon assez intense pour vaincre la constipation, mais en même temps, assez régulière pour mettre un terme à la diarrhée.

Pourquoi, comme apéritif, prendre un quinquina, alors que le vin de gentiane est autrement actif et coûte moins cher, puisqu'on peut le préparer soi-même ?

Avant l'apparition de la quinine, c'était à la gentiane qu'on avait recours pour combattre, non sans succès, les accès de fièvre.

En somme, il faut surtout recommander la gentiane comme apéritif et digestif sous la forme de vin de gentiane que l'on prend, soit avant ou après le repas, suivant l'effet que l'on désire obtenir.

Le vin de gentiane se prépare en faisant macérer pendant 24 heures 30 gr. de racine de gentiane incisée dans 60 gr. d'alcool à 60 degrés : on ajoute ensuite 1000 gr. de vin rouge, on laisse macérer pendant 10 jours et on filtre.

## Grenadier (*Punica grenatum*)

L'écorce est la seule partie de l'arbre qui doit nous intéresser à cause de son efficacité pour le traitement du ver solitaire.

On met 70 grammes d'écorce fraîche de racine de grenadier dans 750 gr. d'eau. On réduit à 500 gr. par décoction. A prendre en 3 fois à une heure d'intervalle. Cette décoction est prise le matin à jeun après un jour de diète. Deux heures après la dernière dose, on prendra 50 gr. d'huile de ricin.

## Groseillier

Les groseilles constituent un aliment assez savoureux, rafraîchissant, très digestible quand on n'en abuse pas, ouvrant l'appétit, facilitant plutôt les gardes-robes et légèrement diurétique. Les goutteux, les sujets bilieux ou constipés, se trouveront bien de la cure de groseilles, comparable à celle de raisin.

La gelée de groseilles (et même seulement le suc de groseilles) est un excellent remède populaire contre les brûlures superficielles, en application locale.

La groseille noire, ou cassis sert à faire une liqueur douée de propriétés digestives.

Cazin recommande aux travailleurs des champs la macération dans l'eau fraîche des feuilles et sommités du cassis, comme boisson rafraîchissante pendant les chaleurs de l'été ; on y ajoute un peu de sucre, du vin, ou de l'eau-de-vie.

## Guimauve (*Althaea officinalis*)

La guimauve est une plante fort employée avec raison dans la médecine des campagnes. L'infusion ou la décoction de racines de guimauve peut être donnée avec succès dans tous les troubles intestinaux, tels que : diarrhée, entérite, dysenterie, etc. Dans les maladies de gorge et dans toutes les affections aiguës des voies respiratoires elle est donnée en gargarisme ou en boisson : elle dépose sur la surface enflammée une sorte d'enduit calmant et tend à diminuer la sécrétion.

Les cataplasmes de feuilles sont très bons dans toutes les inflammations de la peau. On soulage beaucoup un abcès dentaire, en mettant dessus des lamelles de racines de guimauve fréquemment renouvelées.

On sait aussi que l'on donne aux petits enfants des racines de guimauve à mordre, pour attendrir les gencives et faciliter la dentition.

## Houblon (*Humulus Lupulus*)

A dose ordinaire, grâce aux principes amers qu'il contient, il excite l'appétit et favorise les digestions ; il a fréquemment des propriétés dépuratives assez énergiques. On emploie le houblon dans le manque d'appétit, l'affaiblissement des organes digestifs, les affections scrofuleuses, les dartres, les glandes, la goutte, les affections du foie, etc.

Pour traiter ces différentes maladies on fait infuser 30 gr. de feuilles de houblon dans un litre d'eau et on en prend 3 verres par jour, un avant chaque repas.

Ses fruits sont employés par les brasseurs à la fabrication de la bière. On les fait bouillir dans le moût ; ils ralentissent la fermentation de la bière, l'empêchent d'aigrir et lui donnent la faculté de se conserver longtemps sans altération. Ils lui impriment en outre une saveur amère, franche et agréable, un arôme particulier qui en facilite la digestion et la rendent une boisson salutaire.

## Hysope (*Hyssopus officinalis*)

L'hysope est une plante qui occupe une grande place dans la médecine des campagnes. Une infusion d'hysope (15 gr. par litre d'eau) est d'une réelle efficacité dans le traitement de l'asthme et dans toutes les affections bronchiques et pulmonaires. L'hysope est utilement employée dans le traitement de l'anémie, de la gastralgie, des maladies de l'estomac (une tasse après chaque repas).

## Laitue (*Lactica sativa*)

**Herbe des sages, Herbe des philosophes**

Dans l'ancienne médecine, la laitue occupait une grande place. Aujourd'hui on ne reconnaît à la laitue que quelques propriétés adoucissantes et narcotiques. L'infusion de feuilles fraîches de laitue est utile pour tous les yeux atteints d'inflammation.

Les Romains mangeaient chaque soir de la laitue pour se donner un bon sommeil et cette habitude s'est conservée dans beaucoup de nos campagnes.

## Lamier ou Ortie blanche
(*Lamium album*)

Quelques médecins assurent que cette plante constitue le remède le plus efficace contre les pertes blanches. On en fait prendre une infusion saturé (16 gr. pour 500 gr. d'eau bouillante) 3 fois par jour, à la dose de deux petites tasses chaque fois. On continue ce traitement pendant trois semaines et on obtient des résultats remarquables.

## Lavande (*Lavandula Spica*)
Spica, aspic, faux nard

La lavande est une plante aromatique fréquemment cultivée dans les jardins. Elle est surtout employée dans toutes les affections nerveuses, en infusion (12 gr. de fleurs desséchées pour un litre d'eau). Mais on emploie surtout l'eau distillée de lavande pour la toilette. Lorsqu'on en met une petite quantité dans l'eau, qu'elle aromatise agréablement, elle entretient la fraîcheur du teint, la souplesse de la peau et l'éclat des couleurs.

Les anciens parfumaient leurs bains avec cette plante.

## Lichen d'Islande (*Cetraria Islandica*)

Le lichen ou mousse d'Islande pousse dans les régions montagneuses de l'Europe. Au siècle dernier, la réputation populaire dont jouissait le lichen dans les affections de poitrine était immense.

Linné et d'autres grands savants attribuaient à ce médicament des propriétés merveilleuses. Encore aujourd'hui nous considérons le lichen comme une substance pectorale très utile dans les bronchites et la phtisie ; non pas, pour guérir la tuberculose, car ce remède est reconnu impuissant à cet effet, mais pour combattre les principaux symptômes de cette affection, savoir : la catarrhe, la toux opiniâtre et la diarrhée chronique.

Avec succès, on donne à tous les tousseurs et bronchiteux la tisane préparée de cette façon : On fait bouillir une pincée de lichen dans un litre d'eau ; on jette cette première décoction qui renferme la presque totalité du principe amer et on lave le lichen avec de l'eau froide ; on le remet sur le feu avec une nouvelle quantité d'eau qu'on fait bouillir pendant une demi-heure et qui doit servir de boisson au malade. On sucre ensuite cette tisane que le malade prendra par tasse à thé.

Cazin raconte que le lichen bouilli dans du lait lui a rendu de grands services dans le traitement des enfants épuisés par la coqueluche.

Cette préparation enlevait l'irritation des bronches.

On prépare également une pâte de lichen qui est, toute à la fois nutritive, pectorale, calmante et s'administre avec avantage contre les toux rebelles, les entérites invétérées, les diarrhées chroniques.

Les Lapons mangent le lichen, dont ils sont très friands, après l'avoir dépouillé de ses principes amers.

## Lierre terrestre (*Glecoma hederacea*)

**Rondote, Corrole Saint Jean, Couronne de terre**

Le lierre commun a été fort employé en table

cine surtout en infusion (20 grammes de feuilles pour un litre d'eau).

Avec le lichen, le lierre terrestre est renommé pour le traitement des maladies de poitrine : le lierre a même plus d'action que le lichen. Il facilite l'expectoration dans les bronchites ; dans les maladies de poitrine, il diminue la sécrétion de ces gros crachats qui font le désespoir du malade.

L'infusion de lierre est également bonne pour toutes les maladies des voies urinaires.

Les feuilles de lierre cuites et employées comme cataplasmes, sont utiles pour arrêter la sécrétion du lait.

A tous les tousseurs et bronchiteux, nous recommandons de boire chaque jour un litre d'infusion de feuilles de lierre.

## Lin (*Linum usitatissimum*)

Les graines seules intéressent la médecine. Pour faire un bon cataplasme de farine de lin, on prend 60 grammes de farine de lin récente et 250 gr. d'eau. On délaye la farine avec l'eau dans une casserole ; on agite sur le feu jusqu'à ce qu'elle soit cuite et qu'on obtienne une pâte assez épaisse. Si on veut obtenir un cataplasme calmant, on remplace l'eau ordinaire par une décoction de têtes de pavots ou on l'arrose de 40 gouttes de laudanum.

Pour combattre la constipation on peut prendre deux ou trois cuillerées à soupe d'huile de lin, une avant chaque repas. Ou bien, le matin à jeun, on avale une cuillerée à soupe de graines de lin dans un peu d'eau.

Dans le cas de constipation extrême on se trouvera bien de prendre un lavement dans lequel on mettra beaucoup de graines de lin cuites.

## Maïs (*Zéa Maïs*)

**Blé d'Espagne, Blé d'Inde, Gaude**

Le maïs donne une excellente farine qui convient aux convalescents, aux estomacs délicats, aux enfants, aux vieillards, à cause de sa digestion facile. Tous les malades atteints de maladies de poitrine et qui ne cessent de maigrir se trouveront bien de manger, chaque jour, de la farine de maïs délayée et cuite dans le lait.

On fait avec les stigmates de maïs une excellente tisane pour faire uriner (30 gr. de stigmates pour un litre d'eau).

## Marrube (*Marrubium Vulgare*)

**Marrochemin, herbe vierge, bonhomme, etc.**

Le Docteur Gilbert disait avec raison que le marrube est une des meilleures plantes de l'Europe : il y en a peu qui ont une efficacité certaine dans un aussi grand nombre de maladies diverses. Cette plante a une action tonique certaine ; elle augmente l'action de l'estomac, excite la sécrétion des urines, active la transpiration, facilite l'expectoration des crachats, provoque l'écoulement menstruel, détermine la résolution des tumeurs froides. On obtient donc des résultats sérieux en l'employant dans le traitement des *catarrhes chroniques*, de *l'asthme*, des *toux opiniâtres* et dans le traitement de *l'obésité* et des *maladies du foie*. Très efficace contre la bile.

C'est une plante beaucoup trop négligée par les médecins d'aujourd'hui ; nous recommandons le marrube préparé sous notre direction et que l'on peut se procurer en envoyant un mandat de 1 franc, à M. le Directeur de l'Herboristerie, à Paris, 187, rue du Temple.

Pour toutes les plaies et ulcères, on se trouvera bien de les laver matin et soir avec une infusion de marrube.

L'infusion de marrube se prépare en mettant 30 grammes de marrube dans un litre d'eau bouillante. En prendre quatre verres par jour, tiède, s'il s'agit de maladies de poitrine.

Pour maigrir, on se trouvera bien de boire un litre d'infusion de marrube par jour.

## Matricaire (*Matricaria Parthenium*)

**Matricaire officinale, œil de soleil**

Son nom lui vient de *Matris* et rappelle l'usage que les femmes font de cette plante. Cette plante exerce une action puissante et tonique sur l'économie. De l'excitation vive qu'elle imprime au système nerveux résultent les effets antispasmodiques, stomachiques, diurétiques, emménagogues qu'on lui attribue. Elle est devenue célèbre surtout par l'action brillante qu'elle exerce sur l'utérus en facilitant l'écoulement des règles et en enlevant les douleurs vives que ressent souvent la femme à ses époques.

Cazin raconte l'histoire d'une jeune fille qui souffrait horriblement pour avoir ses règles.

Tous les médicaments essayés n'avaient apporté aucun soulagement. Sur le conseil d'une vieille femme, de demi-heure en demi-heure, elle but un verre de décoction tiède de matricaire (une poignée de cette plante pour un litre et demi d'eau réduite aux deux tiers par la cuisson) trois ou quatre matins de suite vers l'époque de ses règles. Chaque mois les douleurs diminuèrent et quelques mois après elle était entièrement guérie.

## Mauve (*Malva Sylvestris*)

**Fromageot-malvo communis**

Plante bien commune, mais qui rend de grands services surtout à la campagne. C'est la plante adoucissante par excellence et chaque fois que l'on se trouvera en présence d'une inflammation aiguë quelconque, soit de la peau, des yeux, des intestins, de l'estomac, des plaies, etc., on se trouve bien de se servir de la mauve soit en infusion, en décoction, en cataplasme, en tisane, en lavement, suivant l'effet qu'on désire obtenir.

L'infusion se prépare en mettant 15 gr. de fleurs dans un litre d'eau.

Autrefois (il est regrettable que cette habitude se soit perdue) on faisait manger en guise d'épinard, des feuilles de mauve à tous les malades atteints d'inflammation du tube intestinal, de constipation chronique, néphrite, en un mot de toute inflammation interne, et on obtenait d'excellents résultats.

## Mélilot (*Melilotus officinalis*)

**Luzerne sauvage, Trèfle de cheval**

Cette plante porte le nom de mélilot, à cause des abeilles qui aiment beaucoup ses fleurs et qui donnent ensuite un miel abondant et parfumé.

L'infusion de melilot est excellente pour guérir toutes les inflammations des yeux et surtout la conjonctivité.

## **Mélisse** (*Melissa officinalis*)

**Citronelle, Piment des ruches, Herbe de citron**

La mélisse a reçue des latins le même nom que les abeilles portent dans la langue grecque, probablement à cause de l'avidité de ces insectes pour cette plante. Ses fleurs répandent une odeur aromatique qui se rapproche de celle du citron.

La mélisse excerce sur le système nerveux une excitation plus ou moins vive, qui est la source des propriétés toniques, céphaliques, cordiales, stomachiques, dont elle est revêtue. La mélisse fortifie les nerfs, excite la gaieté et relève les forces abattues ; elle augmente l'appétit et facilite la digestion. Tous les malades de l'estomac, tous ceux dont la digestion est lente et difficile, feront bien de prendre une petite tasse de mélisse après chaque repas (mettre 2 grammes de sommités fleuries dans une tasse à café remplie d'eau bouillante). On recommande la mélisse contre les vertiges, la syncope, la paralysie et toutes les affections nerveuses.

Cette plante forme la base de l'Eau de mélisse des Carmes.

## **Menthe poivrée** (*Mentha Piperita*)

La menthe poivrée a une odeur pénétrante qu'elle doit à un camphre particulier qu'on retire de la plante, le *Menthol*. La menthe a une saveur chaude et piquante qui détermine sur la langue et dans l'intérieur de la gorge une sensation brûlante, immédiatement suivie d'un sentiment de fraîcheur fort agréable.

Une petite tasse de menthe, prise avant le repas

réveille l'appétit. Après les repas une tasse de menthe rend la digestion plus prompte et plus facile. De plus, elle aide beaucoup à l'expulsion des gaz intestinaux. La menthe est donc un des meilleurs remèdes contre les douleurs d'estomac.

On s'en sert aussi avec succès pour arrêter les diarrhées chroniques.

L'infusion de menthe convient aux femmes enceintes qui éprouvent des accidents nerveux, de l'insomnie, du manque d'appétit. La menthe favorise aussi l'écoulement des règles.

Pour arrêter le lait et éviter l'engorgement, on applique sur les seins des cataplasmse de feuilles de menthe.

Enfin tous les affaiblis, les surmenés, les vieillards, feront bien de prendre de temps en temps une tasse d'infusion de menthe, qui réveillera leurs forces.

## **Millefeuille** (*Achillea Mille-folium*)

**Herbe aux charpentiers ou aux coupures**

**Sourcil de Vénus, Herbe Saint-Jean, Herbe du cocher**

Cette plante jouit de la réputation de guérir les coupures, d'où son nom « *Herbe aux coupures* » (on broie 50 gr. de racine ou de somnités fleuris pour 500 gr. d'eau bouillante) ; après avoir lavé la plaie de la coupure avec cette bouillie on laisse dessus l'herbe cuite en cataplasme. Mais le millefeuille est surtout célèbre par ses propriétés contre les *hémorroïdes*, et nombreux sont les cas de malades atteints d'hémorroïdes et guéris en prenant chaque jour trois tasses de millefeuille en infusion. Cazin raconte la guérison d'une certaine dame D.., de Boulogne, atteinte de tumeurs hémorroïdales énormes. Pendant après chaque selle une quantité de sang (un demi-verre de sang chaque fois). Toutes les pommades, suppositoires, douches rectales, etc... avaient été essayés sans succès. Une opération avait été décidée. La malade s'y refusa, et, sur les conseils du Dr Cazin, chaque jour elle prit en trois fois une infusion de mille-feuille à la dose de 20 gr. pour 500 gr. d'eau bouillante. Quelques semaines après elle était entièrement guérie.

Une infusion de millefeuille, prise à jeun le matin pendant 4 jours, suffit pour ramener les règles.

## Millepertuis (*Hypericum perforatum*)

**Chasse diable, Gerbe d'or, Herbe aux mille trous, etc.**

Le millepertuis, mélangé au lichen, au lierre terrestre, est excellent dans le traitement des maladies des voies pulmonaires. On s'en sert également pour faire revenir les règles (30 gr. dans un litre d'eau bouillante). Mais c'est surtout comme vulnéraire qu'il est célèbre et c'est à ce titre qu'il entre dans la composition du fameux Baume du Commandeur. Pour cicatriser les blessures, pour laver les plaies et les ulcères, on fera infuser 50 gr. de millepertuis dans un litre de vin rouge, et on lavera les plaies matin et soir. On emploie aussi pour cela les fleurs macérées dans de l'huile ou de l'alcool.

## Navet (*Brassica napus*)

On fait avec la pulpe du navet, cuit et pelé, des cataplasmes qui sont appliqués sur les engelures ; ces cataplasmes modèrent les démangeaisons et les inflammations. On fait avec la racine une décoction qu'on sucre avec un sirop adoucissant et qui se donne dans le rhume, la bronchite, la coqueluche. Une pratique assez usuelle à la campagne est de creuser dans un navet une cavité qu'on remplit de sucre, et de prendre par petites cuillerées l'espèce de sirop qui passe à travers le tissu de la racine.

## Noyer (*Juglans regia*)

L'infusion de feuilles fraîches ou sèches de noyer (20 gr. par litre d'eau, 4 tasses par jour) a donné d'excellents résultats dans le traitement de la scrofule et nombreux sont les cas de guérison que nous pourrions citer. Tous les sujets guéris par ce moyen de plaies scrofuleuses n'ont jamais eu de récidive. Nous avons traité toujours avec succès des enfants atteints de plaies et d'engorgements scrofuleux.

Nous appliquions chaque soir des cataplasmes de feuilles de noyer sur l'ulcère et l'enfant buvait chaque jour 3 tasses d'une infusion de feuilles fraîches de noyer.

Pour guérir leurs pertes blanches, les femmes prendront, matin et soir, une injection vaginale avec des feuilles de noyer fraîches ou sèches.

Pour toutes les vieilles plaies que rien ne peut guérir, voici une recette qui nous a donné de bons résultats. On fait une forte décoction, mêlée de feuilles de noyer sèches ou vertes, avec de l'écorce de chêne. On lave la plaie 4 fois par jour et chaque fois on laisse dessus une compresse trempée dans cette eau. On obtient la guérison au bout de peu de temps.

## Oignon (*Allium cepa*)

L'oignon, possédant une action diurétique certaine, peut-être employé avec succès dans le traitement de l'hydropisie, de la gravelle, en un mot de toutes les maladies des voies urinaires.

Voici un excellent moyen de guérir les hydropisies. Le malade prend trois soupes au lait par jour pour toute nourriture, en mangeant de l'oignon. Au 8e jour, il se produit une amélioration sensible, au 15e jour, flux abondant d'urines, au 30e jour, guérison dans la plupart des cas, quand ce traitement simple est bien appliqué.

Cazin raconte que les paysans se débarrassent promptement du rhume au moyen d'un oignon cuit sous les cendres, après l'avoir enveloppé dans une feuille de choux, pilé, écrasé, réduit en pulpe et mêlé dans une tasse de décoction chaude d'extrait de réglisse. Cette potion prise matin et soir, calme la toux et facilite l'expectoration.

L'oignon cuit sous la cendre et mangé avec de l'huile ou du beurre est un remède populaire contre l'enrouement.

Extérieurement, on l'applique cuit sous forme de cataplasme, sur les tumeurs inflammatoires, contre les phlegmons, les furoncles ou clous, les brûlures, les panaris.

Un curé de campagne prétend que, par ce moyen, trois jours suffisent pour guérir un panaris. Pour cela on prend un oignon blanc, cuit dans la cendre, on le coupe en deux et on en entoure le doigt malade. Cette opération doit être renouvelée deux fois par jour.

Le vin d'oignon, qu'on fabrique en laissant macérer 2 oignons dans un litre de vin blanc pendant six jours, est un excellent vermifuge. On en prend 120 gr. tous les matins à jeun pendant une semaine.

Les oignons, broyés dans du vinaigre, employés en frictions, font disparaître les taches de rousseur.

En terminant, disons que l'oignon cru est un aliment fort sain, qui, pris avant le repas, augmente l'appétit : mais il ne convient qu'aux estomacs robustes.

## Olivier (*Olea europea*)

Pendant les guerres d'Espagne, les officiers de santé français, manquant de quinquina, se servirent d'infusion de feuilles sèches d'olivier pour guérir les *fièvres intermittentes* (faire infuser 60 gr. de feuilles dans un litre d'eau bouillante, pendant 24 heures). L'infusion de feuilles d'olivier est excellente pour laver les plaies et favoriser la cicatrisation.

Dans le cas d'empoisonnement par n'importe quelle substance, on fera prendre au malade quelques cuillerées à soupe d'huile d'olive.

Les lavements d'huile d'olive conviennent dans les coliques qui suivent les accouchements laborieux ou les douleurs qui accompagnent une constipation opiniâtre.

Tous les malades atteints de constipation, de coliques hépatiques ou néphrétiques, de coliques appendiculaires se trouveront bien de prendre chaque matin à jeun une cuillerée à soupe d'huile d'olive.

Les anciens Romains, en sortant du bain, se frottaient le corps avec de l'huile d'olive pour assouplir les muscles et les articulations. C'est en se frottant tout le corps d'huile d'olive que les athlètes se préparaient à la lutte.

Deux cuillerées d'huile d'olive, mélangées avec un blanc d'œuf et mises sur les brûlures, sont d'un effet très calmant.

## Oranger (*Citrus aurantium*)

Les feuilles d'oranger sont antispasmodiques, stomachiques, toniques, fébrifuges et vermifuges. On les emploie avec avantage dans toutes les *maladies de l'estomac* et dans les *maladies nerveuses et convulsives* (hystérie, palpitation de cœur, épilepsie, etc.).

En prenant une tasse d'infusion de feuilles d'oranger après l'ingestion de l'huile de foie de morue, on a un excellent moyen pour la faire tolérer, même chez les estomacs les plus délicats. Pour faire passer le mauvais goût que laisse cette huile dans la bouche, avant de prendre l'huile on mâchera quelques morceaux d'écorce d'orange séchées. Aussitôt l'huile prise, on remettra dans sa bouche un autre morceau d'écorce.

L'amertume de cette écorce a quelque chose de pénétrant qui se substitue avantageusement au goût désagréable de l'huile.

Une tasse d'infusion de feuilles d'oranger (2 gr. de feuilles par 150 gr. d'eau bouillante) prise avant de se mettre au lit, est une excellente préparation pour calmer les nerfs et donner un sommeil paisible.

Les oranges prises soit entre les repas ou aux repas, calment la soif, éveillent l'appétit et facilitent la digestion. Certains médecins ordonnent même de manger une orange à la fin de chaque repas.

## Ortie (*Urtica*)

**Ortie brûlante, Ortie grièche, Petite ortie**

Chacun connaît l'ortie ; son contact avec la peau détermine une démangeaison vive, une piqûre cuisante, douloureuse, puis la formation de papules, dont l'éruption suit constamment la piqûre de l'ortie.

Cette éruption est désignée sous le nom d'urtication. C'est à la suite de cette propriété que l'urtication a été recommandée contre les rhumatismes chroniques, la paralysie, l'apoplexie, l'impuissance, le retour des règles. Pour pratiquer l'urtication, avec la main recouverte d'un gant, on prend une poignée d'orties fraîchement cueillies, et l'on en fouette la partie sur laquelle on veut la produire. On répète cette flagellation lorsque son effet est dissipé, jusqu'à ce qu'on soit arrivé au but désiré. Ce genre de médication peut être utile dans les campagnes.

L'ortie, administrée intérieurement, a une action certaine contre les hémorrhagies utérines (pour cela on prend 150 gr. de suc d'orties matin et soir). Ce suc, introduit sur du coton, dans les narines, arrête facilement les saignements de nez.

Cazin dit avoir employé avec succès l'ortie contre l'*incontinence nocturne d'urine chez les enfants.*

Voici le remède populaire fort vanté :

Semence d'ortie pilée, 16 gr. ; farine de seigle 60 gr., mêlez et faites avec un peu d'eau chaude et du miel, une pâte dont vous formerez six gâteaux que vous ferez cuire au four, sur une pierre plate. Pendant 15 jours, chaque soir l'enfant mangera un de ces gâteaux.

Toutes les personnes atteintes de maladies de peau feront bien de boire pendant assez longtemps une décoction de 30 gr. de feuilles et de tiges d'orties, dans 1500 gr. d'eau réduite aux deux tiers.

L'ortie jeune et tendre peut être employée comme aliment, en guise d'épinards.

L'ortie fraîche, cuite et réduite en pâte est employée avec avantage à la nourriture de la volaille pour la faire pondre davantage. On attribue à l'ortie, plantée autour des ruches, la propriété de chasser les grenouilles dont le voisinage est, dit-on, un obstacle à la sortie des essaims d'abeilles.

Les maquignons mêlent une certaine quantité d'ortie à l'avoine pour donner aux chevaux un air vif et un poil brillant.

### Oseille (*Rumex acetosa*)

**Oseille domestique, Aigrette Vinette**

On se sert de l'oseille pour faciliter l'action des purgatifs, et il entre dans la composition du classique *Bouillon aux herbes*.

On dit que l'oseille est très utile pour calmer les fièvres intermittentes, et Cazin a vu des paysans se guérir de ces fièvres en prenant, dès le premier accès, 150 gr. de suc d'oseille.

Manger de l'oseille est utile pour combattre la constipation, mais il ne faut pas abuser de cette plante, car elle contient beaucoup d'acide oxalique et elle peut donner la plus redoutable des gravelles, la *gravelle oxalique*.

L'oseille cuite mélangée en partie égale avec du saindoux donne des cataplasmes que l'on emploie avec succès contre les tumeurs du genou, et en général contre les tumeurs scrofuleuses.

Une couche de suc d'oseille, étendue avec un pinceau sur une plaie ulcérée et gangréneuse donne également de bons résultats.

### Pariétaire (*Parietaria officinalis*)

**Perce muraille, Casse, Espargoul**
**Herbe aux nonnes, etc.**

La pariétaire, vulgairement appelée *perce muraille*, se rencontre sur tous les vieux murs ; elle est riche en nitrate de potasse qu'elle emprunte aux vieux décombres au milieu desquels elle pousse.

On l'employait beaucoup dans l'antiquité.

On l'administre sous forme de tisane dans les diverses affections qui réclament l'emploi des diurétiques, telles que l'hydropisie, l'ascite, la néphrite, la gravelle, la cystite, en un mot dans toutes les maladies des voies urinaires.

On fait cette tisane en mettant 10 gr. de pariétaire dans un litre d'eau bouillante.

Cette tisane est égalment très utile dans toutes les affections aiguës du poumon, comme la bronchite.

On la réduit aussi en pulpe et on fait des cataplasmes émolients que l'on applique sur toutes les tumeurs inflammatoires, les fissures à l'anus, les furoncles.

## **Pavot** (*Papaver Somniferum*)

C'est du fruit du pavot que l'on retire l'*opium* ; ce médicament est employé en médecine dans une foule de cas.

Le fruit desséché sert à préparer une tasse par infusion. Une demi-tête de pavot (débarrassée avec soin de toutes les graines) divisée en plusieurs fragments pour un litre d'eau bouillante, à prendre en 24 heures, suffit le plus souvent pour donner à l'eau une vertu soporifique bien marquée. Il ne faut pas dépasser cette dose de crainte d'accident. Avec prudence également, il faut se servir de lavements à l'eau de pavot.

On peut se servir de cette tisane de pavot pour laver les plaies douloureuses.

*Décoction des capsules* : 1 à 2 têtes coupées en quatre par kilogr. d'eau pour *injections* contre les douleurs du cancer de la matrice ; pour *lavements* contre les dysenteries, les diarrhées ; en *fomentations* contre les irritations cuisantes de la peau, l'inflammation des organes génito-urinaires.

## **Pêcher** (*Amygdalis Persica*)

Dès la plus haute antiquité, on employait le pêcher en médecine. Cazir raconte que les médecins chinois considèrent les fleurs comme emménagogues, vermifuges et résolutives dans le rhumatisme ; l'écorce comme efficace contre la jaunisse, l'hydropisie, l'asthme et les troubles menstruels ; enfin la gomme de l'arbre comme émolliente. Et la plupart de ces applications médicales ont été conservées jusqu'à nos jours.

Les fleurs et les feuilles du pêcher (les fruits également) contiennent une assez grande quantité d'acide cyanhydrique, aussi faut-il donner la tisane de pêcher avec prudence. On a vu des enfants mourir au milieu de convulsions et de vomissements, pour avoir pris une décoction trop forte de fleurs préparée par leurs mères.

Les fleurs et les feuilles sont purgatives, antihelmintiques (vermifuges) et diurétiques (on prépare l'infusion en mettant 30 gr. de feuilles dans 500 gr. d'eau ou de lait).

Dans les campagnes on fait prendre aux enfants, comme purgatif et vermifuge, du bouillon de veau dans lequel on a fait infuser légèrement et à douce chaleur, une petite poignée de fleurs de pêcher.

L'infusion de feuilles de pêcher donne aussi d'excellents résultats dans le traitement des maladies urinaires (pour cela prendre dans la journée un demi-litre d'eau dans lequel on aura fait infuser 30 gr. de feuilles sèches).

La puissance vermifuge des feuilles de pêcher est

telle, que Cazin avait obtenu l'expulsion de vers chez des enfants de 2 à 3 ans en appliquant simplement sur l'abdomen des feuilles de pêcher pilées en cataplasme. Ces mêmes cataplasmes peuvent être employés avec succès contre les *dartres enflammées et douloureuses, les ulcères cancéreux, les douleurs locales.*

## **Pensée sauvage** (*Viola tricolor*)

**Violette des champs, Petite jacée, Fleur de la Trinité**

La pensée sauvage est diurétique, laxative et surtout dépurative. On récolte l'herbe entière et fleurie pendant toute la belle saison et il faut prendre soin de la dessécher promptement.

On prépare l'infusion avec 50 gr. de plante sèche par litre d'eau. Elle semble spécialement utile dans les *croûtes de lait*, cette maladie commune de l'enfance, qu'il faut s'empresser de guérir, aussitôt qu'elle se manifeste, malgré le préjugé populaire qui veut qu'on la respecte comme un travail utile de la nature. Pour cela, on fait macérer pendant la nuit 8 grammes de plantes sèches dans 250 gr. d'eau chaude ; le matin, on fait bouillir, on coupe avec 100 gr. de lait sucré et on administre à jeun. Il faut donner ce remède pendant 3 semaines.

Il faut mettre de la pensée sauvage dans toutes les tisanes dépuratives.

## **Persil** (*Apium petroselinum*)

En médecine, on utilise la racine, les feuilles et les fruits de cette plante.

La décoction de racines de persil, fraîches ou sèches, à la dose de 60 gr. par kilogr. d'eau est *stimulante*, c'est-à-dire capable d'ouvrir une voie d'élimination pour les urines ou les sueurs dont elle provoque la sécrétion, aussi rend-elle des services dans les engorgements du foie, l'hydropisie, les irrégularités de la circulation du sang.

Voici un remède très efficace contre la loupe ou tumeur que l'on rencontre sur la tête de beaucoup de gens.

On prend une poignée de persil et une de cerfeuil, une cuillerée de sel et autant d'eau-de-vie. On pile le tout ensemble et on fait une pulpe que l'on applique sur la loupe. Cette application doit être renouvelée toutes les 24 heures.

Autre remède excellent pour les *contusions, entorses et foulures* :

Bassinez trois fois par jour avec de l'eau-de-vie camphrée la partie contusionnée, et mettez ensuite un cataplasme de persil cuit dans du vin. Le cataplasme doit être chauffé dans le même vin où il a cuit. En moins de deux jours on se sent presque guéri.

Voici encore un remède employé avec succès contre la gangrène, les ulcères :

Prenez 3 cuillerées à bouche de suc de persil, 1 cuillerée à bouche de sel et 1 de poivre pulvérisé ; 500 gr. de vinaigre très fort. Faites macérer pendant 3 jours et passez. On imbibe de ce mélange des compresses qu'on applique sur la partie malade et qu'on renouvelle fréquemment.

Les feuilles de persil, fraîches et hachées, appliquées sur les seins font disparaître le lait chez les femmes qui ne veulent pas nourrir et dissipent les engorgements des seins. Le suc de persil versé goutte à goutte, sur les yeux, a guéri un grand nombre d'ophtalmies purulentes chez les nouveaux-nés et les adultes.

Les semences sont très aromatiques, données en infusion (8 gr. par kilogr. d'eau, une tasse à thé après chaque repas), elles ont des propriétés carminatives (c'est-à-dire d'expulser les vents qui se trouvent dans le tube gastro-intestinal), dans les gastralgies et les flatulences.

C'est de la semence de persil, qu'on retire l'*apiol* qu'on donne en capsules pour faire revenir les règles, pour régulariser l'écoulement mensuel et calmer les douleurs du bas-ventre que les femmes ont si souvent à ce moment là.

## Pervenche (*Vinca major*)

### Violette des sorciers, Herbe à la capucine

Autrefois les sorciers employaient cette plante pour la composition de leurs philtres, d'où son nom de violette des sorciers. En Flandre on en semait sous les pas des jeunes mariées d'une réputation intacte ; en Italie, on dépose encore des couronnes de pervenches sur la tombe des jeunes filles. Cette plante passe pour antilaiteuse et on donne la tisane de pervenche pour arrêter la sécrétion lactée et dissiper les engorgements mammaires.

La tisane antilaiteuse des femmes qui *veulent faire passer leur lait* contient 30 gr. de canne de provence et 8 gr. de petite pervenche, qu'on fait infuser dans 1 litre d'eau.

## Pins et Sapins

Ces deux arbres, appartenant à la même famille, fournissent des produits divers médicaux.

*Les bourgeons de pin*, faussement appelés bourgeons de sapin, sont recommandés comme excitants, balsamiques et diurétiques.

*L'infusion de bourgeons* (30 gr. de bourgeons par litre d'eau) est ingéré par tasses dans les affections des bronches et de la vessie, contre la blennorrhagie et la cystite ou inflammation de l'appareil urinaire.

*Contre les fleurs blanches*, matin et soir on prendra une injection d'un litre d'eau chaude, dans lequel on aura fait infuser 60 gr. de bourgeons.

La bière de bourgeons de sapin (60 gr. de bourgeons dans 1 litre de bière) est anticatarrhale et diurétique.

*La sève de pin ou de sapin*, que l'on obtient en forçant de l'eau à travers des troncs de sapin, par suite d'une forte pression, est un liquide d'une saveur balsamique, fraîche, térébenthinée. En petite quantité, elle augmente l'appétit et facilite la digestion. On la donne à dose de 2 à 4 verres par jour. Elle calme la toux, facilite l'expectoration dans la phtisie commençante, dans la bronchite et les catarrhes.

*Le suc résineux* qui coule spontanément du pin constitue la térébenthine pure employée avec succès dans les affections pulmonaires et vésicales, le rhumatisme, la goutte et surtout dans la cystite chronique. (Nos capsules pour les maladies des reins et de la vessie sont faites avec un mélange de cette térébenthine et de sève de mélèze ; elles ont une grande efficacité dans toutes les maladies des voies urinaires ; les demander contre mandat-poste de 3 fr. 25 à M. le Directeur de l'Herboristerie, 187, rue du Temple, à Paris.)

*Avec les aiguilles de pin* on fait une décoction très utile contre la goutte et les rhumatismes (50 gr. d'aiguilles par litre d'eau ; 4 verres par jour, 2 avant chaque repas).

*Le goudron végétal* que l'on retire par incision est employé dans toutes les maladies des voies respiratoires (en passant, nous ne saurions trop insister sur les capsules pulmonaires que nous vendons à Paris et qui sont composées en grande partie de goudron choisi avec soin). Tous ceux qui toussent ou qui sont atteints de quelque autre maladie des poumons, trouveront la guérison en les employant. (Prix de la boîte de 100 capsules, 4 fr. 50.)

*L'eau de goudron* (1 verre le matin à jeun) que l'on prend seule, ou avec du lait, excite l'appétit, accélère la digestion, augmente la quantité d'urine. On l'emploie dans la dyspepsie, l'asthme, la phtisie pulmonaire, les maladies des voies respiratoires et urinaires.

## Pissenlit (*Taraxacum*)

### Dent de lion, Pichaulit, Florion d'or

Voici une plante vulgaire et pourtant peu appréciée dans les villes, où l'on aime ce qui est rare, ce qui vient de loin et se paie cher. La science moderne, tout occupée de l'étude des produits chimiques, a autre chose à faire que de s'occuper de l'action thérapeutique d'une plante qui, après avoir eu une grande renommée, est tombée dans un dédain immérité. Elle est cepenrant restée en honneur chez les paysans et en Angleterre, où on l'emploie avec succès *dans toutes les maladies de foie.*

La tisane de pissenlit (50 gr. de racines ou de feuilles par kilogr. d'eau) est rafraîchissante, diurétique, apéritive, elle purifie le sang et c'est avec raison que les campagnards font entrer le pissenlit dans la composition de leurs tisanes dépuratives.

On guérira les inflammations des paupières en les lavant chaque matin avec du suc de pissenlit.

## Plantain (*Plantago major*)

Le plantain, auquel on attribuait la propriété de faire disparaître les hémorrhagies, de guérir les dysenteries, n'est usité aujourd'hui que dans la médecine des yeux. L'eau de plantain, à laquelle on ajoute de l'eau de rose, et quelques gouttes de sulfate de zinc, est un collyre excellent et très populaire.

Les feuilles triturées, hachées, pilées et appliquées en forme de cataplasme guérissent les coupures et les dartres de la face.

## Poireau (*Allium porrum*)

Pour faire fondre et réduire les tumeurs on prend le blanc d'un gros poireau qu'on enveloppe d'un papier mouillé et qu'on fait cuire sous les cendres pendant 20 minutes ; puis il est écrasé et mélangé avec un morceau de graisse de porc. Ce mélange est appliqué en forme de cataplasme, sur la tumeur, et renouvelé toutes les sept heures, jusqu'à ce que la matière de la tumeur soit fondue et dissoute.

La tisane est un excellent diurétique.

La semence concassée, infusée dans le vin blanc à dose de 4 gr. pour 1 litre de vin, est un remède populaire contre la difficulté d'uriner et la gravelle.

Quand on a un point de côté douloureux, on cuit dans une casserole un poireau avec du vinaigre, et appliqué chaud sur le point, il calme de suite la douleur.

## Pomme de terre (*Solanum tube rosum*)

La pomme de terre est surtout antiscorbutique.

On a surtout employé les feuilles fraîches dans les injections contre les *fleurs blanches*.

Dans les *toux sèches*, *la coqueluche*, on fera une décoction de feuilles fraîches. On ajoutera un peu de miel à cette décoction qui calme la toux et facilite l'expectoration.

La tisane de feuilles de pommes de terre rend surtout de grands services dans la gravelle et les maladies des voies urinaires.

La pomme de terre râpée est utile pour calmer les douleurs des *brûlures ;* mais ce qu'il y a de meilleur, c'est d'appliquer sur les brûlures du suc de pomme de terre.

## **Pomme** (*Pyrus malus*)

La pomme est rafraîchissante et tempérante. On fait avec la pomme, et surtout avec la pomme reinette, une tisane qui est très utile dans le traitement des voies urinaires.

On dit qu'il n'y a rien de meilleur pour garder la liberté du ventre, que de manger, chaque soir, en se couchant, une pomme cuite.

L'écorce du pommier est astringente et peut, dans certains cas, remplacer la quinine.

60 gr. d'écorce par 500 gr. d'eau.

## **Pulmonaire** (*Pulmonaria officinalis*)

**Herbe aux poumons, Herbe de cœur, Pulmonaire des Français, Herbe au lait**

Des taches d'un blanc livide, éparses sur les feuilles de cette plante et que l'on a comparées aux abcès qui affectent le poumon, lui ont fait donner le nom de Pulmonaire, et soupçonner qu'elle pouvait être favorable dans les maladies qui attaquent cet organe.

On la donne, à l'état frais, en décoction (100 gr. par kilogr. d'eau) dans le *catarrhe pulmonaire*, dans la *phtisie* et toutes les maladies du poumon.

## Réglisse (*Glycorrhiza glabra*)

La racine de réglisse est adoucissante, rafraîchissante et diurétique. On en fait une tisane (racine de réglisse 50 gr. dans 1.000 gr. d'eau bouillante), qui est la tisane commune des hôpitaux.

Le réglisse constitue la boisson populaire connue sous le nom de coco.

Le suc de réglisse anisé est aussi un remède populaire contre le rhume et la toux, sous forme de pâte.

Cazin dit que l'huile de foie de morue est prise sans répugnance, surtout par les enfants, quand on la joint à quatre fois autant de solution concentrée d'extrait de réglisse ou jus noir, prise froide et après avoir bien agité le mélange.

## Reine des prés (*Spirca Ulmaria*)

**Herbe aux abeilles, Pied de boucs, Ormière**

La reine des prés est un diurétique, qui a donné d'excellents résultats dans les cas dans lesquels tous les autres remèdes avaient échoué. Toutes les personnes *hydropiques*, toutes celles qui ont de l'*ascite* et qui redoutent les ponctions, toutes celles qui urinent mal feront bien de boire chaque jour un litre d'infusion de reine des prés (30 gr. pour 1 litre d'eau, à boire par versées).

Toutes les parties de la plante possèdent la même propriété diurétique.

## Rhubarbe

A petite dose, de 0.20 à 0.40 centigr. la rhubarbe agit comme tonique amer et astringent ; elle stimule l'appétit, ouvre l'estomac et entretient la liberté du ventre.

A la dose de 1 à 4 gr. c'est un purgatif doux qui ne donne pas de coliques.

La rhubarbe a aussi la propriété de faire évacuer la bile, d'où sa grande utilité dans les maladies de foie.

La rhubarbe, sous le nom de sirop de chicorée, est un léger purgatif que l'on donne aux enfants à la mamelle déjà par trop constipés.

## Ricin (*Ricinus communis*)

Les semences de cet arbre récèlent une grande quantité d'huile grasse et douce qui constitue un purgatif très doux.

L'huile de ricin se donne aux doses de 8 gr. aux enfants en bas âge et de 40 à 60 gr. aux adultes, soit dans une tasse de bouillon dégraissé ou dans une infusion de café. Nous préférons donner cette huile dans un peu de sirop de cassis.

Les feuilles de ricin fraîches ou légèrement fanées sont appliquées sur les articulations pour calmer les douleurs de la goutte et de l'arthritisme Appliquées sur la tête, on leur attribue la guérison de la migraine, et appliquées sur les seins, on prétend qu'elles activent et provoquent le travail de la lactation.

Pilées et réduites en cataplasmes, on les met sur les yeux dans l'ophtalmie.

## Romarin (*Rosmarinus officinalis*)

### Romarin des troubadours, Herbe aux couronnes

Encore une plante bien abandonnée de nos médecins modernes et qui ne mérite pas l'oubli dans lequel elle est tombée : les services qu'elle a rendus dans l'ancienne médecine nous montrent qu'elle est à la fois un remède puissant et peu coûteux, très capable de rendre d'utiles services aux populations pauvres des villes et des campagnes. Le romarin rentre aujourd'hui dans la composition du *baume opodeldock* et du *baume tranquille*, si usités en frictions. Il entre aussi dans la composition de certains produits de parfumerie, tels que *l'eau de la reine de Hongrie* et *l'eau de Cologne*.

Dans toutes les fièvres intermittentes et surtout dans les cas graves de la fièvre typhoïde, une solution concentrée de romarin a souvent eu un succès inespéré, car le romarin est avant tout un médicament stimulant, convenant à tous les malades tombés dans un état de faiblesse extrême.

Les infusions de romarin sont excellentes pour combattre *la toux invétérée*, propriété que les anciens connaissaient.

Cette infusion diminue et tarit la sécrétion bronchique.

Une infusion de romarin aide à la digestion et est à recommander à tous les estomacs paresseux à digérer.

Dans les infusions, on mettra 3 grammes de sommités de romarin en *infusion théiforme* pour 100 grammes d'eau. En prendre une tasse à café après chaque repas.

Les feuilles cuites de romarin appliquées sur *les glandes et engorgements* les ont souvent dissoutes.

Enfin, toutes les personnes affaiblies, les vieillards atteints d'une foule d'infirmités, se frictionneront chaque soir avec *l'eau de la reine de Hongrie*, Donna Isabella (1652), dont elle a donné elle-même la recette que nous retrouvons dans le Dictionnaire de Dechambre : « Prenez des fleurs de romarin autant que vous voudrez ; mettez-les dans une ampoule de verre ; versez-y une quantité suffisante d'alcool pour les imbiber ; bouchez hermétiquement ; faites macérer les fleurs pendant six jours ; distillez ensuite au bain-marie. » La reine Dona Isabella attribuait à cette préparation les propriétés les plus merveilleuses. Elle l'avait, disait-elle, alors qu'elle était âgée de 72 ans, débarrassée d'une foule d'infirmités et fortifiée.

Les goutteux, les rhumatisants, tous ceux qui ont des douleurs se trouveront bien de faire, matin et soir, une friction générale avec le liniment suivant :

| | |
|---|---|
| Essence de romarin ............... | 10 gr. |
| Essence de citron ............ | 0 gr. 28 |
| Alcool rectifié ................ | 150 gr. |

Voici une excellente préparation pour arrêter la chute des cheveux : Se frictionner matin et soir avec :

| | |
|---|---|
| Essence de romarin .............. | 4 gr. |
| Alcool rectifié .................. | 0 lit. 28 |
| Potasse perlasse ................ | 28 gr. |

## **Ronce** (*Rubus fructicosus*)

**Ronces des Bois, Ronce, Mûre sauvage**

Les jeunes pousses et les feuilles riches en tanin sont astringentes. A la dose de 30 gr. de feuilles, en infusion dans 500 gr. d'eau, on les emploie dans le peuple contre toutes les inflammations de la gorge et de la bouche. Cette infusion peut rendre aussi de réels services dans toutes les diarrhées. En injections ces feuilles sont utiles contre les pertes blanches.

## Rose (*Rosa officinalis*)

On se demande pourquoi les médecins prescrivent à leurs malades comme purgatifs une foule de substances plus désagréables à prendre les unes que les autres, alors qu'il suffirait de prendre une infusion de fleurs de roses, à laquelle on ajouterait un peu de séné pour obtenir un excellent purgatif.

L'infusion de roses est excellente pour toutes les maladies d'yeux : cette infusion peut également être employée comme gargarisme dans toutes les inflammations de la bouche et de la gorge.

## Salsepareille (*Smilax salsaparilla*)

Cette racine qui vient de l'Amérique du Sud, a toujours joui d'une grande réputation comme diurétique, sudorifique et dépuratif. On récolte également la salsepareille en Italie : celle que nous vendons dans notre Herboristerie, 187, rue du Temple, vient de l'Amérique.

La tisane de salsepareille prise en infusion (50 gr. pour un litre d'eau), 1 verre le matin à jeun est dépurative. A tous ceux qui soignent quelque maladie secrète, nous recommandons de boire chaque jour un litre de salsepareille. Au printemps et à l'automne 1 verre de tisane de salsepareille pris chaque matin à jeun est un excellent dépuratif.

Enfin Déchambre nous cite de cette plante une propriété curieuse : la salsepareille débitée en petits copeaux et fumée à l'aide d'une pipe, calme la dyspnée des asthmatiques.

## Saponaire (*Saponaria officinalis*)

Savonnière, Herbe à savon, herbe à foulon

Cette plante, dont on met également en usage la

racine, les feuilles et surtout les semences, a été employée avec avantage contre les *dartres, les fleurs blanches, l'ictère, les engorgements lymphatiques, la syphilis, les maladies de peau.*

La décoction de saponaire se fait en mettant 30 gr. de tiges avec les feuilles dans 1 litre d'eau, à prendre 3 verres par jour, un avant chaque repas. Plusieurs médecins ont prétendu que la saponaire avait réussi dans le traitement de divers cas de syphilis rebelles à tout traitement mercuriel.

Toute la plante contient une substance appelée saponine, soluble dans l'eau, qui devient mousseuse quand on l'agite. En raison de ses qualités savonneuses, on l'emploie pour blanchir le linge et enlever les taches de vêtements. On s'en servait autrefois pour nettoyer les étoffes de laine avant la teinture, d'où son nom d'herbe à foulon.

## **Sauge** (*Salvia officinalis*)

**Herbe sacrée, Grande sauge, Thé de la Grèce**

Elle a joui, de tout temps, de la plus grande réputation et cela à juste titre. En Provence, on met la sauge comme condiment dans les ragoûts ; les feuilles sont quelquefois fumées en guise de tabac. Les Chinois et les Japonais en sont aussi avides que nous le sommes de leur thé. Déchambre raconte que les paysans des contrées septentrionales boivent la sauge en guise de thé, prétendant avec raison que cette boisson les préserve des fièvres.

Les anciens Latins l'appelaient « *herba sacra* » ; c'est dire dans quelle estime il la tenaient.

Son infusion (30 gr. par litre d'eau, à prendre 4 verres par jour), en vertu de ses qualités amères et aromatiques, excite l'action des organes et active la plupart des fonctions de l'économie. Tonique, elle est utilisée dans les faiblesses de l'estomac. Un verre de son infusion pris avant ou après le repas (Barbier), donne toujours plus d'activité aux forces digestives.

La sauge sollicite les contractions du cœur, accélère la circulation générale, excite l'action de l'utérus et favorise la menstruation (les petites filles dont les règles sont difficiles à venir feront bien de boire des infusions de sauge).

La sauge réussit bien pour calmer les sueurs nocturnes soit phtisiques ou autres (2 verres le soir en se couchant).

Adoucie avec du sirop de coings l'infusion de sauge réussit dans la diarrhée des enfants. Dans les campagnes, on emploie avec succès contre les diarrhées persistantes ce qu'on appelle *la liqueur de sauge* (30 gr. de feuilles de sauge macérées pendant 6 jours dans 500 gr. d'eau-de-vie) par cuillerée à bouche, pendant la période aiguë de la diarrhée.

La décoction de sauge a été employée avec succès en gargarisme contre les ulcères de la bouche, l'angine, les aphtes.

L'infusion de sauge, en lotion, est utile dans les *contusions, les blessures, les ulcères.*

On prépare aussi avec la sauge d'excellents bains : pour cela on n'a qu'à mettre de la sauge dans l'eau du bain.

Prix de la boîte de sauge 0 fr. 80 à notre maison, 187, rue du Temple, à Paris.

## Saule (*Salix alba*)

### Saule commun, Osier blanc

L'écorce seule est en usage. Il faut qu'elle soit prise sur des branches de 4 ans, desséchée avec soin et conservée à l'abri de l'air et de l'humidité

On l'emploie en décoction (60 grammes par kilogramme d'eau).

Cette écorce, par ses vertus fébrifuges, est celle qui se rapproche le plus du quinquina ; dans les villages, depuis bien des siècles, pour lutter contre la fièvre, on la prend en forte décoction en infusion dans le vin ou la bière. Aux enfants faibles on fera bien de donner chaque soir un bain avec l'écorce de saule. Toutes les plaies, les ulcères, les chamcres, les gangrènes seront améliorés en les lavant matin et soir avec une infusion d'écorce de saule. Enfin les femmes qui ont d'abondantes fleurs blanches feront bien de prendre chaque soir une injection d'eau bouillante dans laquelle elles auront fait infuser de l'écorce de saule.

Une excellente préparation pour lutter contre la fièvre consiste à prendre dans du vin ou de la bière 30 grammes d'écorce de saule pulvérisée.

## Serpolet (*Thumus serpillum*)

**Pillolet, Thym sauvage, Thym bâtard**

La plus commune de toutes les plantes aromatiques ; elle croît dans les terrains arides qu'elle parfume de son odeur pénétrante.

Une tasse à café de serpolet, prise après le repas, est certainement le meilleur digestif que l'on puisse conseiller à tous ceux qui souffrent de l'estomac, aussitôt leurs repas terminés (1 gr. de serpolet dans une tasse à café remplie d'eau bouillante).

Les bains préparés avec du serpolet sont utiles à toutes personnes affaiblies et surtout aux rhumatisants. Pour traiter la coqueluche chez les enfants, on prend une poignée de serpolet que l'on fait bouillir dans un litre d'eau jusqu'à réduction de moitié. On sucre avec du miel et on en donne une cuillerée à soupe toutes les 2 heures.

## Sureau (*Sambucus nigra*)

Les fleurs fraîches de sureau sont vomitives et purgatives ; desséchées, elles augmentent la transpiration ou provoquent la sueur (10 gr. de fleurs desséchées par litre d'eau, à prendre par tasses chaudes).

Les fleurs de sureau bouillies pendant 3 heures et employées comme bain de pieds, sont un remède très efficace contre la goutte.

Comme sudorifique, les fleurs sèches s'emploient à la dose de 10 grammes pour 1 litre d'eau.

Comme diurétique et purgatif, il faut une décoction de 30 gr. de fleurs fraîches pour 1 litre d'eau.

Les feuilles fraîches de sureau calment les douleurs des *hémorroïdes*. Voici à ce propos une excellente formule : on mêle 4 gr. de feuilles, 1 gr. d'alun calciné et 20 gr. d'onguent populeum. On enduit l'anus de cette pommade 3 fois par jour.

Le vin de sureau, fait avec la seconde écorce de l'arbre (on le fabrique en mettant infuser pendant 48 heures, 200 gr. d'écorce intérieure dans un litre de vin blanc) que l'on prend à la dose de 100 gr. par jour ; est utile dans tous les cas d'hydropisie.

Pour l'*érysipèle*, on trempera des compresses dans une infusion de fleurs de sureau sèches et on les appliquera sur les parties malades.

## Tanaisie (*Tanacetum vulgare*)

### Herbe aux vers, Chartreux, Herbe amère

La tanaisie est une plante qui est utilement employée dans les maladies suivantes : *lenteur de la digestion, chlorose, règles difficiles, fleurs blanches, hystérie*, et les *affections vermineuses.*

A propos de cette dernière maladie, on dit que les paysans se débarrassent du ver solitaire ou tænia en mangeant des salades de feuilles fraîches de tanaisie.

Ces mêmes feuilles, appliquées en cataplasmes sur le bas ventre, surtout chez les enfants, ont suffi pour faire évacuer des vers intestinaux.

Répandue entre les matelas, cette plante chasse les puces et les punaises ; étendue en litière dans la niche des chiens, cette plante les délivre de leurs puces.

## Thym (*Thymus vulgaris*)

**Thym des jardins, Frigoule, Pote**

On ne sait pourquoi, mais cette plante est peu employée en médecine.

Toutes les personnes qui ont une digestion lente ou qui se plaignent d'avoir des vents, se trouveront bien de prendre après le repas de midi une infusion de thym (2 gr. pour une tasse à café d'eau bouillante).

Des bains de thym seront administrés avec profit à tous les enfants affaiblis.

Enfin on lavera avec avantage toutes les plaies quelle que soit leur nature, avec une infusion de thym (le principe actif du thym est le thymol, antiseptique énergique).

## Tilleul (*Tiliagrandi flora*)

On ne fait guère usage que des fleurs. A la dose de 15 gr. par litre d'eau, cette infusion très en vogue dans la médecine populaire, s'emploie comme stomachique, antispasmodique et sudorifique dans les indispositions qui résultent d'un état nerveux, d'un refroidissement ou d'un trouble des fonctions digestives.

## Valériane (*Valeriana officinalis*)

**Herbe aux chats, Herbe Saint-Georges, Herbe à la menstrie**

La valériane jouit de propriétés stimulantes, toniques et emménagogues ; mais on l'emploie surtout comme antispasmodique pour calmer l'irritabilité nerveuse dans certaines affections telles que attaques de nerfs, convulsions, migraines, palpitations, sciatique, chorée, hystérie, épilepsie.

Elle s'administre en infusion à la dose de 15 gr. par litre d'eau, 3 tasses par jour.

Dans beaucoup de cas on peut remplacer le quinquina par la valériane.

## Verveine (*Verbena officinalis*)

**Herbe du foie, Herbe à tous les maux, Herbe sacrée**

Les anciens attribuaient une puissance merveilleuse à cette plante ; ils la croyaient propre à rallumer les feux d'un amour près de s'éteindre.

Les feuilles de verveine cuites dans du vinaigre, appliquées sur les points douloureux dans le cas de *névralgie, de pleurésie, de lumbago* ont donné de bons résultats.

La verveine odorante agit comme la menthe ; on en fait une infusion théiforme (2 gr. dans une tasse à café remplie d'eau bouillante), utile pour toutes les personnes qui souffrent pour leur digestion.

## Vigne (*Vitis vinifera*)

Nous ne ferons que mentionner les feuilles de vigne rouge qui, prises en injection, donnent de bons résultats dans le traitement des fleurs blanches.

Dans la partie de notre livre réservée à l'alimentation nous dirons ce que nous pensons du raisin employé en médecine.

Nous rappelons que toutes les boîtes de plantes vendues à notre maison de Paris, contiennent un prospectus indiquant pour quelle maladie la plante doit être employée et de quelle manière il faut s'en servir.

# TARIF DES PLANTES

## A

| | |
|---|---|
| Absinthe mondée | » 40 |
| Aigremoine, feuilles mondées | » 70 |
| Angélique, racines | » 60 |
| Anis vert | » 60 |
| Anis étoilé (badiane) | 1 » |
| Armoise, feuilles mondées | » 80 |
| Arnica, fleurs | » 70 |
| Asperges, racines | » 60 |

## B

| | |
|---|---|
| Bardane, racines | » 60 |
| Baie de genièvre | » 30 |
| Bouillon blanc, feuilles | » 60 |
| Bourgeons de sapin | » 60 |
| Bourrache, fleurs | 1 10 |
| Bourse a Pasteur | » 70 |

## C

| | |
|---|---|
| Camomille | 1 » |
| Centaurée | » 75 |
| Chêne, écorce coupée | » 20 |
| Chiendent | » 25 |
| Coquelicot | 1 10 |

## D

| | |
|---|---|
| Douce-Amère | » 30 |

## E

| | |
|---|---|
| Erysimum | » 50 |
| Eucalyptus | » 40 |
| Espèces antilaiteuses | » 90 |

## F

| | |
|---|---|
| Fenouil | » 75 |
| Follicules de séné | » 80 |
| Frêne, feuilles | » 50 |
| Fumeterre | » 50 |

## G

| | |
|---|---|
| Gentiane en poudre | » 70 |
| Gentiane coupée | » 25 |
| Grenadier, écorce de racine | » 80 |
| Groseiller noir (cassis) feuilles | » 75 |
| Guimauve, racine coupée | » 60 |
| Guimauve, fleurs | 1 10 |

## H

| | |
|---|---|
| Houblon extra | » 60 |
| Hysope mondée | » 60 |

## L

| | |
|---|---|
| Lavande, fleurs mondées | » 40 |
| Lichen d'Islande | » 50 |
| Lierre terrestre | » 60 |

## M

| | |
|---|---|
| Marrube blanc | » 80 |
| Mauve, feuilles | » 50 |
| Mauve, fleurs | 1 10 |
| Mélilot | » 70 |
| Mélisse | » 75 |
| Menthe poivre | » 75 |
| Millepertuis | » 60 |
| Mille-feuilles | » 80 |

## N

| | |
|---|---|
| Noyer, feuilles | » 30 |

## O

| | |
|---|---|
| Oranger, fleurs | 1 80 |
| Oranger, feuilles | » 50 |
| Oranger, écorces amères | » 40 |
| Orties, blanches | 2 » |

**P**

| | |
|---|---|
| Pariétaire .......... | » 60 |
| Patience, racines .... | » 50 |
| Pensée sauvage, fleurs. | 1 15 |
| Plantain ............ | » 50 |
| Pulmonaire ......... | » 40 |

**Q**

| | |
|---|---|
| Quatre-Fleurs ...... | » 90 |
| Queues de cerises .. | » 50 |

**R**

| | |
|---|---|
| Reine des Prés ...... | » 60 |
| Rhubarbe, poudre extra .............. | 1 25 |
| Ronces, feuilles ..... | » » |
| Rose de Provins .... | 2 » |

**S**

| | |
|---|---|
| Salsepareille, fendue et coupée .......... | » 70 |
| Sapin, bourgeons .... | » 60 |
| Saponaire ........... | » 40 |
| Sauge ............... | » 70 |
| Semen-Contra, en poudre ............... | » 70 |
| Serpolet ............ | » 70 |
| Sureau, fleurs ...... | 1 » |

**T**

| | |
|---|---|
| Tanaisie ............ | » 80 |
| Tilleul, fleurs extra. | » 80 |
| Thym, mondé ....... | » 40 |

**V**

| | |
|---|---|
| Valériane, racine .. | » 40 |
| Vigne rouge ........ | » 70 |
| Vioeltte, fleurs .... | 1 10 |
| Vulnéraire (espèces).. | » 35 |
| Verveine, citronnelle. | 1 » |

---

*Toutes les plantes, soigneusement préparées par M. Chassagnelle, pharmacien, seront expédiées à tous ceux qui en feront la demande adressée au MEDECIN DES PEUPLES,* 187, *rue du Temple, à Paris. — Téléphone* 1034-11.

---

# TROISIÈME PARTIE

## CHAPITRE III

# DES DIFFÉRENTES MALADIES

### Abcès

Il y a deux espèces d'abcès, *les abcès chauds* et *les abcès froids*.

*L'abcès chaud* est caractérisé par : peau rouge, tendue, douleurs vives accompagnées de lancinements ; au bout de quelques jours la tumeur grossit et un point blanc apparaît. On le soigne en y mettant des cataplasmes, aussi chauds que possible de pain et de lait, de farine de lin, d'oignon cuit sous la cendre. On calme ainsi la douleur et on active la suppuration. Si l'abcès ne perce pas seul, il faut recourir au médecin qui donnera un coup de bistouri.

*L'abcès froid*, qui se rencontre surtout chez les personnes tuberculeuses ou lymphatiques se caractérise par une tumeur molle, sans rougeur ni chaleur. Ce genre d'abcès doit être traité chirurgicalement.

Dans les deux genres d'abcès, le malade devra prendre des dépuratifs qui purifieront le sang. Il prendra de l'huile de foie de morue, des tisanes de houblon, de salsepareille. Mais surtout il emploiera le *dépuratif végétal Davis*, entièrement composé de plantes dépuratives soigneusement choisies. Prix de la boîte 2 fr. 50, par la poste 2 fr. 75, 187, rue du Temple, à Paris. On mettra toute la boîte de plantes dans deux litres de vin blanc léger. Laisser macérer le tout pendant deux jours, filtrer et en boire un verre à bordeaux le matin à jeun.

## Abeille (*Piqûres*)

On dit que les abeilles italiennes sont plus méchantes que les abeilles françaises ; il y a nécessité d'enseigner à nos lecteurs, comment on guérit leurs piqûres, toujours douloureuses et quelquefois mortelles.

Aussitôt que l'on est piqué, il faut se hâter d'enlever l'aiguillon, s'il est resté dans la plaie. Surtout il faut éviter de gratter la plaie pour ne pas activer l'inflammation. On mettra ensuite sur la partie malade une compresse d'eau et de vinaigre, ou encore de l'ammoniaque étendue d'eau. Si la piqûre a été faite dans la bouche on se gargarisera avec de l'eau salée.

Dans certaines contrées on frotte la partie piquée soit avec de la menthe, du persil, du poireau, de l'ail ou de l'oignon.

Pour empêcher le venin de pénétrer dans le sang, aussitôt piqué et l'aiguillon retiré, on fait sur la peau une forte succion.

## Age critique

L'âge critique se produit chez la femme au moment de la suppression des règles, c'est-à-dire entre 40 et 45 ans. Dans certains cas, variant suivant la température ou la race de la femme, cette cessation des règles peut se produire plus tôt ou plus tard. C'est un moment redouté par toutes les femmes et cela avec raison, car, pour beaucoup d'entre elles, c'est le point de départ de maladies graves. A ce moment de leur vie elles ont des étourdissements, des malaises, des bouffées de chaleur, toute une série de phénomènes qui sans être douloureux, offrent cependant de grands inconvénients. C'est surtout dans cette période de leur vie que les femmes devront veiller sur leur santé, en évitant les fatigues et tout ce qui pourrait affaiblir leur organisme. Elles prendront chaque mois une bonne purge et surtout elles assureront la liberté du ventre en prenant chaque jour du *Thé des Templiers* (Prix de la boîte par la poste 2 fr. 75, 187, rue du Temple, à Paris). De plus, comme le sang est en mouvement, pour le rafraîchir et le purifier, elles prendront le *Dépuratif végétal Davis.* Femmes, veillez sur votre âge critique.

## Aigreurs d'estomac

Les aigreurs d'estomac sont produites par la trop grande abondance d'acide dans l'estomac.

Il n'y a rien de plus désagréable que ces aigreurs qui vous empoisonnent la vie et vous rendent de mauvaise humeur. Chose plus grave encore, ces aigreurs indiquent que votre estomac (et pas de santé sans bon estomac) fonctionne mal. Dans notre chapitre spécial concernant les régimes à suivre dans les différentes maladies, nous donnons à l'article « estomac » tout ce qu'il faut éviter de manger et de boire. Ne manger ni sauces, ni ragoûts, ni mets épicés ou vinaigrés ; ne boire ni liqueurs, ni alcool, ni café. A la moindre sensation pénible du côté de l'estomac (*crampes, renvois, acidité, aigreurs, brûlures, gaz*), vous prendrez aussitôt, à quelque moment que ce soit, jour ou nuit, une cuillerée à dessert de la *Gastarine du Dr Davis* que vous délaierez dans un peu d'eau de

Seltz (siphon). Prix de la boîte 2 fr. 50. Adressez les commandes à l'Herboristerie, 187, rue du Temple, à Paris. Après chaque repas buvez en guise de café une infusion de menthe, de camomille, de millepertuis ou, ce qui est encore préférable, une tasse de notre *Thé digestif* que nous enverrons contre un mandat de 2 fr. 50 à tous nos lecteurs qui nous en feront la demande. (Voir également à la partie plantes celles indiquées ci-dessus.)

## Albuminurie

L'albuminurie est une maladie caractérisée par une lésion des reins. On reconnaît la présence de l'albumine en faisant chauffer de l'urine jusqu'à ébullition dans un petit tube de verre. S'il se forme un petit dépôt floconneux, que quelques gouttes de vinaigre ne parviennent pas à dissoudre, c'est qu'il y a de l'albumine. L'albuminurie se rencontre surtout chez les alcooliques ou, plus souvent, est la complication de certaines maladies telles que la scarlatine et l'érysipèle, etc. Les femmes enceintes sont sujettes également à cette affection ; voilà *pourquoi il est nécessire de toujours faire analyser leurs urines.* Faute de cette précaution, la femme qui a de l'albumine peut, après ses couches, être atteinte des terribles attaques d'éclampsie qui souvent occasionnent la mort. *Femmes enceintes, faites toujours analyser vos urines.*

Les symptômes qui dénotent la présence de l'albumine sont : la lassitude, la courbature, la fatigue des reins, la diminution progressive des forces, la bouffissure des paupières, l'enflure de la cheville, du pied, des troubles du côté du cœur et de l'appareil respiratoire.

L'albuminurie est une maladie grave qui conduit fatalement à la mort, si elle n'est pas soignée.

Mettre de suite le malade au régime lacté exclusif pendant quelque temps et suivre ensuite le régime indiqué dans notre chapitre concernant les régimes. Il faut assurer la liberté du ventre en prenant notre *Thé des Templiers* et activer la sécrétion de l'urine en buvant *le mélange diurétique du Dr Davis* qui a donné de si bons résultats dans le traitement de l'albuminurie.

Prix de ce mélange 2 fr. 50 la boîte, qui sera envoyée à tous ceux qui nous en feront la demande. Sur chaque boîte est inscrit le mode d'emploi.

## Ampoules

Les ampoules se forment aux pieds, à la suite de longues marches, ou aux mains, soit à la suite d'un coup, soit à la suite d'un travail pénible, comme celui de la terre. Il faut percer l'ampoule avec une aiguille d'acier flambée à l'alcool, de manière à ce qu'il n'y ait aucune poussière sur l'aiguille. On presse légèrement pour faire écouler la sérosité contenue dans l'ampoule et on met des compresses trempées dans une infusion de feuilles de sureau ou de mélilot. Ne pas oublier en tout cas de recouvrir l'ampoule ainsi ouverte, car l'air en pénétrant produirait de l'inflammation et augmenterait la douleur.

Un remède excellent consiste à faire cuire des feuilles de chou dans du lait, de les laisser refroidir et les appliquer ensuite sur l'ampoule.

## Amygdalite

Maladie fréquente caractérisée par le gonflement des amygdales, une fièvre souvent assez forte, difficulté de respirer et envie fréquente de cracher. Il faut toujours surveiller avec attention l'amygdalite, car elle peut être l'avant-coureur d'une grave maladie telle que la scarlatine ou la diphtérie. On se gargarisera souvent dans la journée soit avec le suc d'un citron ; ou avec une solution de chlorate de potasse (5 gr. de chlorate dans 200 gr. d'eau). Un remède plus énergique, surtout quand il y a des peaux blanches sur les amygdales, est de les toucher 3 fois par jour avec un pinceau trempé dans 50 gr. de teinture d'iode.

Quelquefois il se produit un abcès ; on le fera mûrir en mettant sur le cou des cataplasmes fréquents de farine de lin, aussi chauds que possible. Si, au bout de 3 à 4 jours, l'abcès n'a pas percé tout seul, il faudra avoir recour au médecin.

## Anémie

Maladie fort commune surtout chez les jeunes filles, appelée encore *chlorose ou pâles couleurs*. Les anémiques dont le sang est appauvri par suite de manque de fer, ont la face pâle, les lèvres décolorées, le fond des yeux blanc, les règles sont diminuées ou disparues, les pertes blanches ne font presque jamais défaut. Les personnes atteintes de cette maladie sont toujours fatiguées et enclines à la tristesse, à la mélancolie. Mères, prenez garde à l'anémie de vos enfants car elle conduit souvent à la tuberculose.

Autrefois on recommandait beaucoup aux anémiques de boire de l'eau rouillée, que l'on fabrique en mettant quelques poignées de clous dans un litre d'eau.

L'anémique se couchera tôt et se lèvera tard. Chaque matin on fera une lotion d'eau froide tout le long de la colonne vertébrale, avec une grosse éponge. Après la lotion, on fera une friction sur tout le corps avec de l'alcool : cela pour activer la circulation du sang. Son alimentation se composera surtout de viandes grillées, de farines de pois, de lentilles, de haricots, de maïs, d'avoine, En dehors des repas prendre de 6 à 8 œufs crus par jour. L'hiver, prendre chaque matin ou chaque soir, une grande cuillerée à soupe d'huile de foie de morue. Le matin à jeun manger une botte de cresson, plante qui contient beaucoup de fer.

L'anémique mangera peu à la fois et souvent ; il prendra ainsi beaucoup de nourriture sans trop fatiguer son estomac. Les promenades sont à recommander, mais il ne faudra jamais se fatiguer.

## TRAITEMENT SPECIAL

Pour traiter cette grave maladie, nous avons toute une série de produits que nous recommandons : *Le vin tonique et reconstituant du Dr Davis* (4 fr. 50 la bouteille).

*Les pilules toniques du Dr Davis* (3 fr. 25 la boîte de 100 pilules), et enfin pour les malades moins fortunés, nous avons composé *un mélange tonique* de plantes reconstituantes.

On fait macérer ce mélange tonique dans 2 litres de vin blanc léger pendant 2 jours. On filtre et on boit un petit verre avant chaque repas. Prix de la boîte : 2 fr. 50; par la poste : 2 fr. 75. Adresser lettres et mandats à notre dépôt de Paris, 187, rue du Temple.

Les anémiques veilleront à ne jamais avoir de constipation et pour cela ils prendront notre *Thé des Templiers*. Enfin, pour exciter leur appétit, ils pourront prendre avant le repas des tisanes amères, telles que quassia, gentiane (voir ces plantes) petite centaurée, houblon, ou demander *le mélange des plantes apéritives du Dr Davis*.

## Angine

Nous ne pouvons nous étendre longuement sur cette maladie, car il y a plusieurs variétés d'angines dont certaines (diphtérie ou croupe) peuvent être mortelles. Aussi si le malade a une fièvre assez forte, s'il a des étouffements, mieux vaut appeler de suite le médecin. En attendant son arrivée, la première chose à faire est d'administrer un sérieux vomitif (5 centigrammes d'émétique dans un verre d'eau, que l'on donne par cuillerée toutes les dix minutes). On badigeonnera aussi toute la gorge avec du jus de citron. (Voir aussi à la plante aigremoine.)

## Angine de poitrine

On donne ce nom à de violents accès d'étouffement, accompagnés de vives douleurs dans la région du cœur et du sternum. L'accès de suffocation éclate brusquement et peut durer de quelques minutes à un quart d'heure. Cette affection rare dans la classe ouvrière est causée par une maladie de cœur.

On fera respirer de l'éther, du chloroforme ; on mettra des sangsues sur la région douloureuse, ou si cela est possible, on y fera mettre des ventouses scarifiées.

Un traitement hygiénique rigoureux doit être suivi par les gens sujets à ces accès. Pas de fatigue, pas d'efforts, pas de marche rapide, pas de nourriture trop abondante, pas de vins fins, pas de café, pas d'alcool ou liqueurs et surtout ne pas fumer.

Les indigestions et la constipation suffisent pour provoquer l'angine de poitrine ; aussi ces malades doivent toujours être tempérants et avoir toujours l'intestin libre. L'usage du dépuratif Davis et du thé des Templiers est tout indiqué...

A côté de la véritable angine de poitrine existent aussi l'*angine tabagique*, causée par l'abus du tabac et l'*angine hystérique* chez les sujets jeunes *hystériques* ou seulement névropathes. Dans ces deux cas, la crise déclare de la même façon, mais est beaucoup moins dangereuse.

## Aphtes

Ce sont de petites ulcérations qui se produisent sur les côtés de la langue, à la face interne des joues et des lèvres. Ces ulcérations sont très douloureuses, surtout quand on mange. Le meilleur remède est de les toucher chaque matin avec un crayon de nitrate d'argent. A ceux qui n'auraient pas ce crayon à leur disposition, nous recommandons de se gargariser souvent dans la journée avec une décoction de ronce, avec du jus de citron ou une solution d'alun.

Les personnes sujettes aux aphtes feront bien de se purger de temps en temps, de boire des tisanes amères et surtout au printemps et à l'automne, de prendre le *Dépuratif végétal du Dr Davis*, qui sera expédié avec toutes les explications nécessaires contre un mandat-poste de 2 fr. 75.

## Apoplexie

### Congestion cérébrale, coup de sang

Tout ce qui augmente la tension du sang dans les vaisseaux du cerveau peut produire une apoplexie (le froid, l'alcool, l'insolation, le surmenage). Celui qui est frappé de congestion, a la face colorée, éprouve un violent mal de tête, a des étourdissements, des vertiges de l'embarras de la langue.

La première chose à faire c'est de transporter le malade dans un lieu bien aéré, de le déshabiller entièrement pour que la respiration puisse se faire plus facilement. On lui met des compresses d'eau froide sur la tête, des sinapismes aux cuisses. Le mieux est de pratiquer aussitôt une saignée, soit en ouvrant une des veines du pli du bras. Dans certaines campagnes on fait de la révulsion en fouettant le malade avec des orties. Les personnes sanguines, disposées à la congestion, feront bien de s'abstenir de tout excès, de boissons et liqueurs fortes ; leur nourriture devra surtout se composer de légumes. Avant tout, qu'elles évitent la constipation en prenant notre *Thé des Templiers*. A la moindre menace de congestion, qu'elles mettent de suite une sangsue derrière chaque oreille. Dans les cas graves certains auteurs ont vivement recommandé de donner un lavement de tabac composé de 2 gr. de feuilles de tabac dans un 1/2 litre d'eau.

Nous recommandons aux tempéraments apoplectiques de faire beaucoup d'exercice et de ne pas trop se complaire dans la mollesse du lit.

## Appendicite

Cette maladie, si fréquente aujourd'hui, n'est pas née d'hier. De tout temps il y a eu des cas d'appendicite, mais on donnait à cette affection le nom de *typhlite*, de *péri-typhlite*, sans bien savoir exactement de quoi il s'agissait. Il est certain qu'on disait qu'un malade était mort de *péritonite*, sans se douter que cette péritonite était la conséquence de l'appendicite.

Grâce aux progrès de la chirurgie, on sait que l'appendicite est occasionnée par l'inflammation ; il se produit un abcès, qui en se crevant, se déverse dans le péritoine et le malade est emporté par la péritonite.

# BON DE CONSULTATIONS GRATUITES

## Valable toute l'année

## par correspondance ou de vive voix

---

Malgré le meilleur des livres, beaucoup de personnes ne peuvent pas reconnaître elles-mêmes leurs maladies, les symptômes n'étant pas toujours très caractéristiques.

Si donc vous ne pouvez vous déranger pour venir à notre consultation, répondez aux questions de ce bon et adressez-le sous enveloppe affranchie:

A M. le Docteur DAVIS

*187, Rue du Temple, PARIS*

Votre âge, votre nom, votre profession?

Votre adresse exacte et bien écrite, la gare la plus rapprochée de votre domicile?

Votre état général, constitution, tempérament?

Votre appétit, votre digestion? Etes-vous constipé?

Avez-vous eu une maladie contagieuse?

Avez-vous une maladie héréditaire?

Vos urines déposent-elles? Urinez-vous librement et souvent? De quelle couleur est le dépôt?

Toussez-vous? Crachez-vous? Votre toux est-elle grasse ou sèche?

Avez-vous des douleurs, maux de reins, migraines, névralgies?

Les migraines vous prennent-elles la nuit ou le jour?

Depuis quand êtes-vous malade? Comment a débuté votre maladie?

Si vous avez déjà suivi des traitements, indiquez-moi lesquels?

Envoyez-moi un échantillon de votre urine du matin qui sera analysée gratuitement.

**Découper cette page et l'envoyer à la Clinique, 187, rue du Temple, PARIS**

# AVIS IMPORTANT

## à tous nos lecteurs

Il suffit de détacher ce bon, en répondant à toutes les questions indiquées et aussitôt après on recevra la réponse à tous les renseignements demandés. Il ne faut pas craindre de nous écrire longuement, nous donnant tous les détails pour bien expliquer le cas et la maladie.

Désireux de rendre notre livre populaire, nous avons tout intérêt à bien renseigner les acheteurs de notre livre.

Toutes les fois que cela sera possible joindre à la lettre les dernières ordonnances des médecins traitants. Toutes les analyses d'urine seront faites gratuitement.

Les malades désireux de nous consulter de vive voix n'auront qu'à venir à notre clinique, 187, rue du Temple, à Paris, ouverte tous les jours de 3 h. à 6 h.

Toute la correspondance doit être adressée au Dr Davis, 187, rue du Temple, à Paris.

TELEPHONE 300-20

*Par quoi est causé cette inflammation de l'appendice ?*

On ne le sait pas exactement. Des médecins ont prétendu que c'était des morceaux d'émail venant des casseroles, qui venaient se loger dans l'appendice, y déterminant de l'inflammation et du pus. Pour d'autres c'était des morceaux de matière fécale, résultat d'une trop grande constipation ; pour d'autres c'était des noyaux de fruits, etc., etc.

Certes tout cela peut causer des appendicites, mais ce n'est pas là la raison principale de cette terrible maladie et la preuve, c'est qu'après opération, bien des appendices ont été enlevés dans lesquels on n'a rien trouvé de tout cela.

Une théorie plus récente et qui me paraît être la vraie, affirme que l'appendicite est occasionnée par un microbe encore inconnu, qui en se fixant dans ce bout d'intestin, est cause de tout le mal. Ainsi s'expliquerait que dans ma clientèle de Paris, j'ai eu l'occasion d'observer des appendicites se produisant chez deux ou trois membres d'une même famille, à la suite les unes des autres. Une observation plus probante serait encore celle qu'il m'a été donnée de faire dans une maison dans laquelle j'ai constaté deux cas d'appendicite, presque à la même époque et à deux étages différents.

On a donc tout intérêt à ne jamais se laisser constiper, car l'intestin est la partie du corps dans laquelle se trouvent les colonies de microbes de toutes espèces.

*Comment se déclare une attaque d'appendicite ?*

Dans la plus grande partie des cas, l'attaque est foudroyante. Sans aucune raison apparente, le malade se plaint d'une vive douleur dans la partie droite du ventre. Ce point se trouve exactement sur le milieu d'une ligne droite qui irait de l'ombilic (nombril) à l'épine iliaque droite.

Tout mouvement est douloureux, une forte fièvre se déclare, le malade est souvent pris de vomissements, la langue se charge d'un enduit blanchâtre épais. Quelquefois pendant quelques jours, la fièvre peut manquer, mais pour diagnostiquer la maladie, il reste la vive douleur du côté droit du ventre...

*Comment faut-il soigner l'appendicite ?*

Il ne faut *jamais donner de purge*, car les mouvements de l'intestin pourraient déterminer la rupture de l'abcès, s'il était déjà formé. Il faudra vider l'intestin du malade, en donnant un lavement à l'huile (300 gr. d'huile d'olive) en y allant avec grande précaution. Nuit et jour il faudra maintenir de la glace dans une vessie de caoutchouc, qu'on appliquera sur le ventre, recouvert préalablement d'un linge de flanelle, pour éviter que le froid n'occasionne des brûlures sur la paroi abdominale. Le médecin décidera s'il faut ou non une opération.

Notre longue expérience médicale nous a donné de nombreuses guérisons d'appendicites, sans intervention chirurgicale, par la simple application de glace continuée pendant très longtemps, 15 jours quelquefois.

On peut aussi avoir des *coliques appendiculaires*, coliques se produisant de temps à autre dans la région de l'appendice. Nos lecteurs atteints de ce mal feront bien de consulter leur médecin.

Pendant toute la durée de la crise d'appendicite, le malade ne prendra qu'une alimentation *froide*, consistant en lait, bouillon dégraissé, bouillon de légumes, champagne coupé de moitié d'eau.

## Appétit

C'est toujours avec tristesse qu'un homme vous dit « *qu'il n'a pas d'appétit* ». Il a raison d'être triste, car ce manque d'appétit est une preuve qu'il ne se porte pas bien ou qu'il vit dans de mauvaises conditions hygiéniques, tel que le manque d'air pur,

Toutes les plantes aromatiques, tel que le serpolet, le thym, l'anis, la menthe, la camomille, la mélisse, etc., excitent l'appétit. On en prendra une tasse avant chaque repas. Nous avons composé « *l'Apéritif végétal du Dr Davis* » mélange de plantes soigneusement choisies et séchées qui nous a donné d'excellents résultats. On a, pour la modique somme de 2 fr. 50, deux litres d'excellent apéritif qui ne peut faire aucun mal, étant uniquement composé de plantes. Nous mettons en garde tous nos lecteurs contre tous les apéritifs vendus dans les cafés (absinthe, vermouth, amers variés) qui démolissent l'estomac et n'ont jamais réveillé l'appétit de personne, sauf des fabricants.

Un bon apéritif également consiste à prendre une tasse de bouillon une demi-heure avant chaque repas,

## Asphyxie

Il y a asphyxie chaque fois que l'air ne pénètre plus dans les poumons (noyés, pendus, étranglés) ; ou qu'il y pénètre, mais n'étant pas respirable (acide carbonique, carbone, gaz des fosses d'aisance, des égouts, gaz d'éclairage).

Symptômes généraux de l'asphyxie :

Malaises, oppressions, bourdonnements d'oreilles, vertiges, teinte bleuâtre de la face, veines gonflées, ralentissement des battements du cœur, perte de connaissance et peu après la mort.

*Soins généraux à donner dans tous les cas d'asphyxie :*

Mettre le malade à l'air pur, écarter tout le

monde, le débarrasser de vêtements, essayer de rétablir la circulation de l'air dans les poumons, en relevant les bras jusque sur la tête et en les laissant descendre sur la poitrine que l'on comprimera doucement. Stimuler la peau par des frictions sèches et frotter la plante des pieds avec une brosse dure.

*Soins à donner à un noyé :*

Aussitôt retiré de l'eau, il faut le déshabiller, le rouler dans des couvertures, le coucher horizontalement et sur le côté, la face penchée vers la terre, de manière qu'il puisse rendre l'eau absorbée et ne jamais le prendre par les pieds, comme on est tenté de le faire. Lui enlever constamment les mucosités qui sortent de la bouche et du nez et qui empêchent l'air de pénétrer dans les poumons. Frictions sèches sur le corps, mouvement des bras comme nous l'avons indiqué plus haut, et essayer de faire entrer de l'air dans les poumons, soit avec la bouche, soit avec un petit soufflet.

*Soins à donner à un pendu :*

Couper de suite la corde et pratiquer les soins généraux que nous avons indiqués pour tous les cas d'asphyxie.

*Soins à donner dans l'asphyxie par le charbon.*

Jeter de l'eau froide à la face, ouvrir toutes les fenêtres, faire respirer du vinaigre ou de l'ammoniaque et appliquer tous les soins généraux.

Dans tous les cas d'asphyxie, il faut pratiquer longtemps le traitement, car on a vu des personnes revenir à la vie 2 et 3 heures après l'accident.

## Asthme

Peu d'affections sont aussi angoissantes que les crises d'asthme, tant pour le malade que pour son entourage. La respiration devient difficile, il semble que le malade va suffoquer. Pour mieux respirer, il s'accroche à son lit; la respiration devient sifflante, haletante, la face se congestionne, les yeux se gonflent. Ces crises se produisent généralement la nuit et à des intervalles plus ou moins éloignés.

L'asthmatique doit avoir un régime sévère, s'abstenir d'aliments lourds et indigestes, de liqueurs, d'alcools; il doit éviter les froids humides, les brouillards, les poussières.

Pendant les accès, il faut donner beaucoup d'air au malade et lui faire fumer des cigarettes de datura; si on n'a pas de datura, on fumera des feuilles de sauge en cigarette ou dans une pipe. M. Clément indique la décoction suivante : 60 gr. de racine d'aunée, une demi poignée de têtes d'hysope et autant de marrube blanc, une pincée de fleurs de coquelicot, faire cuire le tout dans un litre d'eau. A chaque tasse de liquide ajouter 30 gr. de sirop de lierre terrestre. Boire une tasse de cette décoction toutes les deux heures.

*Le cochléaria*, employé en infusion, peut rendre de grands services dans l'asthme. On peut également faire une infusion de *millepertuis*, 50 gr. par litre d'eau. Nous recommandons également le *Mélange des Plantes pulmonaires du Dr Davis* (2 fr. 50 la boîte avec toutes les indications, 187, rue du Temple, à Paris).

## Blennorrhagie

Etant donné le caractère confidentiel de cette maladie, nous ne pouvons nous y étendre beaucoup et nous renvoyons nos lecteurs au livre spécial que nous avons écrit sur ce sujet (*Traité des maladies secrètes*, 2 fr. 50). A l'encontre de ce que l'on croit généralement, la blennorrhagie est une affection sérieuse et le grand Ricord disait à son sujet « que nous savons quand elle commence, mais que Dieu seul sait quand elle finit ». Le malade doit se priver de vin, de liqueurs, d'alcool, de café, de bière, éviter les marches, porter un suspensoir et surtout éviter de faire dans le canal des injections qui peuvent couper la *chaude-pisse* (désignation populaire de la blennorrhagie), mais qui occasionnent, dans la suite, des rétrécissements souvent dangereux. (Voir les plantes : genièvre, fraisier.)

Les complications redoutables de la chaude-pisse sont : l'*orchite*, l'*ophtalmie*, et le *rhumatisme blennorrhagique*, que l'on évitera en suivant notre traitement.

Nous écrire pour avoir des renseignements plus complets, ou demander notre traité spécial des maladies secrètes, *prix 2 fr. 50 le volume.*

(Voir page 131 le bon de consultation.)

## Bronchite

Elle est *aiguë*, *chronique*, *capillaire* quand elle s'attaque aux petites bronches. Il faut soigner toute bronchite avec énergie, car négligée, elle pourrait tourner à la tuberculose.

Nous avons toute une série de produits soigneusement préparés, destinés à couper la toux et à fortifier les poumons. Toute personne ayant une bronchite aiguë ou chronique, un catarrhe ou tout autre affection des bronches, fera bien de suivre le traitement du Dr Davis, qui sera envoyé contre un mandat de 15 francs. Le matin prendre une cuillerée à soupe de l'*Elixir pulmonaire du Dr Davis*, dans la journée prendre 6 de nos *capsules pour les bronches* et enfin le soir, en se couchant, faire une infusion du *mélange de plantes pulmonaires*. Ce traitement a toujours réussi et nombreuses sont les lettres des tousseurs nous remerciant de les avoir guéris.

Voici une recette en usage dans nos campagnes qui donne également de bons résultats pour le traitement de la bronchite. On prend un navet, une pomme reinette, de la bourrache, du chiendent, de la capillaire, de la chicorée sauvage, lierre terrestre, aigremoine, pissenlit, fumeterre, fleurs de bouillon blanc, une pincée de chaque plante, figues, raisins secs, racine de guimauve, 40 gr. de chaque sorte. Faites bouillir le tout dans 3 litres d'eau jusqu'à réduction de moitié, passez à travers un linge et ajoutez du sucre candi.

La racine d'angélique (50 gr. par litre d'eau), la tisane de cônes de houblon, les fleurs de sureau, l'hysope, la bourrache, la pulmonaire en infusion sont excellentes dans les cas de toux et de bronchite.

## Brûlures

Le Dr Thierry, médecin de l'hôpital de la Charité, à Paris, a découvert le meilleur remède contre les brûlures. On achète chez le pharmacien pour 3 sous d'acide picrique en sel. On le fait dissoudre dans un litre d'eau froide et on lave avec cette solution la partie brûlée. Toute douleur est supprimée instantanément, les plaies et les ampoules ne se forment pas et la guérison est complète en 3 ou 4 jours.

Le journal *La Santé Universelle* donne également une recette excellente :

On prend 100 gr. d'huile d'olive, à laquelle on ajoute quelques pincées de la seconde écorce de sureau, on fait bouillir le tout jusqu'à consistance de pommade et on en applique un peu sur la brûlure, 3 fois par jour. Cette préparation se conserve longtemps. Un oignon cru écrasé, avec une poignée de sel, donne également de bons résultats. Les cuisinières ont un remède énergique, mais il faut avoir un certain courage pour s'en servir. Elles exposent la partie brûlée à un feu ardent, ce qui augmente la douleur au début, mais qui la fait disparaître pour toujours en quelques instants.

## Cancer

C'est la maladie la plus terrible qui puisse atteindre un être humain ; on ne connaît aucun remède qui puisse le guérir. Même en opérant par la chirurgie, la guérison n'est que problématique, car il y a généralement récidive au bout de quelques mois.

Le cancéreux devra manger plus de légumes que de viande et prendre beaucoup de tisanes dépuratives (saponaire, salsepareille, douce-amère, feuilles de noyer, ou, ce qui est encore préférable, prendre *le Dépuratif du Dr Davis*, 2 fr. 50 la boîte, 2 fr. 75 par la poste.

Si le cancer est extérieur, on lavera souvent la plaie avec des infusions de feuilles de sauge.

## Carreau

Maladie qui atteint les petits enfants et qui se déclare surtout quand on leur donne à manger trop tôt (se rappeler que jusqu'à 2 ans, l'enfant ne doit prendre que du lait). Donc, suppression de la nourriture trop forte, donner à l'enfant soit des bains salés ou mieux de feuilles de noyer. Chaque matin lui donner une cuillerée à soupe d'huile de foie de morue et chaque soir frictionner tout son corps soit avec de l'eau de Cologne, soit avec de l'eau-de-vie pas trop forte.

## Cauchemars

Les personnes qui ont des cauchemars devront

manger peu le soir et ne se coucheront que 2 heures après le repas, quand la digestion sera terminée. Il leur faudra éviter tout travail fatigant et surtout toute étude avant de se mettre au lit. Généralement les cauchemars ont pour origine, soit une mauvaise digestion, soit de la constipation. Nous conseillons donc à ces malades de prendre après le repas une tasse de notre *Thé des Templiers* (2 fr. la boîte, adresser les commandes au 187, rue du Temple, à Paris), et au moment de se coucher *deux de nos Pilules calmantes.*

## **Cheveux** (*Chute des*)

Les cheveux tombent soit à la suite d'une maladie infectieuse (érysipèle, fièvre typhoïde, etc.), soit par suite d'un tempérament arthritique et rhumatisant, soit à la suite d'une trop grande abondance de pellicules qui empêchent la nutrition et la respiration du cuir chevelu. Que de remèdes, de pommades, de lotions de toutes sortes ont été proposées pour empêcher la chute des cheveux !

Règle générale : Tenez-vous toujours la tête bien propre et pour cela tous les deux jours, faites-vous une bonne friction avec une infusion de feuilles de sauge et de romarin, dans laquelle vous mettrez deux cuillerées à soupe de rhum. Mais surtout employez *l'Eau des Druides, du Dr Dacis* (3 fr. le flacon d'un quart de litre, adresser les commandes, 187, rue du Temple, à Paris). Cette eau merveilleuse nettoie admirablement la tête, la débarrasse de toutes les pellicules, fortifie les racines des cheveux, les empêche de devenir cassants, leur donnant tout à la fois beauté et solidité.

## **Cholérine**

Le meilleur remède c'est de se mettre à la diète

absolue, au moins pendant 48 heures. On tiendra bien au chaud le ventre du malade et on lui donnera des grogs au rhum. On pourra également lui administrer un lavement d'un verre d'eau tiède dans lequel on mettra 30 gouttes de laudanum.

## Cœur (*Maladies du*)

On comprend l'émotion que ressent un homme quand on lui dit « qu'il a une maladie de cœur ». Les autres organes du corps peuvent se reposer, seul le cœur est obligé de marcher tout le temps, il lui est absolument impossible de se reposer. Il est donc de toute nécessité que le malade atteint d'une affection du cœur évite d'augmenter encore le travail de cet organe. Quelle que soit la variété de maladie de cœur dont il est atteint, le malade devra éviter tout ce qui peut lui donner des palpitations, il évitera de courir, de marcher trop vite, il montera lentement les étages, il évitera toutes les émotions.

Surtout il prendra grand soin de sa peau, car le rein et le cœur sont solidaires l'un de l'autre et le cœur ira d'autant mieux que le rein fonctionnera bien. Or le rein a lui-même beaucoup moins de produits irritants à laisser filtrer quand la peau transpire aisément. On voit donc l'importance de soigner sa peau.

Le cardiaque se trouvera bien de faire chaque soir sur tout le corps des frictions sèches ou alcoolisées. Mais il ne devra prendre ni bains froids, ni bains de mer.

Dans son alimentation, le cardiaque évitera tout ce qui peut encombrer l'estomac, tout ce qui est de digestion difficile. Il évitera de boire trop de liquide, car un estomac dilaté augmente la fatigue du cœur.

Il mangera beaucoup de viande, du poisson, des légumes verts, du lait, des œufs, des fromages frais et des fruits. Le lait surtout, grâce à son action diurétique, entrera pour une grande part dans l'alimentation du cardiaque.

La constipation surtout devra être combattue très énergiquement.

Le vin pur, alcools, liqueurs, apéritifs, sont rigoureusement interdits. Le café ne sera permis qu'en très petite quantité.

Le tabac est défendu et le cardiaque fera bien d'éviter les milieux remplis de fumée.

En observant ces prescriptions, le cardiaque pourra vivre longtemps.

Mentionnons maintenant les maladies de cœur les plus fréquentes :

*L'insuffisance mitrale.* — Le malade atteint de cette affection a le visage cyanosé, le pouls est irrégulier et en appliquant son oreille à la pointe du cœur, on entend nettement un souffle semblable à un jet de vapeur.

Le malade a de l'essoufflement, il a « l'haleine courte », il ne peut ni marcher vite, ni monter les étages. Il prendra avec grand profit l'elixir cardiaque du Dr Davis.

*Maladie de l'aorte.* — Cette maladie se rencontre surtout chez les arthritiques, les personnes qui abusent du tabac et de l'alcool, celles qui ont été soumises à l'action prolongée du plomb et chez celles qui ont eu des maladies infectieuses chroniques, surtout la syphilis.

Le malade a le teint pâle d'un anémique, a souvent des saignements de nez, des battements dans les tempes, des éblouissements, des tintements d'oreilles. Il se plaint de douleur de cœur et de tendance à la syncope. La digitale est toute indiquée pour cette maladie, mais il ne faudra s'en servir que sur ordonnance du médecin.

*Les palpitations.* — Il y a deux espèces de palpitions, celles qui sont uniquement *d'origine nerveuse* et qui n'ont aucune importance comme pronostic, et *celles qui sont dues* à une maladie du cœur. Le cœur bat très vite et très fort, le malade étouffe, le visage est pâle et couvert de sueur, ses mains sont froides et il a tendance à la syncope.

On donnera des infusions de valériane, on mettra de la glace, si possible, sur la région du cœur, on donnera un bain de pieds à la farine de moutarde.

## Coliques

On donne ce nom à des douleurs qui siègent dans la région abdominale.

*Coliques venteuses*, causées par une trop grande abondance de gaz dans l'estomac, résultat de mauvaises digestions ou de constipation. Les tisanes d'anis vert ou étoilé, de menthe poivrée, d'angélique, d'hysope, de camomille, de mélisse, de cannelle, sont excellentes contre les coliques venteuses. Avant tout, supprimer la cause de ces coliques en prenant à la fin de chaque repas une infusion de notre *Thé des Augustins* (2 fr. 50 la boîte, au dépôt, 187, rue du Temple, à Paris).

*Coliques nerveuses* causées soit par une frayeur, l'abus des plaisirs ou le froid. Emploi des mêmes tisanes que ci-dessus et application sur le ventre de compresses trempées dans de l'essence de térébenthine. Faire usage de *nos Pilules calmantes* (2 fr. 50 c. la boîte).

*Coliques, suite de couches.* Donner simplement une infusion de camomille (6 fleurs dans une tasse d'eau) et appliquer des compresses chaudes sur le ventre.

*Coliques de plomb*, atteignant surtout les peintres, les imprimeurs et toutes les personnes qui travaillent les sels de plomb. Les symptômes de cette terrible maladie sont : sécheresse de la gorge, sensation de brûlure dans l'œsophage, douleur au creux de l'estomac, constipation ou diarrhée noirâtre, les extrémités sont refroidies, les gencives présentent un liseret noir. Il faudra donner 100 gr. d'huile d'olive chaque matin à jeun ; si le malade ne peut avaler de l'huile, on lui donnera un grand lavement d'un litre d'huile d'olive et cela avec une grande canule en caoutchouc de 0 m. 30 de long.

On donnera de la tisane de têtes de pavots.

Aux plombiers et aux imprimeurs qui veulent éviter ces coliques, nous recommandons de ne pas faire usage de spiritueux et d'alcools et de boire chaque jour de 1 à 2 litres de lait, qui est un excellent contre-poison.

*Coliques hépatiques et néphrétiques*, causées par le foie et les reins. Absorber également de l'huile d'olive soit par la bouche, soit en lavement. Les personnes sujettes à ces terribles coliques feront bien de prendre *l'Elixir aux cent plantes du Dr Davis* (4 fr. 50 le flacon, au dépôt, 187, rue du Temple, Paris), qui, par ses qualités dépuratives, empêche la formation des calculs hépatiques et néphrétiques.

## Conjonctivite

On donne ce nom à l'inflammation de la conjonctive, de la membrane qui enveloppe la partie blanche de l'œil. L'œil devient sensible à la lumière, douloureux, il y a cuisson, larmoiement. La conjonctivite est occasionnée par un refroidissement, par une poussière, entrée dans l'œil, ou par l'action prolongée d'une lumière sur l'œil.

Il faudra trois fois par jour laver soigneusement

l'œil avec une infusion de camomille ou de mélilot. Si cela ne suffit pas, écrire à notre maison, qui possède une eau spéciale pour toutes les maladies d'yeux

## Constipation

Nous croyons rendre un grand service à nos lecteurs, en développant davantage ce paragraphe, car beaucoup de maladies et de malaises n'ont d'autre origine que la constipation.

Une personne constipée ne sera jamais une personne bien portante.

La constipation est la maladie la plus commune, surtout chez les femmes. *C'est un ennemi qu'il faut combattre avec soin*, car c'est la porte d'entrée pour beaucoup d'autres maladies. Elle occasionne une série de malaises, étourdissements, bouffées de chaleur au visage, violents maux de tête, tendance au sommeil, perte de l'appétit. Les personnes constipées sont tristes, irritables et digèrent toujours mal. Nous ne cesserons de le répéter : *Méfiez-vous de la constipation ! Il y a d'abord un traitement hygiénique.*

1° Se présenter à la selle tous les jours à la même heure, même si l'on n'éprouve aucun besoin et si l'on n'obtient aucun résultat. Recommander la position accroupie plutôt que la position assise. Ne jamais résister à un besoin quand il se fait sentir.

2° Les viandes, les œufs, le lait, etc., laissant peu de résidus, prédisposent à la constipation. On donnera donc aux constipés beaucoup de légumes verts, surtout des choux et des épinards, les fruits seront excellents, surtout le raisin. Moins on boit d'eau, plus les selles seront rares ; aussi les constipés feront-ils bien de boire le plus possible. Ils devront marcher souvent et surtout après les repas.

Matin et soir, faire des frictions sur le ventre, soit avec de l'eau de Cologne, soit avec de la simple eau-de-vie. Les lavements seront excellents. Une méthode très simple et efficace consiste à prendre un petit lavement d'eau froide de 200 gr. le soir, une fois couché et de le garder. Il est bien rare que le matin il ne se produise pas une selle spontanée.

Beaucoup de médicaments agissent contre la constipation et la liste serait longue, si on voulait la faire complète. Qu'indique cette richesse ? Qu'il n'y a pas un bon médicament contre la constipation puisqu'il y en a trop. En existât-il un excellent, on n'aurait pas besoin d'en avoir de meilleurs ou de pires. Pourquoi donc cette richesse apparente ? Nous allons tenter de le montrer en disant ce que serait l'idéal d'un traitement de la constipation, ce qu'on nous offre comme traitement de la constipation ; nous mettrons en regard ce que nous offrons.

*L'idéal.* — L'idéal serait évidemment de n'avoir besoin de recourir à aucun moyen, l'idéal serait que l'intestin possédât des fonctions régulières et dans le cas où il les aurait perdues, de pouvoir les lui rendre rapidement et à coup sûr. L'idéal serait d'avoir, pour les personnes qui ne veulent pas s'astreindre à suivre le plus petit régime, un médicament auquel l'organisme puisse s'habituer et qui ait un effet sûr et suivi. L'habitude, en effet, est l'arme à deux tranchants, bonne et mauvaise ; bonne, en ce sens qu'une régularité passant à l'état d'habitude arrive à modifier en bien un organisme malade ; mauvaise, en ce sens qu'un médicament efficace arrive à saturer l'organisme et à le rendre indocile à son action. De même, on peut s'habituer au poison le plus violent, de même on peut s'habituer à la meilleure des choses au point de la rendre insipide. De là, la richesse en médicaments laxatifs ! Richesse fausse, puisqu'aucun [illegible] ment n'est efficace que pendant un certain laps de temps.

*Voilà donc ce qu'on nous offre*: On offre au constipé un médicament actif auquel il ne s'habitue pas, soit, mais qui arrive à occasionner des désordres, des infirmités. On offre un médicament peu actif qui est usé au bout d'une semaine et qui a rendu l'intestin plus paresseux qu'il était. On offre un médicament qui agit sur le tube digestif et alors abîme un bon estomac sous prétexte de réparer un intestin délabré.

Nous donnons des exemples :

On sait que l'aloès joue un rôle considérable dans la vie des constipés. L'aloès est la base de toutes les potions laxatives, l'aloès entre dans la composition de toutes les pilules. Bien peu de spécialités pharmaceutiques sont dépourvues d'aloès. C'est qu'en effet l'aloès est un médicament précieux, efficace, agissant toujours. Mais que produit l'aloès ? Il est de notion courante que l'aloès agit en congestionnant la partie terminale de l'intestin, et les veines du petit bassin. On sait l'usage que font les femmes de l'aloès quand elles ont des époques difficiles et laborieuses.

L'aloès en attirant le sang au bas-ventre facilite l'écoulement en gonflant les veines. Mais il gonfle toutes les veines, même et surtout les veines du rectum. Il détermine des hémorroïdes sur toute la hauteur de cette partie de l'intestin. Il fait naître des hémorroïdes internes et des hémorroïdes externes. Il les entretient, les exagère, les tuméfie et fait tant que ces hémorroïdes, grosses, craquent, crèvent, donnent naissance à une hémorragie qui calme d'abord le malade, mais qui bientôt l'anémie. L'aloès, en exagérant le volume du bourrelet hémorroïdal, met par ce bourrelet gros et douloureux, obstacle à l'expulsion des matières fécales, entretient une irritation de la région et donne, à côté des hémorragies toujours préjudiciablese, des fissures, des abcès qui se terminent par des fistules. On peut ne plus être constipé, n'être plus malade par le fait de la constipation, mais on est cent fois plus malade par ses conséquences.

On dit qu'à petites doses l'aloès est efficace et non dangereux. Oui, à la condition de ne pas en prendre tous les jours. Si l'on en prend chaque jour, l'organisme s'habitue, on est donc obligé d'augmenter la dose. Si l'on n'en prend pas chaque jour, on s'expose à deux inconvénients. Le premier à oublier d'en prendre quand il faut, on a alors l'irrégularité dans l'irrégularité ; à donner à l'intestin des à-coups, des chocs, des contractions qui lui sont préjudiciables.

En résumé, pris chaque jour ou irrégulièrement, l'aloès ne peut être un médicament recommandable et devrait être utilisé avec beaucoup de prudence... parce qu'il est très actif, trop actif.

Prenons un autre exemple : la magnésie, la rhubarbe ; que se passe-t-il ? Peu efficaces, ces médicaments sont bien tolérés par l'estomac, irritent un peu l'intestin et le réveillent de sa torpeur, le font fonctionner. Par suite de leur innocuité, de leur peu d'efficacité, bien vite ils sont usés et l'intestin ne trouve plus en eux un stimulant assez énergique, il reste sourd à leur appel et ne bouge pas à leur sollicitation, le médicament devient indifférent et est rangé par l'intestin au rang des non-valeurs.

Prenons un troisième exemple : les eaux minérales dites purgatives, contenant toutes plusieurs principes. Toutes ont une efficacité momentanée, mais on peut en bien réglant leur jour arriver à leur donner une efficacité prolongée.

Il n'y a qu'un inconvénient, c'est que l'estomac devient rebelle à cette absorption, cette irritation perpétuelle ; il se met en grève, accepte l'eau qui le rudoie, mais refuse les aliments... on arrive à n'être pas constipé, mais à être un gastralgique. Le remède est donc pire que le mal.

Il ne faut pas croire que nous exagérons à plaisir ce triste tableau. Les constipés savent bien que nous disons la vérité et ils le savent si bien qu'ils cherchent toujours un moyen meilleur que celui qu'ils ont.

Ajoutons que tous ces moyens remédient à la constipation, mais ne la guérissent pas.

A côté de la liste médicamenteuse qu'on offre à profusion aux malheureux constipés se trouve la liste des moyens dits naturels, mais médicamenteux quand même. Aux constipés on dit : ménagez votre estomac. Tous les laxatifs, tous les purgatifs irritent l'estomac. Ce n'est pas nous seulement qui parlons ainsi, mais beaucoup de personnes, et on ajoute : Prenez des lavements chauds ou froids à l'eau naturelle ou avec des médicaments. Prenez des suppositoires.

Nous ne voudrions pas faire le procès du lavement de nos pères, du lavement vieux comme le monde, si naturel, dit-on, que les oiseaux au long bec se soulagent mutuellement en se rendant le service de se mettre de l'eau dans l'intestin avec leur long bec introduit dans l'anus, en guise de canule.

L'histoire n'a jamais pu savoir si c'est pour cette raison, cette leçon de choses, que les Egyptiens avaient fait de l'ibis un oiseau sacré. De fait, ils l'avaient imité et se donnaient des lavements avec une corne de bœuf (autre animal sacré pour eux) trouée à sa petite extrémité et servant ainsi d'entonnoir. Non, nous ne voudrions pas médire du lavement qui frappa l'imagination des hommes, qui a reçu l'application utile de la pompe aspirante et foulante, de la poire pneumatique, de la pression hydraulique, voire même de l'électricité. Nous ne voulons qu'en montrer les inconvénients, d'ailleurs à imaginer. Sans parler de l'encombrement d'un outillage plus ou moins encombrant, plus ou moins facile à dissimuler, plus ou moins bruyant, sans parler du peu de commodité qu'on a quelquefois à se procurer de l'eau, à trouver un local où se placer, sans parler du prosaïsme d'un lavement chanté par Molière et sur lequel ferme les yeux assez volontiers un constipé qui espère... et voit un résultat, nous ne parlerons que des difficultés qu'on a pour prendre un bon lavement et de l'inefficacité fréquente du lavement.

Qui prend des lavements? Beaucoup de femmes voulant se conserver le teint clair. Il est en effet admis, sans preuve bien précise, que le lavement conserve le teint clair. C'est le lavement... cosmétique, pourrait-on dire. On le prend avec de l'eau froide, on le garde au besoin. Il a un immense avantage, c'est le lavage de ces régions basses de notre individu. Il a un inconvénient, celui d'introduire dans le rectum une eau rarement bouillie qui est absorbée (on sait que le rectum absorbe) et qui peut être le véhicule de germes, de corps étrangers, de vers intestinaux.

Prennent des lavements, les malades fébricitants On leur donne des lavements nutritifs (excellents nous n'en dirons que du bien si nous avions à en parler) ; des lavements médicamentaux (bons, s'ils n'irritent pas l'intestin) ; les lavements évacuateurs indispensables pour amener la vacuité intestinale, l'absence de fermentation, d'absorption malsaine qui viendrait ajouter à la maladie sa part de malaises. Des lavements des malades, nous ne disons donc que du bien.

Prennent enfin des lavements, les constipés..

Qu'un constipé, ayant une complication locale (hémorroïde, fistule, fissure), prenne un lavement, bien que ce lui soit déjà pénible de prendre un lavement s'il a une fissure, on ne peut que le louer de son courage et de cet acte hygiénique... Mais que, n'ayant aucune complication, il prenne un lavement pour le faire aller à la garde-robe, on ne peut que le blâmer. Certes, de temps en temps, un lavement peut lui être utile, mais un lavement quotidien lui est néfaste. N'avons-nous pas dit que le lavement, poussé entre la matière fécale, qui se trouve dure dans l'intestin, et le sphincter anal résistant qui se trouve en bas, pour se loger dans un espace ainsi limité et plus ou moins étroit, se fait une loge en distendant les parois intestinales, en exagérant le volume de l'ampoule rectale, ampoule qui, peu accentuée chez l'homme sain, augmente chez le constipé qui prend des lavements. L'eau introduite séjourne là : les premiers jours, l'intestin, peu habitué à cette extension, réagissait, se contractait et finalement se vidait. Puis, peu à peu, il s'est habitué à cette distension. Le constipé fut obligé d'abord d'augmenter la quantité d'eau et plus tard a pu constater que le lavement ne lui faisait plus aucun effet. Il gardait l'eau introduite ou il mettait dans l'eau de l'huile, de la glycérine, des tisanes capables de réveiller la paresse de l'intestin. En un mot, il s'entraînait à rendre sa constipation archichronique et à s'abîmer l'intestin à tout jamais.

Un lavement doit être une nécessité et non un caprice. Un bon lavement évacuateur doit être pris avec une canule molle, longue, très longue, souple, de façon à pouvoir être introduite sans peine, sans risque de blessure, loin, très haut dans l'intestin. L'eau, de cette façon, passera au-delà du bol fécal et pourra avoir une efficacité réelle ; tant qu'elle sera un jet d'eau timide, poussée en deçà des matières durcies, elle ne fera pas de mal. Un bon lavement est excellent, mais encore il n'en faut pas abuser, l'intestin étant facile à s'irriter, à s'habituer à la paresse, à ne plus réagir.

C'est pour toutes ces raisons qu'on a dit : « Ne prenez pas de lavements, mais servez-vous des suppositoires, des ovules. »

Suppositoires et ovules sont à base de corps gras, de glycérine et peuvent contenir des principes irritants ; parlons seulement de ceux qui ne contiennent que des produits inoffensifs. Comment agissent-ils ? En se diluant, en se mettant entre les parois intestinales et le bol fécal, en se mêlant à celui-ci, en le désagrégeant... et aussi en irritant l'intestin qui réagit et expulse son contenu.

Le lavement, par la quantité d'eau qu'il emploie, sèche, lave, enlève les mucosités visqueuses, sécrétées par l'intestin lui-même dans le but de se protéger du contact des matières et de les faire glisser. Ces mucosités utiles, indispensables, le lavement les détruit, les délaye. De plus, le lavement est brutal, l'intestin, qui agit lentement, doucement, dont les mouvements sont un peu comparables à ceux de la limace qui avance, se trouve brutalement frappé, réagit en conséquence et n'a plus alors son mouvement progressif naturel.

On voit donc que ceux qui ont proposé les suppositoires ou les ovules, en aidant les mucosités au lieu de les détruire, en favorisant les mouvements lents de l'intestin au lieu de les brusquer, avaient en tout et pour tout, une supériorité énorme, naturelle sur les partisans du lavement. Alors, alors... est-ce à dire que l'ovule, le suppositoire sont choses parfaites et qu'on doive aveuglément les préférer aux lavements, aux laxatifs ? Non, cent fois non. Ce que *nous proposons guérit la constipation* et *ne fait pas qu'y remédier*, comme le font lavements, suppositoires, ovules. Du reste, nos lecteurs trouveront des renseignements plus complets sur le traitement de la constipation chez les adultes et les enfants dans le livre que nous avons écrit spécialement sur ce sujet « *Les maladies de l'estomac et de la constipation* », traitées et guéries par les plantes ; envoyer un mandat-poste de 2 fr. 50 à la Médecine par les Plantes, 187, rue du Temple, à Paris.

Pour se guérir entièrement de la constipation, demandez soit notre *Thé des Templiers* (2 fr. 50 la boîte, par la poste 2 fr. 75, adresser lettres, mandats et commandes à l'Herboristerie, 187, rue du Temple, à Paris).

*Nos graines de santé*, que l'on prend le matin en se levant, sont également excellentes contre la constipation. Ces deux produits, composés de plantes et de graines soigneusement choisies, donnent des selles abondantes sans coliques. Les personnes de tout âge peuvent prendre sans dégoût le *Thé des Templiers*, boisson agréable à prendre à la fin des repas, et qui est également dépurative.

## Coqueluche

Peu grave en elle-même, la coqueluche est une maladie qu'il faut surveiller avec soin, car elle peut préparer le terrain aux bronchites et à la tuberculose. Aussi, il faut surveiller l'alimentation pendant la convalescence et la rendre aussi substantielle que possible.

La coqueluche est contagieuse, mais on ne l'a qu'une fois.

On a proposé beaucoup de remèdes, mais hélas, il n'en est pas un seul dont on puisse dire qu'il guérira sûrement la coqueluche. Le Dr Cazin dit s'être bien trouvé du narcisse des prés. On emploie des fleurs à la dose de une ou deux pincées par verre d'eau bouillante, on sucre et on administre par cuillerées à café. Dans nos campagnes, on emploie beaucoup l'infusion de coquelicot. *Notre Elixir des Chantres de Saint-Gervais* (2 fr. 50 le flacon) donne également de bons résultats, 4 cuillerées à café par jour. Mais, règle générale, il faut le changement d'air ; c'est encore le meilleur traitement.

## Courbature

La courbature est caractérisée par une grande lassitude, on a les membres brisés ; elle se produit soit à la suite de travaux excessifs, d'exercices violents, ou est quelquefois le prélude d'une grave maladie.

Le meilleur, c'est de se mettre au lit, de transpirer et de prendre des infusions de plantes aromatiques : bourrache, camomille, menthe, etc.

## Crachements de sang

Quand le sang est rouge, il vient du poumon, c'est une *hémoptysie* ; quand il est de couleur de marc de café, il vient de l'estomac, c'est l'*hématémèse*.

*L'hémoptysie* provient de la rupture d'un vaisseau dans les poumons. Le malade sera donc assis dans son lit, il ne parlera pas et son entourage gardera le silence ; sa chemise sera largement ouverte et la poitrine peu couverte. On mettra une bouillotte chaude aux pieds ou on les enveloppera dans la ouate ; la fenêtre sera ouverte. Toutes les boissons seront prises aussi froides que possible et l'alimentation sera exclusivement liquide. Trois fois par jour on donnera 10 gouttes de perchlorure de fer dans un verre d'eau sucrée. Donner également des infusions froides de fleurs de bouillon blanc, de fleurs de saule, d'aigremoine, de bourse à pasteur. Si l'hémorrhagie se prolongeait, appeler le médecin.

*L'hématémèse* est un indice d'une maladie grave de l'estomac. Il faudra donner de la glace pilée, que le malade avalera sans la sucer.

## Crampes d'estomac

Rien de plus désagréable que les crampes qui indiquent un mauvais état de l'estomac (lire à ce sujet notre livre spécial « *Les Maladies de l'Estomac* », que nous enverrons contre un mandat-poste de 2 fr. 50). Pour calmer les crampes d'estomac, on prendra des infusions de tilleul ou de fleurs d'oranger, dans lesquelles on mettra une dizaine de gouttes de laudanum. Ou mieux, on prendra la *Gastarine du Dr Davis*. A la moindre sensation pénible du côté de l'estomac (*crampes, renvois, acidité, aigreurs, brûlures, tiraillements, gaz*), on prend aussitôt à quelque moment que ce soit, jour ou nuit, une cuillerée à dessert de la *Gastarine du Dr Davis* qu'on délaie dans un peu d'eau de seltz (siphon).

## Dartres, Eczémas

Il y a des *dartres sèches et des dartres humides*, toutes deux sont causées par une maladie de la peau et proviennent d'un mauvais état du sang qu'il faudra d'abord purifier. On prendra donc nos deux dépuratifs, soit l'*Elixir aux Cent Plantes* (3 fr. 50

le flacon, 187, rue du Temple), composé uniquement d'extraits de plantes, soit notre *Dépuratif végétal Davis*, plantes soigneusement choisies que l'on fait macérer soi-même dans du vin. Tous ceux qui sont sujets à avoir des dartres, des boutons, ne mangeront ni mets épicés ou vinaigrés, ni charcuterie, ni poissons, ne boiront ni liqueurs, ni alcool, ni café. Ceux qui habitent les villes, prendront un bain sulfureux tous les 10 jours. (Voir aussi chélidoine, aunée.)

## Dents

Chacun a grand intérêt à soigner et à garder ses dents et cela, non pour une question de beauté, mais quiconque a de bonnes dents, a aussi une bonne mastication des aliments. Une grande partie des maladies d'estomac et la constipation proviennent d'une mauvaise mastication, conséquence de dents gâtées ou arrachées. Règle générale, lavez-vous les dents après chaque repas. Vous enlèverez les parcelles alimentaires qui, sous l'action de la fermentation, produiront des acides qui gâteront vos dents.

Chaque matin, frottez-vous doucement les dents avec une brosse douce trempée dans du charbon de bois pulvérisé ; c'est un excellent dentifrice.

Je tiens à recommander le *Dentifrice du Dr Davis* qui blanchit et conserve les dents ; 1 fr. le flacon.

## Diabète

Le diabète est caractérisé par la présence de sucre dans les urines. Le diabétique urine beaucoup, a toujours soif, mange beaucoup et cependant maigrit rapidement, il a souvent des troubles de la vue, de l'estomac et des intestins.

Il faudra surtout avoir grand soin de la peau, pour la préserver des écorchures qui sont parfois si dangereuses, la peau du diabétique étant généralement dure et sèche. Le diabétique prendra deux bains tièdes par semaine, il devra porter des vêtements chauds, de flanelle surtout, sur la poitrine et sur les membres. Le diabétique, de par sa maladie, est porté à la paresse ; il faudra qu'il réagisse, car le travail musculaire est absolument nécessaire dans le traitement de cette maladie.

Le moral a également une grande importance et l'entourage du diabétique fera bien de lui éviter tout souci, toute émotion ou contrariété et l'égayer le plus possible.

L'institution d'un régime sévère est de première nécessité. Le diabétique ne mangera ni *aliments sucrés ou féculents*, privation totale *du sucre* ; pour sucrer son café, il prendra de la glycérine neutre. *Tous les fruits seront défendus*, ainsi que les légumes *sucrés* : carottes, navets, raves, betteraves, oignons.

Défense également de manger les *farineux* et tous les *aliments riches en amidon* : seigle, maïs, pois, lentilles, haricots, semoule, macaroni ; les *pâtisseries* sont aussi défendues.

*La pomme de terre et le riz* sont permis. Tous les *légumes* verts sont permis, cuits au beurre ou à la graisse.

*Toutes les graisses*, sous forme de beurre, de graisse de porc, de lard, d'huile associée aux légumes, d'œufs, de fromages, de fruits huileux, noix, olives, amandes, noisettes, doivent occuper une grande pace dans l'alimentation du diabétique.

Le malade ne prendra que 50 *gr. de pain* à chaque repas, mais surtout de la croûte.

*Toutes les viandes sont permises*, ainsi que les poissons.

*Boissons.* — Le diabétique doit boire à sa soif ; il peut prendre *du vin*, mais pas de bière. *Le thé, le café, le lait* sont autorisés, mais sans sucre. Le régime lacté absolu a donné de bons résultats.

Sur demande, nous enverrons le traitement complet du diabétique, avec toutes les explications nécessaires. Adresser lettres, mandats et commandes au Médecin des Peuples, 187, rue du Temple, à Paris.

## Diarrhée

Tout malade qui a de la diarrhée doit être soumis à une diète relative comme alimentation, il ne prendra que du riz, des œufs, des pâtes alimentaires.

Si la diarrhée est légère, on lui supprimera les boissons autant que possible. Si la diarrhée est forte, il se produit une soif ardente, qu'il faut calmer en donnant soit de la *tisane de riz* (40 gr. de riz en décoction dans un litre d'eau), soit de l'eau *albumineuse*, qui se prépare en battant quatre blancs d'œufs dans un litre d'eau aromatisée. Il faudra entourer le ventre avec de la flanelle, des linges chauds ou de la ouate.

La liqueur de myrtilles, faite avec des baies de myrtilles macérées dans de l'eau-de-vie, est excellente contre la diarrhée. Recommandées également sont les tisanes de bourse à pasteur, de feuilles de ronce, de camomille, d'aigremoine, de feuilles de plantain.

## Diarrhée des enfants

Chez des enfants en bas âge, la diarrhée est grave et beaucoup en meurent.

Dans toute diarrhée, la première chose à faire est de soumettre l'enfant exclusivement au lait, ou.

ce qui *est beaucoup préférable*, ne lui donner que de l'eau, pendant 48 heures ou même davantage s'il le faut.

Si l'enfant est au sein on espacera le nombre des tétées et on lui donnera une cuillerée à dessert d'eau de Vichy après chaque tétée.

Si la diarrhée est *verte*, ne lui donner que de l'eau albumineuse additionnée d'un peu de cognac.

On donnera aussi à l'enfant un blanc d'œuf battu dans un verre d'eau ; on y ajoute un morceau de sucre.

## Empoisonnement

Premiers soins à donner en cas d'empoisonnement :

Donner immédiatement un vomitif énergique (émétique ou ipéca) et faire boire beaucoup d'eau tiède.

Quelques instants après, administrer une purge pour nettoyer l'intestin. Donner du lait ou de l'eau albumineuse que l'on prépare ainsi que nous l'avons indiqué plus haut.

## Engelures

Quand l'engelure n'est pas ulcérée, on s'en débarrassera assez facilement en la badigeonnant avec une solution de perchlorure de fer, mélangée d'eau en parties égales.

Nos paysans les soignent en faisant cuire des oignons de lis blanc dans du lait et en les appliquant en cataplasmes sur les parties malades.

Un autre remède est également employé en Franche-Comté. Dans un litre de lait on fait bouillir pendant 20 minutes 2 poignées de feuilles de bouillon blanc. En se couchant on lave les engelures ulcérées.

Pour éviter d'attraper des engelures, on devra, l'hiver, supprimer les bas de laine ou de coton et les remplacer par des bas de fil.

## Enrouement

Les infusions d'aigremoine, de fleurs de houblon et de serpolet peuvent aussi guérir rapidement l'enrouement.

Le meilleur moyen pour guérir l'enrouement, c'est de prendre *l'Elixir des chantres de Saint-Gervais du Dr Davis* (le flacon sera expédié contre un mandat de 2 fr. 75) dans lequel *l'herbe aux chantres* occupe une grande place.

*Le mélange pulmonaire du Dr Davis* donne aussi d'excellents résultats. On met 2 cuillerées à soupe de ces plantes dans une tasse d'eau bouillante et recouvrant la tête d'un linge, on en absorbe toute la vapeur qui s'échappe de la tasse.

## Entorse

Dès que l'accident est arrivé, faire couler de l'eau froide sur la partie malade, enveloppez ensuite le membre dans des compresses trempées dans de l'eau blanche. Si l'entorse est sérieuse, faites du massage avec notre *graisse de marmotte*, cette graisse miraculeuse, de plus en plus difficile à se procurer, maintenant que les marmottes disparaissent de nos montagnes. Le massage devra toujours être fait en allant de bas en haut.

## Ephélides (*Taches de rousseur*)

Cette petite infirmité frappe surtout les personnes à peau blanche et fine ; il est difficile de les faire disparaître complètement. On recommande beaucoup l'eau d'anémone composée de la manière suivante :

Herbe d'anémone .................. 50 gr.
Eau .............................. 300 gr.

Laissez macérer pendant 2 jours et plusieurs fois par jour, lotionnez-vous les parties atteintes.

Les taches de rousseur prennent plus d'éclat quand on s'expose au soleil. Employer aussi l'Eau de Junon, 5 fr. 25 le flacon.

## **Estomac** (*Maladies de l'*)

Les maladies de l'estomac sont certainement celles que l'on rencontre le plus souvent et celles qui empoisonnent le plus l'existence.

Dans l'impossibilité où nous sommes de pouvoir nous étendre trop longuement sur ce sujet, nous renvoyons nos lecteurs au livre que nous avons spécialement écrit sur se sujet (*Les maladies de l'estomac et la Constipation*, en vente à nos bureaux, 187, rue du Temple. Prix : 2 fr. Franco : 2 fr. 25). *Régime commun à toutes les maladies de l'estomac.*

Tous ceux qui souffrent de l'estomac, quelle que soit la variété de leur maladie stomacale, devraient observer les prescriptions suivantes : Eviter le travail intellectuel prolongé avec absence de tout exercice physique, éviter de lire en mangeant et ne pas reprendre son travail aussitôt le repas terminé. Pour bien faire, il faudrait le cesser une heure avant et ne le reprendre qu'une heure après.

Règle générale : toute personne souffrant de l'estomac fera bien de s'abstenir de fumer.

Les grands bains, les massages sont excellents.

*Hygiène alimentaire pour toutes les maladies de l'estomac.* Le mieux serait de composer ainsi son alimentation. Le matin, vers 7 h. 1/2, prendre deux œufs peu cuits ou un peu de viande froide. A 10 h. prendre une tasse de lait. Faire le principal repas à midi. A 4 heures, prendre une tasse de thé et pour le repas du soir, se contenter d'œufs ou de viande froide. Enfin, si dans la nuit, il y a réveil et malaise, prendre soit un œuf cru, soit une tasse de lait.

Quant à la boisson, il faudra boire aussi peu que possible. Prendre aux repas du vin blanc léger coupé de beaucoup d'eau de Vittel ou d'Evian. S'abstenir soigneusement de liqueurs, d'alcools, d'apéritifs.

S'abstenir de sauces, de ragoûts, de farineux, de mets épicés ou vinaigrés, de charcuteries, de salaisons, de pâtisseries, de pain frais.

Se rappeler que l'alimentation sera surtout composée de légumes verts, d'œufs, de lait et de viandes grillées, de poissons et de volailles.

Une bonne précaution, est de manger lentement, de bien mastiquer. Tous ceux qui digèrent mal, feront bien de prendre avant chaque repas un verre à bordeaux d'eau de Vichy.

*Principales maladies de l'estomac. Embarras gastrique.* Il peut survenir à la suite de fatigue, d'excès de table, de veille, de surmenage, d'ingestion de viandes faisandées, et quelquefois il est impossible de déterminer la cause de l'embarras gastrique. Le malade est pris de frissons, de malaises, de nausées, de vomissements, la bouche est pâteuse et la langue épaisse. Il n'y a que deux choses à faire : Donner une purge ou un vomitif, mettre à la diète et donner soit du thé léger, soit du lait coupé d'eau de Vichy.

*Dilatation de l'estomac.* Cette affection se rencontre chez les gens qui mangent ou boivent trop.

On reconnaît la dilatation, en faisant coucher le malade, on frappe rapidement avec le doigt sur la région stomacale, on entend alors un glou-glou produit par le déplacement du liquide.

Le seul traitement consiste à boire aussi peu que possible de liquide et à prendre 3 fois par jour une grande cuillerée à soupe de charbon, préparé selon la formule du Dr Davis.

*Dyspepsie.* Ce mot signifie mauvaise digestion. Le dyspeptique se met à table sans avoir faim ; une heure après avoir mangé il éprouve une gêne, une pesanteur sur l'estomac, il a envie de bâiller, de dormir, des bouffées de chaleur lui montent au visage. Il se plaint souvent d'une vive douleur au creux de l'estomac ; il a souvent même des vomissements glaireux, survenant longtemps après les repas, quelquefois même au milieu de la nuit. Le matin en se levant, il a la bouche sèche, amère, la langue pâteuse. Cet état le conduit souvent à l'anémie et à la neurasthénie.

Le traitement sera celui que j'ai préconisé pour toutes les maladies de l'estomac. Comme médicament, il faudra prendre la gastarine du Dr Davis et, après chaque repas, boire une tasse de Thé des Augustins, ou une infusion de camomille ou de mille-pertuis. Le dyspeptique évitera soigneusement de manger les mets qu'il sait par expérience devoir lui faire mal.

*Gastrite.* C'est la plus fréquente de toutes les maladies de l'estomac, elle est occasionnée par l'inflammation aiguë ou chronique des parois à la suite des abus des boissons, des épices, du café ou par l'irrégularité des repas.

Le malade a une douleur au creux de l'estomac, qui s'accentue après les repas, il a des renvois, des pesanteurs, souvent le matin il a de la pituite. Il a mauvaise bouche, manque d'appétit, maigrit et perd rapidement ses forces.

Le malade devra se mettre pendant un certain

# DÉPURATIF VÉGÉTAL FORMULE DU Dr DAVIS

## Mélange préparé par M. CHASSAGNETTE, Pharmacien

La plupart des maladies sont dues à l'empoisonnement du sang vicié par le travail, la nourriture, les excès. Les précieuses plantes qui composent le *Dépuratif du Dr Davis* possèdent une action merveilleuse sur le sang : en quelques jours elles balayent les impuretés qui s'y trouvent.

Par leur action sur le sang et les humeurs, ces plantes préviennent et guérissent les nombreuses maladies qui sont les conséquences de l'impureté du sang.

Ces plantes rafraîchissent, purifient, clarifient et régénèrent la masse du sang. Elles constituent le seul dépuratif végétal, naturel, dont l'action est toujours bienfaisante et jamais nuisible.

Il peut être pris par tout le monde, enfants, vieillards, malades ou non ; à tous il donne la santé.

Ce dépuratif guérit toutes les maladies de la peau (abcès, anthrax, goitres, glandes, démangeaisons eczémas, dartres, plaies de mauvaise nature).

Avec ce dépuratif, plus de boutons, de rougeurs, d'éruptions désagréables.

A chaque changement de saison et au moindre signe d'impureté du sang, il faut prendre les plantes dépuratives du Dr Davis.

Mode d'emploi : Faire macérer pendant 2 jours le contenu de la boîte dans 2 litres de vin blanc léger, passer ; prendre 1 verre à Bordeaux de ce dépuratif le matin à jeun.

Prix de la boîte : 2 fr. 50 ; *franco*, 2 fr. 75.

*Adresser toutes les lettres au Médecin des Peuples,*

**187, rue du Temple, à PARIS**

# THÉ POPULAIRE

DE LA

# Croix de Genève selon la formule du Dr DAVIS

---

Ce ne sont pas les thés qui manquent et longue serait la liste, s'il fallait tous les citer. Ce nombre est une preuve qu'à l'époque actuelle la confiance est revenue au traitement par les plantes.

Profitant de toutes les expériences acquises, nous avons composé ce *Thé populaire de la Croix de Genève*, que nul autre thé ne pourra dépasser.

Nos plantes séchées avec soin, mélangées dans des proportions bien définies, ont donné la vie et la santé à bien des personnes affaiblies, anémiées, ou constipées.

Tous ceu qui souffrent de maux d'estomac, de constipation, trouveront bien de l'emploi du *Thé Populaire de la Croix de Genève*.

## Mode d'emploi

Faire infuser une cuillerée à café dans une tasse à thé remplie d'eau bouillante.

Prendre cette infusion aussitôt après les repas.

| | |
|---|---|
| Prix de la boîte ............... | 1 fr. 00 |
| Franco ............................ | 1 fr. 25 |

temps au régime lacté absolu et supprimer ensuite la cause de sa gastrite.

*Gastralgie.* La gastralgie se différencie nettement de la gastrite, en ce sens qu'elle éclate par accès. L'accès peut ne durer que quelques minutes, mais reparaître plusieurs fois dans la même journée. Le gastralgique a un appétit capricieux, ou il mange beaucoup ou il ne mange pas. Il peut un jour manger du boudin, des mets indigestes sans ressentir le moindre mal. Un autre jour, un œuf, du lait, la chose la plus légère sera pour lui l'occasion de douleurs sensibles. Le gastralgique a un bon estomac, un très bon estomac, mais un estomac très capricieux.

Au moment de la crise, on mettra de la glace sur le creux de l'estomac, ou des compresses chaudes. On donnera une infusion de Thé des Augustins qui calme bien la douleur.

Pour résumer le traitement en un mot :

Le gastralgique plus que tout autre doit avoir la tête fraîche, le ventre libre et les pieds chauds.

*Ulcère et cancer de l'estomac.* Ce sont là les deux maladies les plus redoutables de l'estomac. Le traitement devra surtout consister dans l'observation exacte du régime donné au commencement de ce chapitre.

## Fièvre de lait

Cette fièvre se déclare 2 ou 3 jours après les règles et elle dure de 24 à 36 heures ; sa fin est annoncée par des douleurs aux seins, l'écoulement du lait et surtout de grandes sueurs.

Pendant cette fièvre, on évitera toute émotion à la malade, on la tiendra chaudement et, pour lui éviter toute fatigue, on interdira l'accès de sa chambre.

## Fissure à l'anus

C'est une petite crevasse qui se forme autour de l'anus ; elle n'est douloureuse que s'il y a constipation. Il ne faut jamais négliger une fissure à l'anus, car il faudrait ensuite recourir à l'opération. Avant tout, il faut éviter la constipation en prenant notre *Thé des Templiers* ou nos *graines de santé* (2 fr. la boîte, 2 fr. 75 par la poste). Prendre chaque soir un bain de siège soit avec du son ou de l'amidon.

Après le bain de siège, mettre sur la fistule un peu de notre *pommade antihémorroïdale*. Si malgré ce traitement la fistule continue à suppurer, il faudra appeler le médecin.

## Fleurs blanches ou Leucorrhée

Aucune maladie n'est aussi fréquente et il est peu de femmes qui n'en soient pas atteintes. Cette maladie est caractérisée par un écoulement blanchâtre, quelquefois jaunâtre, d'un liquide séreux plus ou moins épais. Peu de maladies fatiguent autant la santé de la femme que les fleurs blanches. Celles qui en sont atteintes ont : de l'anémie, des maux de tête, des migraines, manque d'appétit, tiraillements d'estomac, ballonnement du ventre, de la lassitude et de la tristesse. Les fleurs blanches, si on ne les soigne pas, causent l'inflammation des parties génitales et finissent, en devenant chroniques, par épuiser la santé de la femme.

On fera des injections d'écorce de chêne en décoction, de feuilles de noyer, d'ortie blanche, ou bien on prendra une injection d'un verre de lait dans lequel on mettra 10 gouttes d'essence de lavande.

Le meilleur remède est celui que nous ordonnons à toutes nos clientes de Paris.

Le soir en se couchant on trempe un petit tampon de coton hydrophile dans *l'Antileucorrhéique du Dr Davis*, on enfonce ce tampon dans le vagin aussi loin que possible et on le retire le lendemain matin (avoir soin d'attacher un fil à ce tampon).

On prend ensuite une injection d'un litre d'eau tiède dans laquelle on mettra deux cuillerées à soupe de notre *Poudre Mexicaine.*

Prix de l'Antileucorrhéique ........ 3 fr. 50
Prix de la Poudre Mexicaine ....... 2 fr. 50

Adresser les lettres et mandats au Médecin des Peuples, 187, rue du Temple, à Paris.

## Foie (*Maladies du*)

Les principales maladies du foie sont : *la jaunisse* et les *coliques hépatiques.*

*La jaunisse*, fréquente surtout au printemps et à l'automne, débute par un malaise général et le canal biliaire étant obstrué, la bile passe dans le sang et on devient jaune. On met le malade au lait, on lui donne de grands lavements d'eau froide. Quand le goût d'huile ne répugne pas, le meilleur traitement est de prendre chaque matin un grand verre d'huile d'olive. Et chaque soir on donnera une grande cuillerée à soupe du dépuratif par excellence : *l'Elixir aux cent Plantes du Dr Davis* (4 fr. 50).

On donnera aussi des purgatifs peu violents, tels que la rhubarbe et les feuilles de pêcher à petites doses. Pour calmer la soif du malade lui donner de la tisane de saponaire, d'aigremoine ou de marrube.

*Les coliques hépatiques.* En général, la colique hépatique se déclare brusquement ; elle se traduit par des douleurs vives dans la région du foie, sous les côtes droites, tout le ventre est douloureux ; il y a presque toujours des vomissements et on devient jaune. Commencer par mettre des *cataplasmes*, qu'on renouvellera assez souvent et aussi chauds que possible. A défaut de cataplasmes, mettre sur toute la région douloureuse des serviettes chaudes, une brique chaude entourée de linge.

Si cela est possible, donner des bains fréquents et à une température aussi élevée que le malade pourra endurer.

Un traitement, qui nous a donné d'excellents résultats, consiste à faire avaler au patient 400 gr. d'huile d'olive pure, par cuillerées en une demi-heure environ et lui faire attendre, couché sur le côté droit, que les selles diarrhéiques se produisent, ce qui arrive 8 ou 10 heures après. Cette méthode possède une efficacité réelle presque certaine. La manière la plus commode de l'administrer consiste à la donner par cuillerées à bouche et à faire disparaître son goût désagréable en donnant au malade une tranche d'orange ou de citron.

Nous avons un traitement spécial par les plantes et extraits végétaux, pour empêcher le retour de ces terribles coliques hépatiques ; nous l'enverrons sur demande avec les explications nécessaires. Ecrire au Médecin des Peuples, 187, rue du Temple, à Paris.

## Goître

Maladie fréquente, surtout dans les régions montagneuses, qui attaque plutôt les femmes que les hommes. On la traite en buvant, matin et soir, cinq gouttes de teinture d'iode dans du lait. Le goîtreux prendra en même temps nos dépuratifs *l'Elixir aux cent Plantes et le Dépuratif végétal du Dr Davis.*

## Gourmes ou croûtes de lait

La gourme se développe chez l'enfant au moment de la dentition. C'est une erreur de croire que c'est un signe de santé. Il faut au contraire la faire disparaître, car elle épuise l'enfant et est une porte d'entrée pour d'autres maladies.

Le meilleur traitement consiste à mettre dans le lait de l'enfant des tisanes amères telles que la pensée sauvage et le fumeterre. Chaque soir, en couchant l'enfant, on lui lavera toutes les parties malades avec une infusion soit de feuilles de noyer, de sureau, de sauge. On mettre ensuite une couche de vaseline.

## Grippe ou Influenza

La grippe éclate brusquement. Le malade a de la fièvre, une température élevée, de la lassitude extrême dans tous les membres, très mal à la tête, la langue blanche, des frissons, les yeux sont rouges.

Rien ne rend aussi malade qu'une grippe. Il ne faut pas la traiter par le mépris, car la grippe amène souvent des complications dangereuses, souvent mortelles, car elle se localise toujours à l'endroit faible de l'organisme.

Si vous êtes atteint de la grippe, ne cherchez pas à résister. Mettez-vous au lit de suite, prenez une bonne purge et ne buvez que du lait. Pour combattre la fièvre, prenez de la quinine ou de l'antipyrine, ou demandez les Cachets antinévralgiques Davis.

S'il y a de la toux, mettez des cataplasmes sinapisés sur la poitrine et prenez des grogs au cognac. Ne sortez que complètement guéri, car c'est surtout dans la convalescence qu'éclatent les complications.

## Hémorroïdes

Les hémorroïdes sont de petites tumeurs qui se forment autour de l'anus, produites par la dilatation des artères et des veines de cette région ; elles peuvent être *internes* ou *externes*.

Les hémorroïdes sont produites par la constipation ; c'est donc cette dernière qu'il faudra combattre, en prenant soit notre *Thé des Templiers*, soit nos *Graines de Santé*. Chaque soir en se couchant, le malade atteint d'hémorroïdes prendra un bain de siège d'eau froide. Après le bain il mettra autour de l'anus un peu de notre *Pommade antihémorroïdale*, à peu près la grosseur d'une noisette.

Les personnes atteintes de cette maladie feront bien de suivre un régime doux, de s'abstenir de liqueurs alcooliques, de salaisons et, en général, de tous les aliments échauffants ; elles mangeront beaucoup de légumes verts, de fruits, des compotes; l'eau pure serait pour elles la boisson idéale. Contre un mandat de 5 fr. 80 à l'Herboristerie, à Paris, nous adressons un pot de notre *Pommade antihémorroïdale*. Cette pommade soulage instantanément la douleur et guérit les hémorroïdes au bout de quelque temps.

Nos paysans font bouillir des pépins de coings, dépouillés de leur écorce, dans du lait, et les mettant dans de petits sacs, ils les appliquent bien chauds sur les hémorroïdes (Voir millefeuille, page 99.)

## Hydropisie

L'hydropisie est produite ordinairement par une maladie du foie, du cœur ou des reins : en tout cas, quelle qu'en soit l'origine, c'est toujours un symptôme grave. Des frictions sèches seront faites, matin et soir, sur les membres et sur les reins avec un gant de laine rude ou un gant de crin. Dans le lit, la tête et le tronc doivent être fortement relevés par des coussins, dans le jour, les hydropiques peuvent rester étendus sur une chaise-longue, les jambes allongées, mais jamais ils ne doivent avoir les jambes pendantes. Mais il faut surtout faire travailler les reins et pousser aux urines. Pour cela le *Mélange de plantes diurétiques du Dr Davis* est tout indiqué (2 fr. 50 la boîte, 2 fr. 75 par la poste). A faire macérer dans deux litres de vin blanc léger. Nous recommandons aussi les infusions faites avec la seconde écorce du sureau (10 gr. pour 1 litre). La reine des prés, les queues de cerise, les stigmates de maïs, le genêt, les baies de genièvre peuvent rendre également de grands services en infusions. Mais ils sont moins actifs que le sureau.

Il faudra également donner des purges fréquentes aux hydropiques.

M. Debreyne a donné la formule suivante qui produit de bons résultats :

Jalap concassé .................... 8 gr.
Scille .................................. 8 gr.
Nitrate de potasse ................ 15 gr.
Vin blanc ............................ 1 litre.

On laisse macérer le tout pendant 30 heures et on prend chaque jour 3 cuillerées à soupe de ce mélange, une le matin, une à midi et une le soir.

## Laryngite

C'est une affection fort répandue, qui cause toujours de grands ennuis à ceux qui en sont atteints. Elle est occasionnée par l'inflammation de la muqueuse du larynx, produite soit par un coup de froid, soit par un surmenage des muscles de la parole.

Le malade ressent des chatouillements, des picotements dans la gorge, la voix est rauque, la parole est difficile et douloureuse, une toux violente peut survenir. Le malade devra éviter de parler, il gardera la chambre, prendra des bains de pieds très chauds à la farine de moutarde, boira des tisanes adoucissantes (infusion de coquelicots), fera des inhalations avec des feuilles d'eucalyptus et se mettra sur le devant de la gorge soit des cataplasmes sinapisés, soit des compresses trempées dans un mélange composé de trois parties d'alcool à 50° et d'une partie d'essence de térébenthine. Laisser la compresse en veillant à ne pas brûler la peau.

Il existe deux graves variétés de laryngite : *la laryngite tuberculeuse et la laryngite syphilitique.* La première est passible du traitement de la tuberculose et la deuxième devra être soignée avec les produits employés dans le traitement de la syphilis.

## Lumbago

Le lumbago, appelé vulgairement *tour de reins*, a son siège au bas des reins. On ressent une douleur très vive, surtout quand on essaie de marcher ou de se baisser.

On fait des massages avec un corps gras quelconque : c'est là le meilleur traitement du lumbago. (Voir avoine, page 51.)

## Mal de tête et migraine

Différente du mal de tête, qui rend la tête toute entière douloureuse, la migraine ne prend que des parties isolées de la tête, elle siège tantôt au front, au sourcil, à la tempe. La personne qui va être prise d'un accès de migraine ressent d'abord un malaise général, une grande lassitude, elle est de mauvaise humeur, les oreilles bourdonnent et souvent il y a des vomissements.

Bien souvent la migraine est causée par un mauvais état de l'estomac.

Toutes les personnes sujettes aux maux de tête et aux migraines se trouveront bien de prendre notre *Thé des Augustins* (2 fr. 50 la boîte par un mandat adressé, 187, rue du Temple, à Paris).

Dès que l'accès de migraine est déclaré, passer à plusieurs reprises sur la partie douloureuse le *crayon du Dr Davis* contre les migraines (adresser les demandes à l'Herboristerie, 187, rue du Temple, à Paris). Ce crayon merveilleux calme de suite les douleurs les plus violentes.

Voici un remède bien simple, que chacun peut essayer ; il nous a souvent réussi :

Dès le début de l'accès de migraine, on fait absorber au malade une quantité d'eau assez abondante, 1 litre au moins, ou, ce qui serait préférable, une infusion d'un litre de *Plantes diurétiques du Dr Davis*. Par ce moyen le malade, en urinant beaucoup, élimine une quantité de toxine ou poison. Il faudra cesser tout travail et se tenir dans un endroit tranquille et frais.

Le café noir et froid peut aussi rendre des services ; les tisanes de menthe, de mélisse, de marjolaine sont également utiles.

## Méningite

Cette maladie désigne l'inflammation des méninges ou enveloppes du cerveau ; elle est plus fréquente chez l'enfant que chez l'adulte. Elle frappe surtout les enfants de 2 à 7 ans ; elle est presque toujours d'origine tuberculeuse, c'est dire malheureusement qu'elle se termine généralement par la mort, quand on a affaire à la véritable méningite, et non à des attaques de méningisme ou de méningite cérébro-spinale.

Quelques jours avant que la maladie éclate apparaissent des symptômes généraux précurseurs. L'enfant devient triste, change de caractère, ne veut plus aller avec ceux qu'il aimait autrefois, il a des vomissements, des maux de tête, de la constipation et maigrit rapidement.

Puis la maladie se déclare nettement ; l'enfant a un terrible mal de tête, il a des vomissements bilieux et une grande constipation. Il a 39° de fièvre, il a des secousses convulsives, la nuque est raide, il louche, le ventre se corse (on dit qu'il a le ventre en bateau), les pupilles se rétrécissent et il fait entendre un petit cri plaintif, à chaque instant répété. Peu à peu tous ces signes s'aggravent et le petit malade meurt dans le coma, souvent atteint de paralysie, soit des membres, soit du larynx.

Malheureusement le traitement médical n'est pas d'une grande efficacité. On mettra de la glace sur la tête, jour et nuit, on gardera l'intestin libre en donnant du calomel. Des bains chauds donnent un bon résultat en calmant les mouvements convulsifs. On peut aussi essayer de mettre une sangsue derrière chaque oreille, ou même de poser un vésicatoire sur la nuque.

Les symptômes des attaques de méningisme et de méningite cérébro-spinale sont absolument identiques à ceux de la méningite et le médecin, même le plus fort, ne saurait avoir la différence. Le méningisme et la méningite cérébro-spinale sont guérissables pour 20 %, tandis que la vraie méningite ne l'est jamais.

## Métrite

La métrite est produite par l'inflammation de la muqueuse interne de la matrice. Aucune maladie n'est aussi fréquente chez la femme, aucune ne produit des troubles généraux aussi graves. La femme qui a de la métrite se plaint de pesanteurs, de douleurs dans le bas-ventre, qui augmentent souvent avec les règles. Elle a des maux d'estomac, digère mal, manque d'appétit, est très constipée. Elle a souvent mal à la tête, la figure est fatiguée, les traits sont tirés.

De plus les pertes blanches sont abondantes ; la couleur de ces pertes varie : elles sont tantôt blanches, jaunâtres, verdâtres, quelquefois sanguinolentes. Quand on examine la femme au spéculum, on constate que le col de la matrice est congestionné et d'un rouge sombre.

Nous conseillons vivement à nos lectrices de se débarrasser de ces pertes qui les épuisent et altèrent leur santé.

Voici le traitement que, depuis de longues années, nous faisons suivre à nos malades et qui nous a toujours donné d'excellents résultats :

Le soir en se couchant, la malade fait un tampon plus ou moins gros avec de la ouate hydrophile. Elle entoure ce tampon de mousseline et le lie avec une petite ficelle assez longue. Elle trempe le tampon dans *l'Antileucorrhéique Davis* et elle l'enfonce dans le vagin aussi loin que possible. Le lendemain matin elle le retire au moyen de la petite ficelle et elle prend une injection aussi chaude que possible (un litre d'eau environ, dans laquelle elle mettra une grande cuillerée à soupe de la *Poudre mexicaine Davis*. En continuant ce traitement pendant une vingtaine de jours, il est certain qu'elle obtiendra une guérison complète.

## Neurasthénie

Maladie fréquente aujourd'hui et qui se rencontre autant dans les campagnes que dans les villes. Elle est produite par l'anémie des cellules composant le système nerveux. Elle survient à la suite de surmenage, d'excès de tous genres, chagrins, soucis, boissons, travail excessif, etc. Peu de malades sont aussi à plaindre que le neurasthénique, car il est malade et il n'en a pas l'air, et bien souvent on se moque de lui,en le traitant de malade imaginaire.

Le neurasthénique est toujours fatigué, le matin en se levant, il est plus las que le soir en se couchant ; tout ce qu'il fait, c'est plus par courage que par plaisir. Il devient triste, mélancolique, le monde l'ennuie, son caractère devient plus irritable ; c'est un être désagréable pour lui-même et pour les autres. Il cause volontiers de ses maux, il aime à lire tout ce qui se rapporte à la médecine et chaque fois qu'on parle devant lui d'une maladie quelconque, il en retrouve tous les symptômes en lui-même.

Le neurasthénique se plaint souvent d'un mal de tête, qui le serre comme s'il avait un casque sur la tête. Il a des vertiges, des étourdissements, ses digestions sont lentes et pénibles. Souvent il est angoissé, il est dans la situation de quelqu'un à qui il va arriver quelque chose de fâcheux.

Le neurasthénique qui veut guérir (et la guérison est toujours possible, s'il le veut), doit supprimer tous les excès de fatigue, les veilles, les émotions, les excitations de toutes sortes, les plaisirs, la nourriture excitante, le vin pur, les alcools. Ses parents et amis doivent cesser de le considérer comme un malade imaginaire, mais ils doivent le raisonner amicalement et le distraire par tous les moyens possibles.

Autant que possible il est nécessaire qu'il vive en plein air, à la campagne. Comme traitement, le malade devra prendre une douche tiède chaque jour, soit le matin en se levant ou le soir avant de souper.

Il avalera autant de jaunes d'œufs crus que possible.

Enfin il sera nécessaire de le fortifier, et pour cela il prendra l'*Elixir aux cent Plantes Davis* et les *Cachets reconstituants Davis.*

Du reste, pour les neurasthéniques, nous avons toute une méthode de traitement que nous indiquerons à ceux qui nous en feront la demande.

## Névralgies

Rien ne fait autant souffrir qu'une névralgie : douleur tantôt continue, tantôt survenant pas accès. Les névralgies les plus fréquentes sont celles de la tête, de la face, de la nuque, des bras et surtout la névralgie sciatique, qui part du bas de la fesse, pour aller jusqu'au talon.

Pour guérir toutes les névralgies, matin et soir on fera une friction avec la *Pommade fondante Davis* et l'on prendra le Cachet antinévralgique Davis. Les succès obtenus jusqu'à présent ont prouvé l'efficacité absolue de ce produit pour calmer des douleurs aussi violentes. Dans le traitement de la sciatique, on pourra essayer également des pointes de feu mises tout le long du trajet du nerf sciatique. Les bains sulfureux journaliers d'une heure de durée, les douches tièdes, les douches de vapeur, les enveloppements de compresses chaudes ou froides sont également à essayer. (Voir article sciatique.)

## Obésité

Si seulement je pouvais maigrir ! C'est là le rêve de toutes les personnes trop grasses, surtout les dames. On peut se faire maigrir, sans qu'il y ait du danger pour la santé générale.

Voici le régime qu'a suivi Bismarck et qui l'a débarrassé d'une obésité gênante :

*Sept heures du matin* : Une côtelette ou un filet de sole avec un peu de pain sans beurre.

*Dix heures* : Un petit pain fourré de viande ou de saucisse.

*Midi* : Pas de potage ni de pommes de terre, deux verres de vin blanc, légumes verts, viande, œufs, fromage, oranges.

*Quatre heures du soir* : Thé sucré.

*Sept heures du soir* : Viande froide, œufs, salade, et deux verres de vin.

*Règles générales* : Pour maigrir, il faut boire le moins possible ; celui qui réussirait à se priver de boisson maigrirait très rapidement. Ne manger ni sauces, ni ragoûts, ni farineux, ni pâtisseries. Manger surtout des viandes grillées ; comme boisson, prendre surtout du thé. Enfin se purger tous les 15 jours. A ce traitement hygiénique il faut ajouter les *Pilules maigrissantes du Dr Doris*, 4 par jour 2 avant chaque repas.

## Phlébite

On donne le nom de phlébite à l'inflammation d'une veine ; elle se produit en général à la suite d'une maladie infectieuse, telle que la fièvre typhoïde, puerpérale, la tuberculose, la pneumonie, le rhumatisme, ou par l'inflammation d'une varice. Le malade éprouve de la douleur dans la région de la phlébite, il y a de l'œdème ou enflure, la peau est luisante, lisse et blanchâtre et le membre est impotent.

Quand on a une phlébite, on court toujours le danger d'avoir une embolie ; un petit caillot de sang se forme et, entraîné par le courant, il peut venir se fixer dans le cœur dont il arrête le mouvement.

Il faudra rester au lit, immobiliser le membre atteint, l'envelopper de compresses trempées dans de l'eau chaude. Prendre de la quinine pour calmer la fièvre, bien assurer la liberté du ventre en donnant du *Thé des Templiers*, et surtout prendre bien régulièrement la *Potion Antivariqueuse Davis.*

## Phtisie
## ou Tuberculose pulmonaire

La tuberculose, voilà le monstre qui dévore chaque année la plus belle partie de nos populations. Chaque année, en France, il meurt près de 180.000 personnes de cette horrible maladie, qui exerce ses ravages dans tous les pays du monde et le nombre des victimes grandit de jour en jour. Chaque année une conférence internationale qui rassemble les médecins les plus distingués de tous les pays, étudie les moyens d'enrayer la marche redoutable et envahissante de cette terrible affection.

Les individus qui en sont menacés ont la taille élancée, la poitrine et le cou allongés et grêles, les cheveux et les cils sont longs, les yeux brillants et animés, généralement les ongles sont recourbés à leur extrémité, les sujets sont impressionnables, d'un caractère mobile et irritable ; ils s'enrhument à tout propos et leurs rhumes traînent en longueur, ils ont la respiration courte.

Les débuts de la maladie sont marqués par le manque d'appétit, les désordres des règles chez la femme, l'altération de la voix, de la diarrhée fréquente, surtout l'amaigrissement, la perte des forces, une toux sèche, de l'essoufflement, des douleurs dans les côtes et surtout entre les deux épaules, des sueurs nocturnes, de la toux, en se levant le matin, accompagnée de quelques crachats.

*Avant de parler du traitement, nous tenons à affirmer que la tuberculose est guérissable, à condition qu'on la soigne à temps, c'est-à-dire dès le début.*

La maladie, abandonnée à elle-même, a une marche continue avec aggravation graduelle qui tue plus ou moins rapidement suivant l'âge et les conditions sociales dans lesquelles le malade vit. Quelquefois la maladie procède par poussées séparées, par des rémissions de plusieurs mois qui font croire à la guérison ; dans d'autres cas, le mal prend tout à coup une marche aiguë et rapide. L'aspect des crachats peut indiquer le degré auquel la maladie est arrivée.

Au début, les crachats sont blancs, transparents, mousseux ; puis ils deviennent opaques ; plus tard ils sont muco-purulents, verdâtres, privés d'air, striés de lignes jaunes. Enfin, lorsqu'il y a des cavernes, les crachats se composent de deux parties distinctes : un liquide muqueux, aéré et des masses isolées de couleur verte ou grise, qui nagent dans le liquide ; ces masses sont souvent striées de sang.

L'hygiène occupe une grande place dans le traitement du tuberculeux, elle est même plus importante que le médicament.

*L'hygiène de l'appartement.* — Le tuberculeux

doit occuper une chambre vaste, bien aérée, exposée au Midi, *jamais au Nord*. Il ne doit y avoir ni rideaux, ni tapis, ni tentures. En l'absence du malade, il faudra établir des courants d'air fréquents pour chasser toutes les poussières.

*Si le malade ne peut sortir*, il restera couché sur une chaise-longue, chaudement enveloppé dans une couverture, ayant aux pieds une bouillote d'eau chaude. Sa fenêtre sera entr'ouverte, mais il faut faire en sorte que l'air ne le frappe pas directement au visage.

*S'il peut sortir*, il restera au grand air toute la journée, mais dans un endroit abrité contre les vents.

*Le repos* est indispensable et le tuberculeux ne marchera que fort peu.

*La nuit*, il couchera avec la fenêtre entr'ouverte (Du reste, tous nous devrions tenir entr'ouverte la fenêtre de notre chambre à coucher, aussi bien la nuit que le jour).

*Hygiène de la peau.* — Il faudra prendre grand soin de la peau et cela pour éviter ou pour arrêter les sueurs, qui sont une cause d'affaiblissement. Pour cela, chaque soir on fera sur tout le corps une friction avec de l'alcool ou de l'eau de Cologne, soit avec la *Friction du Dr Davis*, qui réussit à supprimer les transpirations de la nuit. (Prix du flacon : 4 fr. 75, contre un mandat-poste adressé au 187, rue du Temple, à Paris).

*Hygiène alimentaire.* — Un phtisique qui mange bien a toutes les chances de guérir.

*Le phtisique doit manger beaucoup*, il lui faut non seulement de l'alimentation, mais de la suralimentation. Il mangera souvent et peu à la fois, à peu près toutes les deux heures. Sa nourriture se composera de 8 à 10 œufs crus par jour, de 200 à 300 gr. de viande crue, hachée, de poudre de viande, de jus de viande, de lait, de bouillon, de cognac (1 à 3 petits verres par jour). Beaucoup d'aliments gras. Enfin, chaque jour, il faudra qu'il absorbe 2 à 3 cuillerées à soupe d'huile de foie de morue, à prendre au début des repas pour la faire mieux tolérer par l'estomac et pour diminuer les renvois désagréables.

Nous recommandons aux tuberculeux à la toux opiniâtre de prendre l'*Elixir du Dr Davis* (3 fr. 50 le flacon), et ils verront la toux s'arrêter immédiatement. Nous avons, du reste, un traitement complet pour toutes les maladies de l'appareil respiratoire. Nous l'expédierons sur demande avec toutes les explications nécessaires. Adresser les demandes au Médecin des Peuples, 187, rue du Temple, à Paris

## Pleurésie

La pleurésie est constituée par l'inflammation de la plèvre ou enveloppe des poumons ; elle est généralement causée par un refroidissement.

Le malade commence par avoir des frissons et de la fièvre, il a une toux sèche et pénible et surtout il se plaint d'un violent point de côté, dont la douleur augmente à chaque quinte de toux. Quand on met l'oreille sur ce point, on entend des frottements secs. Peu à peu il se produit un épanchement, de liquide plus ou moins abondant. A ce moment, le malade se couche sur le côté malade, car respirant mal, par ce mouvement il dégage le poumon qui n'est pas malade.

Peu à peu, ce liquide, qui peut atteindre 3 à 4 litres, se résorbe de lui-même sous l'influence de la médication. S'il ne se résorbe pas, il faut faire la thoracentèse, qu'on pratique en enfonçant une fine aiguille et en aspirant le liquide avec une seringue.

Il faut se défier de la pleurésie, qui est souvent le commencement de la tuberculose. On a la pleurésie purulente, quand le liquide est du pus.

Contre le point de côté on emploiera des ventouses sèches, des scarifiées, des sinapismes et surtout des vésicatoires. On fera des badigeonnages de teinture d'iode ou de gaïacol sur le côté malade. Il faudra faire uriner autant que possible, en donnant les *Plantes diurétiques Davis*, pour faciliter l'écoulement du liquide épanché. Contre la toux, on emploiera la potion ou *Elixir des chantres de Saint-Gervais*. Enfin, il faudra soutenir les forces du malade, en lui donnant du champagne coupé de moitié d'eau, des grogs au vieux cognac et l'*Elixir aux cent Plantes* du Dr Davis.

La pleurésie se différencie de la pneumonie ou fluxion de poitrine, surtout par les crachats. Le pleurétique crache peu, tandis que le pneumonique expectore de gros crachats rouillés, couleur jus de pruneaux.

## Pneumonie ou fluxion de poitrine

En général, la pneumonie débute brusquement par un grand frisson *unique*, puis apparaissent assez rapidement un point de côté, de la toux sèche d'abord, mais dès le 2e jour cette toux devient grasse et le malade expectore des crachats rouillés, couleur de marmelade d'abricots. Ces crachats, adhérents au vase, ne se trouvent que dans la pneumonie.

La fièvre est élevée, le pouls fréquent, les urines sont rares et foncées ; les joues sont brûlantes, les yeux brillants, la langue sèche et pâteuse.

Vers le 8e jour, la fluxion de poitrine tend à la

guérison, sinon elle s'aggrave. Dans le premier cas, la fièvre tombe assez brusquement et les crachats changent de couleur, ils deviennet plus opaques et perdent leur couleur abricot. Dans le cas contraire, les crachats deviennent couleur jus de pruneau, le pouls devient petit et irrégulier, il y a ballonnement du ventre, de la diarrhée, la fièvre augmente et le délire apparaît, suivi bientôt de la mort. La pneumonie est surtout fatale aux vieillards.

*Comment faut-il soigner une fluxion de poitrine?* Il faut (comme pour toutes les maladies infectieuses), avoir une hygiène sévère de l'appartement et du malade, faire uriner abondamment pour favoriser l'élimination des poisons ; lutter contre la fièvre et soutenir les forces du cœur et du système nerveux.

*Hygiène.* Le malade gardera le lit, à demi assis pour éviter la congestion de la base des poumons. Il faudra aérer souvent la chambre, bien couvrir le malade, sans cependant le surcharger. Il crachera non dans un mouchoir, mais dans un crachoir spécial, qu'on désinfectera chaque jour, car la pneumonie est très contagieuse et les crachats, en se desséchant, pourraient semer le germe de la maladie.

Il faudra décongestionner les poumons.

Sur le point de côté on mettra une ventouse sèche ou scarifiée, ou un Rigolot. Sur toute la région malade on mettra quelques ventouses scarifiées en avant et en arrière. *En aucun cas il ne faudra mettre de vésicatoire*, car le vésicatoire empêche le rein de fonctionner et dans la pneumonie il est indispensable qu'il fonctionne aussi bien que possible.

On pourra mettre des cataplasmes sinapisés. *On luttera contre la fièvre* en donnant de la quinine. 3 cachets par jour, de 0 gr. 50. Le mieux serait de donner des bains tièdes à 34°, répétés 3 à 4 fois en 24 heures. Ces bains ont l'avantage de calmer la fièvre, d'augmenter les urines et de calmer l'état nerveux.

*On augmentera les urines*, question capitale, en faisant boire beaucoup le malade, du lait coupé d'eau d'Evian, ou mieux encore des infusions faites avec les plantes diurétiques Davis.

*On soutiendra le cœur et les forces du malade*, en donnant l'alcool sous ses diverses formes, des grogs, du vin de Bordeaux, du champagne, coupés d'eau d'Evian et surtout la célèbre potion de Todd, dont voici la formule :

| | |
|---|---|
| Rhum | 60 |
| Sirop sityle | 40 |
| Teinture canelle | 5 |
| Café | 75 |

Je recommanderai aussi tout spécialement le vin tonique du Dr Davis.

On donnera des potages aux pâtes, du bouillon, des œufs, du jus de viande et surtout beaucoup de lait.

## Point de côté

Il faut toujours se défier d'un point de côté, car il est souvent le précurseur d'une maladie sérieuse. Quand on a un point de côté, ce qu'on a de mieux à faire est d'appliquer un vésicatoire, qu'on laissera pendant 12 heures. Si, malgré le vésicatoire, le point de côté persiste, et surtout s'il y a fièvre, on fera bien d'appeler le médecin.

## Règles

Quand une femme voit ses règles s'arrêter, il faut immédiatement en chercher la raison. A moins qu'elle ne soit enceinte, les règles sont supprimées, soit à la suite d'un froid, d'une émotion ou d'un état anémique. Dans ce cas, la femme se mettra des sinapismes aux cuisses et prendra chaque soir un bain de pieds à la farine de moutarde. Elle prendra en même temps des infusions d'armoise, de safran, de rue, d'absinthe.

Si l'arrêt des règles est produit par l'anémie, surtout chez les jeunes filles, il faudra soigner l'état général et le fortifier. Dans ce cas, nous leur conseillons de prendre soit *nos plantes toniques ou notre vin tonique reconstituant*, que nous expédierons sur demande de nos clients.

Aux femmes qui souffrent pour avoir leurs règles, nous recommandons tout spécialement les *Ovules du Dr Davis.*

## Rhumatisme

Le rhumatisme peut être *articulaire*, quand la douleur se porte aux articulations, *musculaire* quand elle se porte sur les muscles.

Pour tous les rhumatisants, le lait devra avoir une grande place dans l'alimentation, ainsi que les œufs et les fromages frais. La viande sera toujours mangée bien cuite, mais il faudra éviter la charcuterie et le gibier.

Les soins à donner à la peau ont ici une importance capitale : il faudra prendre 3 bains sulfureux par semaine, qu'on fera suivre d'une friction sèche. On fera bien également de faire, matin et soir, du massage avec la *Pommade anti-rhumatismale du Dr Davis* (2 fr. 50 le pot).

Les bains de vapeur sont également très bons.

Pour tous les rhumatisants qui ne peuvent prendre des bains : une friction sèche avec un gant de crin sur toutes les parties malades.

Il est bien entendu que tous les rhumatisants ne doivent boire ni liqueurs, ni alcool, ni café, et ne manger ni mets épicés ou vinaigrés, ni tomates, ni oseille, ni épinards. Pour cette maladie, comme du reste pour toutes les autres, nous nous tenons à la disposition de nos lecteurs et répondrons à tous les renseignements qu'ils voudront bien nous demander.

En terminant, donnons la recette du Dr Duhammeau, d'un bain anti-rhumatismal qui fait rapidement disparaître les douleurs des articulations : on prend une poignée de romarin, de sauge, d'hysope, de laurier, d'absinthe, de fleurs de sureau, de feuilles de lierre (en tout 7 poignées). On fait bouillir le tout pendant une demi-heure, on ajoute une bonne poignée de sel marin. On laisse tiédir et pendant une demi-heure on laisse tremper le membre malade. Ce bain peut servir plusieurs fois, on y laisse les plantes et on chauffe à la chaleur voulue.

Le rhumatisant veillera à ne jamais avoir de constipation, en prenant notre *Thé des Templiers*.

Il boira, de plus de la tisane de feuilles de frêne.

## Rhume de cerveau

Le rhume de cerveau ou *coryza* est l'inflammation de la muqueuse qui tapisse les fosses nasales. Il débute par du malaise général, de la courbature, et une sensation de sécheresse dans l'arrière-gorge. Quelques heures après, il se produit un écoulement de liquide d'abord clair, puis de plus en plus foncé et épais. Il peut ne durer que quelques heures, comme aussi se prolonger pendant quelques jours.

On fait fondre dans un litre d'eau bouillie tiède une cuillerée à soupe de chlorate de potasse ou d'acide borique, et 3 fois par jour on se fait des injections dans le nez avec une infusion de nos *plantes pulmonaires*. Le résultat en est toujours certain.

Nos paysans ont un excellent remède : quand ils ont un rhume de cerveau, chaque soir en se couchant, ils se barbouillent tout le nez avec du suif.

## Rougeole

Cette maladie attaque surtout l'enfance de 2 à 10 ans, et se caractérise par une multitude de taches rouges, ressemblant assez bien à des morsures de puces ; elles disparaissent au bout de 3 jours. La peau se pèle ensuite et donne lieu à une quantité de pellicules.

La rougeole est précédée de fièvre légère, le nez coule et les yeux pleurent.

Le traitement consiste à laisser l'enfant dans une douce chaleur, à le mettre à la diète, et à lui donner des tisanes adoucissantes et sudorifiques, telles que la bourrache, qui facilite l'éruption de la rougeole. (Voir bardane, page 53.)

## Saignement de nez

Quelle que soit la cause du saignement de nez ou *épistaxis*, il faut chercher à l'arrêter, pour éviter la perte trop grande de sang. La première chose à faire est d'asseoir le malade dans un endroit frais, lui recommandant de tenir la tête haute et de faire peu de mouvements. Il doit élever en l'air le bras correspondant à la narine par où se fait l'écoulement.

On appliquera dans le dos des compresses trempées dans de l'eau froide, et on donnera un bain de pieds très chaud.

Si cela ne suffit pas, il faut faire le tamponnement des fosses nasales, c'est-à-dire bourrer les narines de ouate que l'on pourra imbiber de perchlorure de fer.

## Scarlatine

La scarlatine débute par la fièvre, des frissons, des maux de tête et surtout de l'angine. La fièvre est forte et peut monter jusqu'à 41°. Vingt-quatre heures après, l'éruption commence par le tronc et gagne l'avant-bras, le ventre, la face et dure de 3 à 5 jours. Elle forme de grandes plaques rouges sur lesquelles se détache un pointillé plus foncé

Le 7e jour commence la desquamation, qui peut durer 10 jours. On a même vu des malades peler pendant des semaines. Ce sont ces *peaux qui sont contagieuses.* Aussi dès que commence la desquamation, on fera bien d'enduire le malade de vaseline, partout où il pèle, pour empêcher ces peaux de se répandre dans la chambre.

Il n'y a pas de médicament à donner. Le malade sera tenu dans une chambre chaude, il boira beaucoup de lait, car le *régime lacté doit être absolu* et cela pour éviter l'*albuminurie*, qui est la complication dangereuse de la scarlatine.

Il faudra veiller à ce que le malade urine abondamment ; les selles seront régulières et si cela est nécessaire, on donnera des lavements.

Si les parents ne sont pas trop routiniers et imbus de préjugés, on donnera à l'enfant chaque jour un bain tiède de 34 à 36°. S'il n'y a pas d'albumine, on pourra donner une alimentation légère à partir du 12e jour et le malade sortira vers le 40e jour.

Pour savoir s'il y a de l'albumine, on n'a qu'à faire bouillir de l'urine et dès qu'elle bout, on ajoute 3 à 4 gouttes de vinaigre. S'il y a de l'albumine il se forme un précipité blanc.

## Sciatique

La sciatique est la plus fréquente et la plus rebelle des névralgies. Elle est occasionnée par la goutte, les rhumatismes, le froid. La douleur, qui est violente et qui arrive souvent par accès, commence dans la hanche, passe sous le genou et va quelquefois jusqu'au talon.

Bien des remèdes ont été proposés pour guérir cette douloureuse maladie, mais peu ont une efficacité certaine. Nous en donnerons quelques-uns qui nous ont réussi souvent :

On entoure le membre malade d'une couche d'ouate que l'on saupoudre abondamment de *fleur de soufre*, et on la renouvelle chaque soir.

On peut aussi mettre des *vésicatoires* sous la forme d'une longue bande étroite tout le long du nerf sciatique.

Les bains sulfureux journaliers, d'une heure de durée, les douches tièdes, les douches de vapeur sont à conseiller.

Le massage, après la douche, fait avec douceur en allant de bas en haut, donne de bons résultats.

Enfin nous recommandons pour la sciatique, comme, du reste, pour toutes les douleurs, notre *graisse de marmotte*, spécialement préparée et qui bien souvent nous a donné des résultats merveilleux.

## Scrofules ou glandes

Voilà une maladie bien fréquente, surtout dans des villes, et qui fait le désespoir des enfants et surtout des jeunes filles qui en sont atteints. Il est vrai que ces glandes, quand elles percent, laissent derrière elles des cicatrices fort désagréables.

Ceux qui ont des glandes boiront pendant l'hiver beaucoup d'huile de foie de morue, le séjour à la campagne, et surtout au bord de la mer,, est excellent.

Matin et soir ils se frictionneront doucement les glandes avec la *Pommade fondante du Dr Davis* (2 fr. 75 le pot).

Les dépuratifs sont également tout indiqués, car ces glandes sont souvent causées par une viciation du sang. Ces malades devront donc prendre soit l'*Elixir aux cent Plantes* ou le *Dépuratif végétal du Dr Davis* que nous leur enverrons sur leur demande.

## Sueur des pieds

Rien de plus désagréable que cette affection, désagréable pour celui qui en est atteint et pour son entourage. Il sera bon de prendre un bain de pieds chaque soir en se couchant, soit avec des feuilles de noyer ou du tanin; Il faudra changer de chaussettes au moins une fois par jour.

Enfin chaque matin il faudra mettre dans les chaussettes une poudre préparée spécialement par notre maison, que nous enverrons à tous ceux qui nous en feront la demande, contre un mendat-poste de 4 fr. 50. Guérison certaine de cette infirmité.

## Syncope

La syncope, appelée encore *défaillance ou évanouissement*, donne comme symptômes principaux la cessation de la respiration et la disparition presque complète des battements du cœur.

Il faut d'abord coucher la personne, desserrer ses vêtements pour lui donner autant d'air que possible.

Lui faire respirer du vinaigre et lui jeter de l'eau froide à la figure.

Quand le malade reprend ses sens, lui faire avaler soit du cognac avec de l'eau, soit quelque infusion aromatique.

## Syphilis

Etant donné le caractère confidentiel de cette terrible maladie, nous ne pouvons dans ce livre, qui doit être lu par tout le monde, entrer dans les explications nécessaires. Cela est fort regrettable, étant donné le grand nombre de personnes atteintes de cette redoutable maladie (la proportion en France est de 1 sur 7), dont les effets terribles se font sentir des années après l'avoir contractée. A tous ces malades nous conseillons de lire *notre livre sur les maladies secrètes.*

Le traitement complet de cette maladie, avec toutes les explications nécessaires, sera envoyé *discrètement* à toutes les personnes qui nous en feront la demande en y joignant un mandat-poste de 20 fr. 75 c. Ecrire à l'adresse suivante :

Médecin des Peuples, 187, rue du Temple, à Paris.

## Tempéraments

On appelle tempérament tout ce qui concourt à former la constitution d'une personne. La connaissance du tempérament est toujours nécessaire pour bien soigner une maladie, et c'est avec raison que le malade cherche toujours un médecin qui connaît bien son tempérament.

Il y a quatre tempéraments :

Le *tempérament sanguin*, *lymphatique*, *bilieux* et *nerveux*. En naissant, chacun de nous apporte un de ces tempéraments, mais l'exercice, l'hygiène, les soins, peuvent transformer et même changer complètement ce tempérament.

*Tempérament sanguin.*

Il est facile de le reconnaître à la figure colorée, vermeille, enjouée, animée, à ses yeux vifs, à sa pau douce où l'on voit la circulation, la vie.

Les personnes douées de ce tempérament sont généralement bonnes et heureuses. Mais il leur faut éviter tout excès, étant sujettes à des congestions. Le tempérament sanguin devra donc avoir une vie sobre et faire beaucoup d'exercice.

*Tempérament lymphatique.*

Ce qui le caractérise, c'est la mollesse en toute chose, rien ne peut l'émouvoir, c'est ordinairement le tempérament des anémiques, des chlorotiques, des tuberculeux. Les lymphatiques sont des êtres ennuyeux pour eux-mêmes et pour les autres. Il faudra surtout leur donner des toniques, des viandes rôties, du vin, du café ; le *vin tonique du Dr Davis* est excellent et curatif pour ces cas. L'hydrothérapie, en douches froides ou tièdes, est indiquée ; après la douche faire sur le corps une friction avec de l'alcool.

*Tempérament bilieux.*

On le reconnaît à la peau jaune et brune, les cheveux et les yeux sont généralement noirs, le caractère est triste, ombrageux, et, en général, il est difficile de vivre avec des gens atteints de ce tempérament.

Ce tempérament est produit par une maladie du foie. On devra éviter, dans ce cas, toute nourriture épicée ou vinaigrée, tout alcool ou liqueurs. Il sera nécessaire de prendre beaucoup de dépuratifs, surtout au printemps et à l'automne.

Nous recommandons l'*Elixir aux cent Plantes*, qui n'est composé que d'extraits végétaux, et le

*Dépuratif végétal du Dr Davis*, que nous enverrons contre mandat-poste de 4 fr. 75 pour l'élixir et de 2 fr. 75 pour le dépuratif végétal.

Les bilieux sont généralement constipés : ils lutteront contre cette cousitpation en prenant notre *Thé des Templiers*.

*Tempérament nerveux.*

Ce tempérament se rencontre souvent, il est causé par la prédominance du système nerveux, ce que nos paysans expliquent en disant qu'on a les nerfs plus forts que le sang.

Ce tempérament devra éviter les mets épicés ou vinaigrés, le café, le thé, l'alcool, les liqueurs, les excès de n'importe quelle nature.

Chaque soir, en se couchant, avec une grosse éponge, il se fera couler de l'eau froide tout le long de la colonne vertébrale.

## Typhoïde (*Fièvre*)

La fièvre typhoïde se partage en 4 périodes :

*Période de début.* Quelques jours avant que la maladie éclate, le malade se plaint de manque d'appétit, de lassitude, de vertiges, de mal de tête, de saignements de nez et de diarrhée.

*Période d'ascension.* La fièvre devient plus forte, le mal de tête plus violent ; le malade est plus prostré, plus assoupi ; il se plaint d'une douleur intense à la nuque. C'est à cette période qu'apparaissent quelquefois sur le ventre des taches rosées lenticulaires.

*Période d'état ou stationnaire.* Le mal de tête a diminué, la langue est rôtie, les dents entourées d'un enduit visqueux, le ventre se ballonne à la palpation, on entend des gargouillements dans la fosse iliaque droite, la diarrhée est fétide, la respiration devient difficile et souvent il y a du délire. La fièvre monte à 40° ; les urines sont rares et foncées.

*Période de déclin.* La fièvre tombe lentement, quelquefois brusquement. Tous les autres symptômes s'amendent. Le malade est très faible.

*Convalescence.* La température descend au-dessous de la normale ; le malade s'alimente difficilement et souvent il est pris de vomissements. Il perd ses cheveux, qui repousseront plus tard. Il conserve des troubles de l'intelligence et quelquefois pour toujours il perd la mémoire.

*Hygiène.* Dès le début de la maladie il faut prendre de grandes précautions d'hygiène autant pour le malade que pour son entourage. Il faut que la chambre du malade soit tenue avec la plus grande propreté, éviter les tentures et les rideaux, qui sont toujours un nid à poussières, c'est-à-dire à microbes. Il faut surtout se garder des selles, qui contiennent le microbe de la fièvre typhoïde. Après chaque selle, désinfecter le vase ; bien faire bouillir le linge ayant servi au malade et bien se laver les mains chaque fois que l'on a touché quelque chose lui appartenant.

On se sert beaucoup aujourd'hui des vaporisations du formol pour la désinfection de la chambre.

Nous ne pouvons entrer dans les détails du traitement qui devra être suivi par le médecin. En tout cas, nous pouvons dire que le traitement dans tous les hôpitaux de Paris consiste en bains froids et en lavements d'eau froide. Les bains froids donneront un résultat d'autant plus sérieux qu'ils auront été commencés dès le début de la maladie, soit au 4e ou 5e jour. La durée du bain doit être de 10 minutes. En sortant du bain, on enveloppe le malade dans une couverture de laine et on le remet dans son lit, sans l'essuyer. Il faut donner un bain toutes les 3 heures.

*Ce qu'il faut donner comme alimentation.*

Lemoine, dans son traité de thérapeutique, donne les conseils suivants :

Dès le début et pendant toute la durée de la maladie, on donne chaque jour 3 potages gras ou maigres (bouillon gras dégraissé ou lait). Il faut boire de 1 à 2 litres de lait ou de bouillon. En 24 heures, il faut prendre 200 gr. de vin de Bordeaux vieux et le soir un grog contenant 30 gr. de cognac.

Il faut surtout faciliter les urines, en donnant les plantes diurétiques Davis. Il faudra donc que le malade boive beaucoup. Outre son lait, il boira de la limonade, de l'eau de Seltz, des sirops, de l'eau minérale.

La convalescence doit être surveillée avec grand soin, par crainte des rechutes. Il ne faudra alimenter le malade que graduellement, ne pas donner de graisses, mais des œufs et des viandes blanches. En se couchant, le malade se trouvera bien de prendre l'Elixir aux cent Plantes.

## Varices

Les varices se rencontrent surtout chez les personnes que leurs occupations obligent à rester longtemps debout et surtout chez les femmes, (conséquence de leur grossesse).

Toutes les personnes atteintes ou prédisposées aux varices feront bien de se bander les jambes avec des bandes de laine. Nous leur recommandons de prendre de l'*Elixir antivariqueux du Dr Davis, 187, rue du Temple, à Paris.*

Variqueux, prenez également notre Elixir aux Plantes, qui rafraîchira votre sang.

## Variole

Cette maladie infectieuse se partage en quatre périodes dans son évolution.

La première période est caractérisée par un violent mal de tête et une grande fièvre. La 2e période est celle dans laquelle se produit l'éruption qui, sous forme de vésicules, atteint peu à peu toutes les parties du corps.

La 3e période est celle de la dessication, où la fièvre disparaît.

C'est une maladie contagieuse, redoutable surtout chez les enfants.

On soutiendra les forces du malade en lui donnant du lait, des jaunes d'œufs, du cognac, du vin de Bordeaux.

Pour abaisser la fièvre, qui est fort élevée, on donnera des bains tièdes à 30° ou 34°. Pour empêcher les marques de la variole, qui sont si désagréables, surtout à la figure, Talamon recommande de faire chaque jour sur la figure quatre pulvérisations avec la solution suivante :

| | |
|---|---|
| Sublimé ........................ | } àâ 1 gr. |
| Acide citrique .................. | |
| Alcool à 90° ...................... | 5 c.c. |
| Ether ............................ | 45 gr. |

La pulvérisation doit durer une minute. Il faut bien laver les yeux avec une solution boriquée tiède à 25 p. 1.000.

Mais surtout, à la moindre épidémie de la variole, il faut se faire revacciner.

## Vers intestinaux

Les principaux vers intestinaux sont *les lombrics*, qui ressemblent beaucoup aux vers de terre, et les *oxyures*, petits vers blancs d'un centimètre de long et minces comme un fil, qui se logent ordinairement à l'anus, et surtout le soir, donnent l'eu à de grandes démangeaisons.

Pour faire disparaître *les lombrics* ou gros vers de l'intestin, prenez le *Vermifuge végétal du Dr Davis* (2 fr. 50 la boîte), le mode d'emploi est indiqué sur la boîte.

Pour faire disparaître les *oxyures* ou petits vers blancs, il suffit de prendre, le soir en se couchant, pendant 8 jours, un petit lavement d'eau sucrée ou vinaigrée.

## Ver solitaire ou tœnia

C'est un long ver plat, composé d'une série d'anneaux, et qui, souvent, peut atteindre quelques mètres de long. Il cause de grands ravages dans l'organisme ; on s'aperçoit de sa présence quand on trouve dans les matières des fragments d'anneaux.

Nous avons un excellent remède pour le faire partir à coup sûr ; nous l'enverrons contre un mandat-poste de 5 fr. adressé à M. le Directeur de l'Herboristerie, 187, rue du Temple, à Paris. Toutes les indications sont écrites sur la boîte.

La veille au soir, avant de prendre le remède, ne boire que du lait. Le lendemain, 2 heures après avoir pris le remède, prendre une bonne purge. Enfin, quand on éprouvera le besoin d'aller aux cabinets, ne pas oublier de se mettre sur un vase rempli d'eau jusqu'au bord, de manière à ce que le ver ne se casse pas, en tombant.

Nous rappelons que toutes les lettres doivent être adressées au Médecin des Peuples, 187, rue du Temple, à Paris.

---

N.-B. *Pour toutes les maladies qui ne sont pas indiquées dans ce livre, dans l'intérêt même du malade (car en effet beaucoup d'affections ne peuvent être reconnues sûrement que par le médecin), utiliser le bon de consultation joint à notre volume page 133. Nous répondrons à toutes les demandes de renseignements.*

---

# QUATRIÈME PARTIE

## CHAPITRE IV

# Ce que doit manger le malade

### Régime de l'albuminurique

Le malade atteint d'albuminurie devra éviter les fatigues, le surmenage, les refroidissements, la constipation. Il fera bien de porter une ceinture de flanelle sur le ventre et les reins, car tout refroidissement peut augmenter la gravité de la maladie. Il est essentiel de maintenir le bon fonctionnement de la peau, aussi sera-t-il utile de faire chaque matin une friction sèche sur tout le corps, soit avec un gant de crin ou une serviette un peu rude. Le malade prendra également un bain tiède trois fois par semaine.

Le régime lacté ne devra commencer qu'à 0 gr. 50 d'albumine. Du reste, il n'est pas bon, et même il serait impossible d'instituer le régime lacté absolu. Il vaut mieux arriver graduellement à ce régime. Il ne faudra prendre le lait que par petites tasses. Il est préférable de prendre le lait bouilli, qu'on coupera soit avec de l'eau d'Evian ou de l'eau de Vichy. Le lait peut donner de la diarrhée, dans ce cas on diminue la quantité à boire. Le lait peut donner la constipation, qu'on combattra soit avec du séné ou de la rhubarbe.

Si le traitement de l'albuminurie doit durer longtemps, voici ce que nous conseillons de donner au malade : Du lait, des plats préparés au lait, des gâteaux au lait, flans, semoule, riz, tapioca au lait, crèmes, fromages blancs, fromages à la crème. Le riz surtout est à recommander.

On pourra y ajouter des légumes verts cuits au lait (salades, épinards, choux-fleurs, fruits cuits).

Le soir le malade ne prendra que du lait et des œufs.

Ce régime n'augmente pas l'albumine et évite la perte des forces qu'occasionne le régime lacté absolu.

## Ce que doit manger l'anémique

*Règle générale* : l'anémique doit vivre au grand air le plus possible, il serait même désirable qu'il ne rentre dans la maison que pour manger et se coucher. Les promenades doivent être fréquentes, mais on doit les cesser dès qu'un sentiment de fatigue est éprouvé.

L'anémique devra se coucher de bonne heure et rester au moins 10 heures au lit. Naturellement il devra s'abstenir de veilles, de théâtres, de concerts, etc., etc.

L'anémique doit manger,mais il ne faudra pas lui faire faire de suralimentation *forcée* et surtout ne pas l'obliger à manger ce qui lui répugne.

Eviter également le préjugé populaire qui consiste à faire ingurgiter au malade force vins de quinquina ou vins composés. Avant chaque repas on obtient de bons résultats en donnant 20 *gouttes* de teinture d'absinthe dans un peu d'eau, c'est là un excellent apéritif. Mais qu'on retienne bien que j'ai dit 20 *gouttes* et non davantage.

Le lait et les œufs occuperont une grande place dans l'alimentation (j'ai ainsi guéri une anémique absolument condamnée, qui s'était décidée à prendre 24 jaunes d'œufs crus par jour).

Les viandes saignantes, contenant beaucoup de fer, doivent être préférées aux viandes blanches. Quant aux légumes, ceux à feuilles vertes sont les plus riches en fer et seront préférés par conséquent aux légumes secs et aux pommes de terre. L'épinard, la mâche et surtout le cresson sont à recommander. Parmi les légumes secs, la lentille est le plus riche en fer.

Comme boisson, l'anémique boira de préférence du vieux bordeaux coupé de beaucoup d'eau.

Pour activer la circulation du sang, chaque matin ou chaque soir on donne une douche tiède tout le long de la colonne vertébrale. On fera suivre cette douche, d'une durée de 15 à 20 secondes, d'une friction sur toute le corps, soit avec de l'eau de Cologne ou de l'alcool à 50°.

## Ce que doit manger le malade du cœur

Le régime à suivre est de toute importance dans les maladies de cœur.

Avant tout il est nécessaire à tout homme malade du cœur d'éviter les secousses morales, les bouleversements, les querelles, les trop longues veilles, le jeu, etc. Il est important également de choisir une profession donnant le moins de fatigue manuelle possible.

Avant de se marier, tout homme cardiaque fera bien de consulter son médecin. Si c'est une femme qui est atteinte au cœur, il faudra qu'elle se rappelle toujours le fameux axiome de Peter : « *Fille, pas de mariage ; femme, pas d'enfants ; mère, pas d'allaitement.* »

Le cardiaque devra veiller sur le bon fonctionnement de son rein ; le cœur et les reins sont solidaires l'un de l'autre, mieux le rein fonctionne, plus le cœur voit son travail facilité. Et on entretient le bon fonctionnement du rein en faisant chaque jour des frictions sèches sur tout le corps, en prenant des bains tièdes fréquents. Mais avec grand soin, le cardiaque évitera les bains froids et les bains de mer

Le cardiaque devra éviter les marches rapides, les courses et tous les exercices violents. Il évitera les vêtements serrés, les abus sexuels et s'efforcera de dormir sur le côté droit, afin d'éviter la compression du cœur par le foie et par l'estomac.

Il ne faudra jamais faire excès de nourriture, prendre une nourriture sous un faible volume et de digestion rapide. Il ne mangera ni légumes verts encombrants, ni potages, ni boissons abondantes, ni féculents. Il se nourrira surtout de viande, de poissons, de légumes verts, de lait, d'œufs, de fromages frais et de fruits.

Il boira surtout du lait, du vin coupé de beaucoup d'eau, de la bière légère. Pas de vin pur et surtout ni liqueurs, ni alcools. Le tabac est particulièrement funeste au cardiaque ; il ne devra donc ni fumer, ni vivre dans un milieu où l'on fume.

En observant tout ce régime, avec une vie réglée et reposante, beaucoup de malades, atteints de maladies de cœur, pourront vivre longtemps.

## Ce que doit manger le diabétique

Le diabétique devra également bien surveiller le bon fonctionnement de la peau : ce qu'il obtiendra en prenant des bains tièdes fréquents. Le vêtement a également une grande importance, car le diabétique est frileux, il portera des vêtements chauds et surtout de la flanelle.

Le travail musculaire est de toute nécessité, aussi bien pour l'homme que pour la femme diabétique. L'alimentation est la partie la plus importante du traitement. Tous les aliments sucrés et féculents sont formellement interdits. Le sucre est interdit sous toutes ses formes. Tous les fruits sont défendus, sauf les pommes, les groseilles, les framboises et les melons.

Les légumes sucrés (carottes, navets, raves, betteraves, oignons), les farineux (maïs, pois, lentilles, haricots, châtaignes), toutes les pâtes (vermicelles, semoule, macaroni), les pâtisseries, tout cela est défendu. Le riz et la pomme de terre sont permis. Tous les légumes verts sont permis.

Les graisses, sous la forme de beurre, de graisse de porc, de lard et de fruits huileux (noix, olives, amandes, noisettes) doivent occuper une large place dans l'alimentation.

Le malade ne mangera que 150 gr. de pain bien cuit.

Toutes les viandes doivent être prises en grande quantité, ainsi que les poissons, les crevettes, les huîtres, les moules.

Le diabétique doit boire à sa soif, une bouteille de vin par jour. La bière est défendue. Le thé, le lait sont autorisés.

Le diabétique se trouvera bien de ne pas fumer.

## Ce que doit manger le malade de l'estomac

Il y a certaines règles générales à observer dans toutes les maladies de l'estomac. C'est ainsi qu'il faut éviter tout ce qui peut troubler les fonctions de l'estomac : les émotions, le surmenage, l'absence de tout exercice physique ; il faut aussi éviter de lire en mangeant et de reprendre son travail, aussitôt le repas terminé.

Au lieu de faire des repas copieux, le malade fera bien de les multiplier, de manger plus souvent et moins à la fois. L'idéal serait de prendre quelque chose à 7 heures, à 10 heures, à midi, à 4 heures à 7 heures du soir.

Il devra boire aussi peu que possible et supprimer les liqueurs, les apéritifs, le café. Il boira du vin blanc léger coupé de beaucoup d'eau, de la bière légère ; éviter le vin rouge qui occasionne des fermentations. Le mieux serait de prendre des boissons très chaudes, du thé léger ou du tilleul.

Pour activer la digestion, on pourra prendre avant chaque repas un petit verre à bordeaux d'eau de Vichy-Hôpital.

*Les aliments défendus* sont : la charcuterie, les salaisons, les viandes faisandées, le gibier, les féculents, les pâtisseries, le pain frais, les sauces, les ragoût, les fromages frais, les acides, vinaigre, cornichons, mets épicés.

*Les aliments permis* sont : les viandes grillées, les viandes blanches, la volaille, le poisson, les œufs, les légumes verts (à l'exception des choux, des tomates, de l'oseille).

Le malade ne mangera que des fruits cuits : il peut également manger les purées de farineux.

Il va sans dire que tout malade de l'estomac devra veiller avec soin à ne pas se laisser constiper.

## Ce que doit manger l'homme gras

L'obésité est occasionnée par un défaut de vitalité, on y remédiera par de l'exercice, de la gymnastique, des massages, des bains fréquents et des frictions sèches quotidiennes.

L'obèse boira aussi peu que possible et dans son alimentation il évitera les corps gras, les féculents, les sucres, les aliments trop salés, la bière, le champagne, les alcools, le beurre, les graisses, les huiles, les fruits sucrés, les ragoûts, le foie, la cervelle, les huîtres, les coquillages.

Voici, d'après Lefrancq, un exemple de régime alimentaire destiné à amener, *sans danger*, un amaigrissement *rapide* et *marqué*.

*Petit déjeuner* : thé chaud, sans lait ni sucre.

*Deuxième déjeuner* : 150 gr. de viande maigre ou de poisson maigre à chair blanche, 45 gr. de pain rôti, légumes verts à volonté, compote peu sucrée ; un à deux verres de bordeaux rouge.

*Dîner* : pas de potage, ; un œuf à la coque, 150 grammes de viande rôtie, 50 gr. de pain grillé ; légumes herbacés à volonté ; fruits frais ou cuits sans sucre à volonté ; 400 gr. de vin blanc léger.

En se couchant une infusion chaude de menthe ou de feuilles d'oranger, *sans sucre*.

Pas plus de 7 heures de lit et ne jamais faire la sieste après le repas.

## Ce que doit manger le malade du foie

Il faut avant tout avoir des repas réguliers, pour que la sécrétion biliaire se fasse régulièrement. Eviter les excès de table, il vaut mieux rester sur sa faim. Il ne prendra aucun corps gras, ni graisses, ni beurre, ni sauces, ni charcuterie, ni crudités.

Les viandes blanches, et les poissons d'eau douce seront préférés aux viandes rouges. Il pourra manger beaucoup de fruits. Il ne boira ni vin pur, ni alcools, ni liqueurs, ni apéritifs, ni café, ni thé.

La boisson, par exemple, sera le lait, le malade pourra prendre également des tisanes et des décoctions amères.

Les cures de raisin et de petit lait sont excellentes dans toutes les maladies de foie.

Le malade boira chaque matin en se levant (20 jours par mois) un verre à bordeaux d'eau de Vichy Grande Grille, ou Vichy-Célestins.

## Ce que doit manger le malade dans toute maladie de peau

Les blonds et les roux sont surtout prédisposés aux affections de la peau.

Avant tout éviter de prendre des médicaments qui peuvent provoquer des éruptions, tels que l'iode, le mercure, l'iodure, l'antipyrine, l'huile de foie de morue.

Il devra éviter les repas trop abondants, l'excès de sel, les épices, les condiments de toutes sortes, la trop grande abondance de viandes, le poisson, surtout celui de mer, la charcuterie, les salaisons, le gibier, les conserves, les fromages forts, les crudités.

Il évitera le vin pur, le café, le thé, les pâtisseries. Autant que possible, il s'abstiendra de la cuisine des restaurants. Plus son régime sera composé de lait, de légumes (sauf le cresson, les choux, l'oseille, les tomates, les aubergines, les asperges) et de fruits, plus de chances il aura d'éviter toutes ces éruptions qui sont si désagréables.

Il boira du vin coupé de beaucoup d'eau, ou de la bière fortement houblonnée. Il retirera aussi grand profit en buvant des infusions de houblon, de centaurée, de pensée sauvage.

Il portera du linge de corps aussi fin que possible, qu'il changera souvent. Il ne mettra pas de flanelle sur la peau ; il prendra un bain de son ou d'amidon par semaine. Enfin, il ne fera pas usage de savon pour la figure et ne se servira jamais de fards, de cosmétique, d'eau de toilette, de poudre de riz.

## Ce que doit manger le maigre pour grossir

Il évitera les émotions et tous les excès, soit de travail physique, intellectuel ou passionnel.

Voici la liste des aliments dont se composera sa nourriture : potages épais, crème fraîche, fromage demi-sel, bouillies de maïs, d'orge, d'avoine, cervelles, crustacés, rillettes, pâté de foie gras, hors-d'œuvre avec beurre frais, olives, sucre, miel, purées de lentilles, de pois, de haricots, de châtaignes, nouilles, macaronis, gâteaux de riz et semoule. Il mangera beaucoup de pain de ménage bien cuit.

Il boira de la bière de malt et un verre de bordeaux après chaque repas.

Il évitera les acides (oseille, citron, vinaigre), le café, le thé surtout, les crudités ; tout ce qui est trop épicé, les potages trop liquides.

En résumé, il faudra faire absorber le plus de corps gras possible.

La personne maigre a besoin de beaucoup de sommeil et de fréquents bains chauds et prolongés.

## Ce que doit manger le tempérament nerveux

Eviter les veilles, les émotions, les fatigues, le travail exagéré, l'abus des fonctions génitales.

Il mangera du poisson, des mollusques, des viandes braisées, des œufs, du jambon, des légumes secs en purées, des légumes, des fruits cuits, du pain très rassis. Comme il perd beaucoup de phosphates, il prendra de la moelle soit cuite, soit crue, écrasée sur du pain avec du beurre, des cervelles, des amandes, des œufs, des fromages.

Il évitera les sauces, les ragoûts, les mets épicés ou vinaigrés, les apéritifs, les légumes, les alcools, le café, le thé et le tabac.

## Ce que doit manger le tuberculeux

Un tuberculeux qui mange bien a toutes les chances de guérir. « Double ration d'air, d'aliments et de repos, demi-ration de travail », telle est la formule de traitement donnée par le professeur Grancher.

Voici le modèle Lefrancq, pour l'alimentation de ce malade :

1° A 8 heures, déjeuner avec un ou deux œufs à la coque, une tasse de chocolat au lait, pain et beurre.

2° A midi, repas substantiel, avec viandes, légumes, desserts variés, bière de malt comme boisson.

3° A 4 heures, une tasse de lait chaud avec sandwiches ou biscuits.

4° A 7 h. 1/4, dîner avec potage épais (panade, purée, bouillie de céréales), viandes, légumes, crèmes au lait et aux œufs, fromage, dessert.

5° Dans la nuit, une tasse de lait sucré ou un lait de poule avec deux jaunes d'œufs et une cuillerée de cognac ou de kirsch de bonne qualité.

L'huile de foie de morue doit également être employée, mais elle ne donnera de résultats sérieux que si elle est prise à dose assez abondante, un à deux verres à bordeaux par jour, que l'on donnera au début des repas. Prise ainsi, l'estomac la digérera mieux et les renvois désagréables seront évités. Pour les malades qui ne peuvent supporter l'huile, ils prendront en aussi grande quantité que possible des poissons à l'huile, des sardines et du thon.

# CINQUIÈME PARTIE

## CHAPITRE V

# Soins à donner à l'enfant

*Traitant spécialement de l'enfant, des soins à lui donner, de son alimentation, de ses maladies et de la manière de les soigner.*

L'enfant est né. Il est né à terme ou né avant terme.

Occupons-nous d'abord de l'enfant né à terme. A la fin du chapitre, nous nous occuperons de l'enfant né avant terme.

Tout d'abord, aussitôt né, ne placez jamais l'enfant sur une chaise, on pourrait s'asseoir dessus dans un moment d'émotion ou de fatigue. Cela s'est vu.

En moyenne, l'enfant à terme :

— pèse 3 kil. 500 (7 livres) ;

— mesure 0 m. 50 ;

— a une température oscillante entre 36° et 37° ;

— a 120 à 140 pulsations à la minute ;

— a un nombre de respirations variable.

Son cordon ombilical est de 50 cm., et doit être

coupé à 2 ou 3 travers de doigt de l'ombilic, coupé et lié avec un fil bouilli.

Son corps est recouvert d'une matière grasse (enduit sébacé). Cette matière grasse enlevée, la peau est plutôt rouge, comme irritée, congestionnée par le contact de l'air.

*Que doit-on faire à l'enfant nouveau-né ?*

*Dès la naissance, il faut :*

le nettoyer ;

le peser ;

le vêtir ;

le nourrir.

TOILETTE. — Pour ôter la matière sébacée dont l'enfant est recouvert, le meilleur moyen consiste à le recouvrir de vaseline et de l'essuyer avec un linge fin, usé et tiède. Il faut avoir soin d'enlever toute matière sébacée au cou, aux parties génitales (surtout chez les petites filles), aux fesses, à l'anus, autour du cordon, qu'il ne faut pas tirailler.

Il faut avoir soin aussi de lui laver soigneusement les yeux avec un linge spécial très propre et de l'eau boriquée tiède. Il faut un linge pour chaque œil, le même linge ne doit pas servir pour les deux yeux.

L'enfant, une fois propre, il faut lui donner un bain tiède à la température de 31° environ. Après le bain, court, bien le sécher et le recouvrir partout de poudre de talc.

PESAGE. — Si on le peut, il faut peser l'enfant. Il doit être pesé bien enveloppé dans un ligne chaud, dont on défalquera le poids après coup.

La pesée quotidienne de l'enfant est très utile, sinon indispensable. Elle devrait être d'un usage courant, et nous pouvons prédire que bientôt chaque ménage aura sa bascule à enfant, comme il a son thermomètre en cas de maladie.

L'enfant manifeste sa souffrance par des cris. Mais c'est là un langage que nous avons désappris et que nous ne comprenons plus. On ne sait pas pourquoi l'enfant crie. On trouve toujours une raison, bonne ou mauvaise, généralement mauvaise. Il faut beaucoup observer un enfant pour être habitué à ses cris et les comprendre... et encore risque-t-on de mal les interpréter. La balance indique infailliblement si l'enfant est malade ou non, c'est le grand point. *Tout enfant qui diminue de poids est un enfant qui souffre.* La souffrance est plus ou moins grave, dépend de telle ou telle cause, mais on est averti, il souffre. C'est là un moyen infaillible de connaître la santé d'un enfant.

De plus la balance permet de savoir combien un enfant absorbe.

Un nouveau-né, aussitôt après sa naissance, diminue de poids. Il perd 100 grammes les deux premiers jours. Puis il regagne sa perte, et en règle générale, on peut dire que le 7e jour l'enfant doit peser le poids qu'il avait à sa naissance.

VETEMENTS. — C'est le maillot.

Il se compose :

d'une chemisette ;

d'une brassière en coton ou en flanelle ;

d'un fichu ;

d'une couche ;

d'un lange en coton ou en laine.

Le linge doit être mis tiède à l'enfant afin d'éviter le froid.

La tête doit rester découverte, *surtout ne mettez pas de bonnet.*

Les pieds doivent être chauds, et si l'enfant naît en hiver, il est bon qu'il ait aux pieds une boule d'eau chaude.

Les jambes doivent être libres dans le maillot.

Quand l'enfant est plus âgé (3 ou 4 mois), le lange en laine ou coton peut être remplacé par une large culotte, se fixant aux boutons de la brassière. On mettra alors à l'enfant des chaussettes et des chaussons.

NOURRITURE. — Le 1er jour, l'enfant peut rester à jeun, ou prendre 8 heures après la naissance, les deux seins. La montée du lait n'est pas encore faite. Si l'enfant tète quelque chose, c'est du colostrum, sorte de petit lait, légèrement laxatif, et qui ne peut qu'être salutaire à l'enfant.

Le cordon pansé, l'enfant vêtu et nourri, on doit le coucher.

BERCEAU. — Le berceau est indispensable. Il ne faut jamais laisser longtemps l'enfant dans le lit de sa mère, comme celle-ci le désire trop souvent. En effet, fatiguée par l'accouchement, épuisée, la mère peut s'endormir et — cela s'est déjà vu — étouffer son enfant en se remuant dans le lit.

Le berceau a un aspect variable avec le pays. Quelle que soit sa forme, il doit être tenu très proprement, aéré fréquemment, s'il a des rideaux, ces rideaux doivent être toujours entre-ouverts, jamais fermés.

La place du berceau est dans un endroit de la chambre, à l'abri des courants d'air. C'est là le point important. La position du berceau par rapport à la fenêtre, à l'entrée de la lumière, a une immense importance. On dit bien que si l'enfant reçoit la lumière en face ou de côté, il peut devenir aveugle ou présenter plus tard une déviation des yeux. C'est une profonde erreur, nous l'affirmons : on évite beaucoup plus la cécité en lavant bien les yeux de l'enfant aussitôt sa naissance, qu'en lui évitant le jour.

Voilà maintenant l'enfant nourri, couché, chauffé, nettoyé. Comment faire maintenant pour le bien diriger jusqu'à l'âge où il pourra se comporter un peu comme tout le monde ?

## Evolution de l'enfant

CORDON. — Le cordon se dessèche ; à sa base se forme un sillon de décollement toujours humide et un peu suintant. Il faut avoir bien soin de le laver à l'eau boriquée tiède et de le recouvrir ensuite de poudre. Le cordon tombe vers le 4ᵉ ou 5ᵉ jour. Il ne faut jamais tirer dessus. Quand le cordon est tombé, les soins restent les mêmes. Quelquefois, il se fait une cicatrice bourgeonnante et suintante, qu'on fait vite cicatriser avec un peu de tanin.

Quand le cordon est tombé, il reste au niveau de la paroi abdominale un point faible, l'enfant, en criant, en faisant des efforts, peut forcer la barrière par ses intestins et avoir ainsi une hernie.

Afin d'éviter cette éventualité, il est prudent (non indispensable) de recouvrir le nombril avec un simple morceau de carton mis au-dessus d'un linge.

POIDS. — L'enfant doit augmenter de poids régulièrement. Il doit augmenter de 24 à 28 gr. tous les jours pendant le 1ᵉʳ trimestre ; de 15 à 22 gr. dans le 2ᵉ ; de 5 à 10 gr. dans le 3ᵉ. A un an, il doit peser trois fois plus qu'au moment de sa naissance (environ 10 kilog.).

TAILLE. — L'enfant grandit de :

| | | |
|---|---|---|
| 4 | centimètres | le 1ᵉʳ mois. |
| 3 | — | le 2ᵉ mois. |
| 2 | — | le 3ᵉ mois. |
| 1 | — | jusqu'au 12ᵉ mois. |

**DENTITION.** — Les dents, dites de lait, sont au nombre de 20 sur 32. Les premières dents paraissent à la mâchoire inférieure. Les incisives moyennes (4), dents du milieu, apparaissent vers le 6e mois.

Les incisives latérales (4) apparaissent vers le 9e mois.

Chaque trimestre, à partir de 6 mois, l'enfant doit avoir une dent nouvelle.

| | | |
|---|---|---|
| 6 mois.......... | 4 incisives | médianes |
| 9 — .......... | 4 — | latérales |
| 12 — .......... | 4 premières molaires | |
| 15 — .......... | 4 canines | |
| 18 — .......... | 4 — | 2 molaires |

Les dents d'adolescence.

| | | | |
|---|---|---|---|
| 1res grosses molaires | paraissent | | à 5 ans |
| 2e — | — | — | à 13 ans |
| 3e — | — | (dents de sagesse) | à 20 ans. |

La poussée des dents donne lieu à des petits accidents que nous étudierons plus loin au chapitre de maladies spéciales du 1er âge.

Ces dates d'apparition ne sont pas absolues, ce ne sont là que des moyennes. Les enfants sont plus ou moins lents à percer leurs dents, il y a de grandes variétés. L'apparition plus ou moins précoce des dents ne signifie rien. Toutefois, chez les enfants débiles, rachitiques, les dents apparaissent moins rapidement.

Certains enfants (bien exceptionnellement) ont des dents à leur naissance, tels que : Louis XIV, Mirabeau, Napoléon Ier, dit-on.

**PEAU.** — Nous avons dit qu'à la naissance, la peau de l'enfant débarrassée de son enduit sébacé, était rouge ; 3 ou 4 jours après, l'enfant en général, présente une teinte jaune, il a la jaunisse plus ou moins accentuée pendant quelque jours. Enfin, au bout d'une semaine, la peau de l'enfant devient blanche après avoir pelé un peu et devient normale.

SELLES. — L'enfant aussitôt né, vide son intestin. Il rend un liquide noir-vert, épais, c'est le *méconium*. Cet état des selles persiste pendant 3 jours. Puis l'enfant rend des selles jaune clair.

Il a pendant le 1ᵉʳ mois, de 2 à 4 selles par 24 heures, puis vers le 2ᵉ mois 1 à 3 selles.

Toute selle qui n'est pas jaune, mais blanchâtre ou verdâtre ou verte, indique des digestions mauvaises, un état maladif de l'enfant (voir plus loin diarrhée).

Toute fréquence de selles dépassant le nombre ci-dessus indiqué, dénote une tendance à la diarrhée.

YEUX. — L'enfant voit clair à la naissance, mais ne pouvant se rendre compte de rien, semble ne pas voir. Un jeune enfant a l'air de « loucher » et même quelquefois louche. Il n'y a pas à s'inquiéter de cet état qui disparaît dès que l'enfant commence à se rendre compte de ce qu'il voit et par conséquent à regarder, à fixer les objets, à commander à ses muscles non commandés, agissant jusque là pour leur propre compte, chacun sans direction.

MEMBRES. — Les membres de l'enfant sont souvent recouverts d'un léger duvet qui disparaît peu à peu. L'enfant a des ongles qu'il faut couper de temps en temps, faute de cette précaution, il s'égratigne souvent et peut ainsi s'infecter la peau. Un vieux préjugé interdit aux mères de couper les ongles à leur enfant. Qu'elles ne craignent rien, elles peuvent et doivent couper les ongles et les cheveux.

CRIS. — Un enfant doit crier ; crier est sa manière de parler. Il doit crier lorsqu'il souffre, mais alors ses cris diffèrent et deviennent impérieux.

Les souffrances sont : la faim, la gêne, un besoin.

Un enfant bien réglé dans sa nourriture, augmentant de poids régulièrement, ne doit pas crier famine.

Il peut être gêné par un maillot humide, par une mauvaise position, par le froid ou une douleur passagère.

Qu'on règle un enfant intelligemment, qu'on le change régulièrement, qu'on le tienne bien au chaud, il criera rarement, n'aura pas de raison d'être « méchant » et dormira ses nuits. S'il ne dort pas, il ne dira rien.

Un enfant habitué à être tenu sur les genoux, dans les bras, dès qu'il pleure, criera pour être pris. L'enfant à la naissance, n'a encore contracté aucune habitude, c'est aux parents à ne pas lui en faire contracter de gênantes pour eux et de malsaines pour leurs enfants.

SOMMEIL. — Un enfant doit dormir beaucoup. En fait, il ne se réveille que pour téter. Lorsqu'il est à l'état de veille, il ne doit rien dire, si rien ne le gêne, si aucune sensation ne le blesse.

Pour dormir, placez de préférence l'enfant sur un de ses côtés, tantôt l'un, tantôt l'autre. La raison ? S'il vomit (et un enfant vomit facilement, le vomissement est chez lui une soupape de sûreté... dès qu'il a trop pris) s'il vomit, il ne risque pas d'avaler son vomissement de travers, ce qui pourrait lui arriver s'il était couché sur le dos.

## Hygiène de l'enfant

SORTIES. — On peut sortir l'enfant au bout de 10 jours, l'été par un beau temps ; au bout de 15 jours dans les saisons intermédiaires ; au bout d'un mois par un hiver froid.

TOILETTE. — Pour éviter les rougeurs qui siègent aux fesses et aux parties génitales de l'enfant, il faut :

1° Le changer souvent de façon à ce qu'il ne soit pas en contact prolongé avec ses évacuations irritantes.

2° Le laver soigneusement dans les moindres replis (vulve des petites filles, verge des petits garçons).

3° Sécher avec un linge fin, usé.

4° Saupoudrer largement les parties frottant le linge du maillot et séjournant dans l'humidité. Le talc, l'amidon, le lycopode, *la Poudre des Bébés du Dr Davis*, sont de bonnes poudres.

5° Changer de couche aussi souvent que possible, dès qu'elle est mouillée.

Tous les jours donner un bain de 2 à 3 minutes à l'enfant. L'eau sera à la température de 25 à 30 °.

Tous les jours laver soigneusement les yeux avec de l'eau boriquée.

VACCINATION. — S'il n'y a pas d'épidémie de variole, attendre 3 ou 4 mois.

CIRCONCISION. — Se fait chez les Israélites le 7e jour, si l'enfant est né à terme.

## Alimentation

L'allaitement de l'enfant peut être fait par la mère, une nourrice, ou avec du lait d'un animal.

L'ALLAITEMENT PAR LA MERE. — L'allaitement par la mère est celui qui est le plus recom mandable. Chez la femme qui vient d'accoucher, la montée du lait se fait du 2e ou 4e jour. Pendant la grossesse et les premiers jours, les seins secrètent du colostrum, sérosité jaunâtre, en faible quantité. La montée du lait se caractérise par une congestion des seins qui deviennent tendus et douloureux et qui dès lors se mettent à sécréter du lait en abondance.

*Ne doit pas allaiter*, la mère qui est tuberculeuse ou à une prédisposition à la tuberculose — la mère qui est très nerveuse, car sous la moindre influence son lait peut disparaître — la mère faible ou anémiée — la mère atteinte de fièvre.

Un sein lourd, veiné, riche en lait, à mamelon accentué, est un bon sein pour l'allaitement. Si le mamelon n'est pas bien formé, il faut y remédier en employant le tire-lait ou téterelle et en essayant de le former dans les derniers mois de la grossesse. Mais en général, à moins de rares exceptions, les bouts des seins arrivent toujours à se former.

PRECAUTIONS. — Dans les derniers jours de la grossesse, *laver, frotter* le mamelon avec de l'alcool (eau-de-vie, cognac, alcool à 90°) afin de bien dépouiller la peau de ses matières grasses et de la fortifier. — Avant chaque tétée, laver le mamelon avec de l'eau bouillie — après chaque tétée laver le mamelon avec de l'alcool.

De cette façon on évite *pour la mère* : les abcès du sein, les crevasses; *pour l'enfant* : les coliques, la diarrhée.

*TETEES.* — Les tétées doivent être réglées.

*Fréquence des tétées :*

1er *jour* : une tétée aux deux seins 8 heures après l'accouchement (tétée laxative plutôt que nourrissante).

2e *jour :* 2 tétées aux deux seins (tétées plutôt laxatives).

3e *jour et suivants pendant* 3 *mois, le jour :* une tétée toutes les 2 heures, 6 tétées ; la *nuit :* une tétée toutes les 4 heures, 3 tétées.

Le *second trimestre :* Le jour une tétée toutes les 3 heures, remplacer 2 à 3 tétées par des aliments ; nuit une seule tétée.

Le 3e *trimestre :* Le jour, une tétée toutes les 3 heures, remplacer 2 à 3 tétées par des aliments la nuit, rien.

*Quantité.* — Par jour l'enfant doit prendre à partir du :

| | | | |
|---|---|---|---|
| 1er | jour | 60 gr. | de lait |
| 2e | — | 100 — | — |
| 3e | — | 200 — | — |
| 4e | — | 250 à 300 gr. | — |
| 10e | — | un demi-litre | — |

| | | |
|---|---|---|
| A la fin du 1er mois | 650 | grammes. |
| Pendant le 2e mois | 750 | — |
| A partir du 4e mois | 900 à 1.200 | — |

*Durée de la tétée :* De 15 à 20 minutes.

POSITION. — La meilleure est la position habituelle : la mère tient l'enfant transversalement dans ses bras.

On juge par l'enfant si l'allaitement est *bon ou* mauvais, profitable ou non. Son poids augmente, ses gardes-robes sont jaunes quand l'allaitement lui convient. Si au contraire, l'augmentation de poids est nulle — s'il y a des selles verdâtres, diarrhéiques, s'il y a de la rougeur aux fesses, il faut surveiller l'allaitement et au besoin le modifier.

ALLAITEMENT PAR UNE NOURRICE. — On n'y aura recours que dans le cas où le lait de la mère ne peut être surveillées de près, qu'elles soient à domicile ou élèvent l'enfant chez elles, les nourrices peuvent frauder.

Pour le choix d'une nourrice, il faut s'en rapporter à son enfant à elle: si elle a un bel enfant, elle est bonne nourrice dans la majorité des cas. Mieux vaut encore s'en rapporter au médecin, qui d'un coup pourra éliminer une nourrice malade, syphilitique ou tuberculeuse.

Comme régime, une nourrice doit éviter la viande, vivre au grand air, éviter les alcools, manger beaucoup de féculents, ne pas manger d'ail, d'asperges, de choux, de salades, fuir les médicaments qui peuvent passer dans le lait, ne pas avoir de rapports sexuels.

ALLAITEMENT ARTIFICIEL. — Il se fait avec du lait de vache, d'ânesse, de chèvre, de jument, de brebis, de chienne, voir même de truie.

Les plus employés sont les laits de vache et d'ânesse.

Le lait de vache est plus fort que celui de la femme. Il faut le couper d'eau bouillie préalablement filtrée. Il faut ajouter à l'eau de coupage une cuillerée à café de sucre en poudre pour 100 gr. d'eau.

Le coupage doit se faire ainsi :

1er mois — moitié d'eau.
2e mois — un tiers d'eau.
3e mois — un quart d'eau.
4e mois, etc. — lait pur.

Pour donner à boire à l'enfant, le biberon à longue tubulure de caoutchouc doit être évité. Le meilleur est la simple bouteille percée aux deux extrémités, pouvant se laver avec un courant d'eau bouillie et coiffée d'une tétine en caoutchouc au moment des besoins. Ce biberon a l'inconvénient pour la mère de n'être pas automatique. Il faut que la mère tienne l'enfant et le biberon. Cet inconvénient est un avantage. On donne à l'enfant ce qu'il faut. Il ne s'épuise pas à téter, même à vide.

Ce biberon est toujours propre, il doit l'être afin d'éviter toute fermentation, et par suite tout trouble gastro-intestinal, toute diarrhée, toute indigestion chez l'enfant.

Le lait doit être bouilli avant chaque tétée ou alors conservé dans de petites bouteilles séparées. L'eau doit être filtrée et bouillie.

*Le lait d'ânesse* se rapproche davantage du lait de femme, mais n'est employé que pour les enfants débiles.

Dans l'allaitement artificiel, les quantités de lait, les fréquences des tétées doivent être réglées comme dans l'allaitement maternel.

ALLAITEMENT MIXTE. — Les préparations ci-dessous ne peuvent remplacer l'allaitement maternel, mais à partir du 3e semestre peuvent rendre de grands services, associées au lait :

*Farine enfantine du Dr Davis, Potage-Liebig, l'arrow root* (fécule venant de l'Inde) ; le racahout (cacao, sucre, vanille, fécule de pomme de terre, farine de riz) *lait concentré* (dessiccation du lait) ; *sagou ; tapioca ; bouillon ; panade ; biscottes* (pain desséché, grillé), *farine d'avoine.*

SEVRAGE. — Il *faut* sevrer l'enfant du 12e au 18e mois, dès que la petite molaire paraît.

Il faut sevrer de préférence en *novembre, décembre, janvier, février, mars.*

Il faut sevrer non brusquement, mais progressivement, en employant l'allaitement mixte, par exemple :

*A la fin du 2e semestre*, on essaiera de remplacer 1 ou 2 tétées par une des préparations que nous avons mentionnées à l'allaitement mixte en essayant tantôt l'une, tantôt l'autre, jusqu'à ce qu'on ait rencontré celle qui convient le mieux à l'enfant.

On peut donner la farine des céréales (froment, orge, avoine, riz, maïs), tapioca, vermicelle, semoule, biscotte, biscuit.

*Au 4e semestre*, on peut donner du potage gras, du pain, un peu de bouillie. Il faut déshabituer l'enfant du sein de la mère. Pour ce faire, on peut appliquer sur le mamelon une solution de gentiane ou d'aloès et donner à la place un peu de sucre à l'enfant.

Voici quelques conseils brefs pour le sevrage :

Une bouillie ne doit pas être réchauffée.

En cas de diarrhée se servir de farine de riz, de cacao.

En cas de constipation, se servir de farine d'orge.

Au début, ne donner qu'un jaune d'œuf seulement.

Pas plus de 2 œufs par jour.

Crèmes à volonté.

Pas de vin.

Pas de viande.

## Maladies des Nouveaux-Nés

PARTICULARITES, HEMORRHAGIES. — Une petite fille, vers le 4e ou 8e jour de sa naissance, peut avoir une petite perte de sang (ses règles) ! Ne pas s'en inquiéter si le phénomène ne dure qu'un ou deux jours.

Lait. — Les enfants à la naissance (garçons ou filles) ont quelquefois une poussée de lait et les seins qui proéminent. Ne pas s'en tourmenter.

ICTERE. — Vers le 4e jour, les enfants peuvent avoir la jaunisse ; n'avoir aucune crainte, si elle ne persiste pas et c'est la règle.

TESTICULE NON DESCENDU. — Le testicule à la naissance est généralement descendu dans les bourses. Il peut ne pas l'être et descendre plus tard seulement, ne pas s'en inquiéter la 1re année.

HYDROCELE. — Quelquefois les bourses sont grosses et remplies d'eau. Cet hydrocèle disparaît généralement seul. En tout cas, il est toujours temps de faire une simple ponction par la suite. Consulter le médecin.

MALFORMATIONS. — Contre elles, il est en général peu de choses à faire, quand elles consistent en de grands délabrements ou grandes modifications, telles que les monstruosités. Toutefois, on peut souvent quelque chose et beaucoup, quand ces malformations sont des becs de lièvre, des imperfections de l'anus, des mains palmés, des doigts supplémentaires, des luxations congénitales. Dans certains cas de pied bot ou main botte, on peut intervenir comme dans certains cas de torticolis. Mais c'est l'affaire du chirurgien la plupart du temps. On peut opérer un enfant à partir de 3 mois, mais il faut l'opérer quelquefois aussitôt sa naissance, comme dans le cas d'imperfection de l'anus, et cette opération, en général, ne porte en tant qu'opération aucune atteinte à l'état de l'enfant.

MALADIES PROPREMENT DITES : ERYTHÈME ou INTERTRIGO. — Taches rouges apparaissant aux cuisses et aux régions de l'anus et des organes génitaux. Les causes sont : un défaut de propreté, la rareté du changement de linge, un contact trop rude de linges grossiers ou altérés par le lavage ou les lessives, une diarrhée chronique, une alimentation défectueuse.

Pour guérir, il faut assécher la région, l'isoler avec une poudre douce, non irritante : lycopode, talc, amidon. Baigner l'enfant, l'éponger pour le sécher, ne jamais le frotter pour l'essuyer.

ATHREPSIE. — L'érythème accompagne toujours l'athrepsie. L'athrepsie est causée par une nutrition défectueuse.

D'abord les selles sont blanchâtres, puis vertes et liquides.

L'enfant est agacé, pleure, perd de son poids. Les selles deviennent infectes, abondantes, l'enfant vomit. Il a du muguet, de l'érythème, il ne tète plus, il maigrit, sa peau devient flasque. Il arrive ainsi progressivement à prendre l'aspect d'un petit vieux ridé, d'aspect cadavérique.

Les causes sont surtout la mauvaise nourriture, qu'elle soit de mauvaise qualité, en quantité insuffisante ou trop abondante. Les causes peuvent être aussi congénitales, ce peut être aussi la syphilis des parents, ou une malformation. Pour guérir il faut soigner l'alimentation, chercher le lait qui convient. On peut donner un peu d'acide lactique ou d'eau de chaux, ou d'eau de Vichy à l'enfant. Il faut le tenir au chaud et lui donner des bains chauds.

L'athrepsie mène au rachitisme, d'où nécessité d'apporter les plus grands soins à son traitement.

DIARRHEE. — On peut donner la diète hydrique (eau bouillie) pendant 24 heures — de l'eau de chaux mélangée au lait. Il faut tenir le ventre chaud, changer l'enfant très souvent et surveiller l'allaitement.

La diarrhée peut devenir plus grave si les selles sont *vertes;* le traitement est le même, un peu plus énergique.

La diarrhée peut devenir plus grave, si les selles véritable choléra infantile. Il faut dans ces cas recourir aux conseils du médecin, chose qu'il ne faut pas négliger dès que la diarrhée verte fait son apparition.

MUGUET. — Petits boutons blancs venant sur la langue et dans la bouche. Les muqueuses sont rouges et douloureuses. Il accompagne souvent la diarrhée. Un nettoyage de la bouche *avant* et *après* les tétées avec du borax et du miel rosat à parties égales suffit pour enrayer ce petit mal. On peut aussi donner un peu d'eau de Vichy. Le muguet est dû à la présence et au développement d'un champignon.

VOMISSEMENTS. — Ils peuvent survenir à la suite d'une tétée trop forte. C'est la soupape de sûreté qui agit, ne pas s'en inquiéter et régler les tétées en conséquences. Le lait peut être mal supporté, soit qu'il soit trop fort (le couper) ou de mauvaise qualité (y veiller) Les vomissements peuvent contenir du sang. Ce sang provient en général d'une crevasse du mamelon de la mère ; rarement il vient de l'enfant.

CONSTIPATION. — Nous avons indiqué plus haut les inconvénients de la diarrhée, la constipation a aussi les siens, mais ils sont moins graves. Elle dépend du traitement, d'un manque d'hygiène. Un petit suppositoire, un peu de sirop de chicorée par la bouche suffisent à remettre l'organisme en bon fonctionnement.

ICTERE. — Nous avons vu que l'enfant était jaune le 4e jour de sa naissance, en général. De cette jaunisse, il ne faut pas s'inquiéter. Si toutefois il était jaune, très jaune après ce délai, quand il est plus âgé, la jaunisse indique un état très grave, une infection du foie. Il n'y a pas grand remède à apporter, malheureusement ; il faut, pour éviter cette complication, avoir soin de tenir toujours très proprement le cordon et sa cicatrice, l'infection du foie venant de là.

CONVULSIONS. — Sont assez fréquentes chez l'enfant. Elles sont bénignes ou graves. Bénignes, elles sont dues à une indigestion, à une douleur passagère, à une hernie. Il faut déshabiller l'enfant, le tenir chaud, le frictionner légèrement.

Graves, elles sont dues à une maladie, telle que méningite, fièvre éruptive, pneumonie, etc.

La chaleur et le traitement de la cause sont les seuls remèdes à y apporter.

DENTS. — La douleur, l'agacement, apporté par l'éruption des dents, peuvent seules donner des convulsions. Contre la douleur, et pour faciliter l'éruption des dents, nous conseillons *le sirop de dentition du Dr Davis*.

IMPETIGO. — Qu'on appelle encore gourme, croûtes de lait, est caractérisé par des croûtes jaunâtres, quoiqu'on en dise, il faut soigner l'impétigo, faire tomber les croûtes avec des cataplasmes, et laver ensuite avec des eaux alcalines et recouvrir de vaseline.

ERUPTIONS. — La tête des enfants est souvent recouverte d'une couche crasseuse, *qu'il faut enlever* par des savonnages fréquents. On peut ramollir la couche graisseuse avec de l'huile. Un enfant doit toujours avoir la tête propre et lavée avec grand soin.

Les autres éruptions sont souvent dues à des piqûres d'insectes (puces, poux, moustiques, punaises), ou à ce que l'enfant est né de parents syphilitiques.

SYPHILIS. — Pour toute affection de peau, quelle qu'elle soit, il est prudent de consulter le médecin, qui jugera, verra, et traitera cette affection, qu'elle soit syphilitique ou non. En général un bon traitement guérit. Notons en passant qu'un enfant syphilitique ne peut donner la syphilis à sa mère, même si elle ne l'a pas eue, mais il peut la donner à toute autre personne ne l'ayant pas eue. Si l'enfant donne la syphilis à une nourrice, la nourrice a droit à une forte indemnité. C'est pourquoi on ne saurait trop recourir à l'autorité du médecin.

CORYZA. — Les enfants sont souvent enrhumés du nez. Il faut les soigner aussitôt et éviter les refroidissements, parce qu'un coryza chez l'enfant l'empêche de téter, peut envahir la poitrine et donner lieu à des bronchites ou broncho-pneumonies très graves. La broncho-pneumonie est la maladie la plus meurtrière, la plus terrible du jeune âge.

Contre le coryza mettre de l'huile ou de la vaseline sur le nez de l'enfant et le tenir bien chaudement.

CYANOSE, ŒDEME. — L'enfant, après sa naissance (même au moment de la naissance), peut être bleu et enflé, cet état est souvent transitoire, dû à une malformation ou plutôt à un développement incomplet qui se complète. En attendant ce complément, il faut tenir l'enfant au chaud, au besoin dans une couveuse.

ABCES. — L'enfant peut avoir des abcès dans les glandes mammaires (ce sont les plus fréquents). On les soigne comme des abcès ordinaires (compresses chaudes) dont ils ont les mêmes signes, rougeur, gonflement, chaleur. Il faut évacuer le pus le plus tôt possible, si on veut éviter sa propagation et son envahissement.

OPHTALMIE. — Il faut, nous l'avons dit, laver soigneusement, minutieusement, les yeux des enfants à leur naissance pour éviter les ophtalmies. Combien d'aveugles, faute de cette précaution !

L'ophtalmie (inflammation des yeux) peut être légère, un lavage avec de l'eau boriquée peut suffire à l'enrayer. Ne jamais laver les yeux avec le même coton. Ne jamais se servir d'un linge ayant déjà servi, même à autre chose.

Quand il y a du pus en abondance, il faut immédiatement avoir recours aux lavages de l'œil deux fois par jour avec du permanganate de potasse au 1/4000$^e$, c'est-à-dire mettre un gramme de permanganate dans 4 litres d'eau bouillie, ou une solution de nitrate d'argent à 1 par 50. Il faut tenir en permanence des compresses d'eau boriquée très chaudes (50°) sur les yeux. Il faut prendre bien soin de ne pas recevoir du pus dans l'œil, l'affection est très contagieuse et très virulente.

Pour laver les yeux, *il faut avoir soin d'écarter les paupières*. Si la mère, avant l'accouchement a des pertes blanches, jaunes ou vertes, en abondance, il faut, avant l'accouchement, donner des injections de sublimé à la mère, et, aussitôt après l'accouchement, laver immédiatement et soigneusement les yeux de l'enfant avec (par excès de précaution) une solution de nitrate d'argent.

Ne pas oublier que l'affection est très contagieuse d'un œil à l'autre, et d'une personne à l'autre. Avoir soin de se laver les mains avant et après le pansement et d'isoler les enfants malades.

L'ophtalmie est toujours très grave et peut entraîner la cécité.

Telles sont les maladies propres aux nouveau-nés. Nous ne parlerons pas des maladies communes aux grandes personnes qui, pour la plupart, peuvent aussi atteindre l'enfant, mais dont le traitement est trop spécial pour que nous puissions envisager ici tous les cas. Les maladies ci-dessus désignées sont les plus fréquentes et les plus importantes.

## Enfants nés avant terme

Un enfant né dans le 9e mois s'élève comme un enfant né à terme et aussi facilement.

Un enfant né dans le 6e mois ne peut guère être élevé. A 7 mois il est déjà bien difficile à élever, mais les exemples ne sont cependant pas rares. A 8 mois, un enfant peut toujours s'élever.

à 8 mois il pèse 2.400 gr. et mesure 0 m. 40
à 7 mois il pèse 1.800 gr. et mesure 0 m. 35
à 6 mois il pèse 1.300 gr. et mesure 0 m. 30

Il faut placer l'enfant dans une couveuse et bien surveiller son alimentation. Plus l'enfant est loin du terme, plus, il est sensible aux variations de la température.

La pièce où il sera placé devra avoir toujours 16 ou 18 degrés.

La couveuse (que nous ne décrirons pas ici) est un berceau fermé dans lequel la température est constamment la même (30) et dont l'humidité de l'air est suffisante.

On ôte l'enfant de la couveuse pour le faire téter. Veiller alors à ce changement de température (de 30 à 18°). Le change et la toilette doivent être faits assez vite, et bien faits, à l'abri de tout courant d'air.

Peu à peu, on habitue l'enfant à la température ordinaire, quand on le juge assez vigoureux.

La couveuse peut être employée non seulement pour les enfants nés avant terme, mais aussi pour des enfants nés à terme, mais chétifs, malingres, cyanosés ou atteints d'athrepsie.

En terminant ce chapitre consacré à l'enfant, nous ne saurions trop attirer l'attention des mères soucieuses de la santé de leurs enfants sur *la Farine nutritive du Dr Davis*, qui a donné d'excellents résultats en France et dans tous les pays dans lesquels elle est déjà employée. Cette farine peut être donnée aux enfants à partir de l'âge d'une année. Faite avec des produits de 1re qualité, elle régularise les selles de l'enfant et lui donne un solide estomac. Le prix de la boîte de 600 gr. est de 3 fr. dure environ 15 jours. La demi-boîte 1 fr. 50. Un prospectus détaillé donne tous les renseignements sur la manière de s'en servir. Demandez cette farine à Paris, dans nos bureaux, 187, rue du Temple.

# Vermifuge Végétal

Les vers occasionnent des accidents sans nombre, fièvre, diarrhée, convulsions, etc. Notre expérience journalière nous a montré que bien des maladies qu'on croit à tort être des méningites, des convulsions, sont occasionnées par les vers qui se trouvent dans l'intestin.

La vieille médecine d'autrefois, les vieilles gens qui étaient aussi intelligents que ceux d'aujourd'hui, disaient avec raison qu'avant tout traitement médical, il fallait donner un vermifuge pour s'assurer s'il n'y avait pas de vers.

Mères de famille, qui avez à cœur la santé de vos enfants, donnez-leur le *Vermifuge végétal*, 1 fr. 50 la boîte de 6 doses, 1 fr. 65 franco.

Adresser commandes au Médecin des Peuples 187, rue du Temple, à Paris.

# SIXIÈME PARTIE

### CHAPITRE VI

# DE LA BEAUTÉ

## Des soins à donner au corps pour le conserver et l'embellir

## Chapitre spécialement destiné à nos lectrices de tout âge

On s'étonnera peut-être de trouver un chapitre sur la beauté dans un ouvrage aussi sérieux que le Médecin des Peuples ! Mais ne faut-il pas que tous membres de la famille puissent trouver dans ce livre tout ce qui peut intéresser ! Et si captivante que puisse être l'histoire de la sauge ou de la salsepareille, je suis persuadé que les aimables lectrices seront plus intéressées en lisant ce qu'il faut faire pour garder sa beauté.

La beauté est une richesse naturelle. Le génie l'est aussi. Ni l'un, ni l'autre ne s'acquitèrent. La beauté se perd, le génie s'éteint : tout passe. Mais une beauté cultivée, soignée, dure longtemps, et il est des restes dont beaucoup se contenteraient. Sans avoir cette beauté parfaite, comparable au génie, on peut avoir une beauté enviable, comparable au talent. Le talent peut s'acquérir quand on a de bonnes dispositions. La beauté « belle » peut aussi s'acquérir quand on a déjà « quelques lignes. »

Il faut toujours la cultiver.

Le culte de la beauté existait chez les Anciens. Il existe de nos jours aussi. Il a d'étroites liaisons avec la médecine, l'hygiène et c'est pourquoi nous croyons devoir consacrer un chapitre à la beauté.

Car la beauté n'est pas une, elle est multiple, les « types » de beauté sont innombrables. Les beautés sont totales ou partielles, comprenant le corps tout entier ou certaines parties seulement.

Nous allons d'abord envisager l'ensemble, c'est-à-dire : la *taille*, la *physionomie*, le *maintien*. Nous parlerons ensuite de la *peau* et des *productions* (poils, ongles, dents).

Nous compléterons par des conseils sur la *Beauté des diverses régions du corps prises séparément : visage, poitrine, corps, membres, mains, pieds.*

ENSEMBLE. — Pour être belle, une personne doit être bien proportionnée, bien cambrée de taille, avoir des attaches fines et le gros des membres bien saillants.

Si la taille n'est pas bien proportionnée, avec des mouvements d'assouplissement bien entendus, une gymnastique bien étudiée, on peut la rectifier. Nous nous tenons à la disposition des personnes qui auraient besoin de conseils. Il serait trop long, pour le cadre de ce livre, d'entrer dans les détails.

Une taille mal prise peut être aussi rectifiée par un bon corset et par de bons exercices bien simples. L'assiduité, en pareil cas, fait plus que tout appareil orthopédique. Les attaches qui ne sont pas fines peuvent le paraître si on a le soin d'entretenir le développement des muscles qui sont dans la région, toujours par un exercice raisonné.

Les déviations de la colonne vertébrale, fréquentes à l'âge de la formation, doivent être surveillées, la *scoliose*, la *cyphose*, la *lordose*, sont dues souvent à des positions vicieuses, à un défaut d'exercice.

En tout cas, il est bon de prendre pour la pousse des [illegible] leurs modifications, l'*Elixir reconstituant du Dr Davis*, [illegible] nous avons de nombreuses preuves d'efficacité.

LA PEAU. — Une peau, pour être belle doit être soignée, cultivée, entretenue. Elle doit être d'une couleur agréable, d'un grain fin et [illegible]x. Elle ne doit pas avoir de rides, de poils durs, elle doit être exempte de rougeurs et de sécrétions, âcres ou désagréables.

La couleur variable chez les personnes brunes ou blondes, ne doit pas être multiple, mais uniforme. Les peaux qui ont des teintes variées, doivent ces teintes à un mauvais entretien.

Les muqueuses des lèvres doivent être roses. La couleur de la peau indique un bon fonctionnement de celle-ci (car la peau respire).

Beaucoup se gâtent la peau et souvent occasionnent ces dartres sèches si désagréables à voir. Lectrices, qui voulez soigner votre peau, rappelez-vous que la première chose est de faire *choix d'un bon savon*.

Aussi nous pouvons vous recommander le *savon hygiénique du Dr Davis*. Il ne contient aucun acide, aucune odeur persistante, mais il assouplit la peau et la débarrasse des sécrétions qui peuvent lui être nuisibles. (Prix du savon hygiénique, 1 fr. 50

par la poste, Médecin des Peuples, 187, rue du Temple, à Paris).

Il faut se laver au moins une fois par jour à fond, mieux vaudrait le soir que le matin, afin de débarrasser la peau de toutes les poussières et sécrétions de la journée. Nous parlerons plus loin, plus en détail, des mains et du visage.

*Les rides de la peau* sont dues à la mauvaise habitude qu'on a de répéter souvent et à fond le même mouvement. Ces rides, indice de vieillesse (plus l'habitude est longue plus on vieillit), peuvent disparaître, si on a le soin d'assouplir la peau avec l'*Onguent vénitien du Dr Davis*, et le soin de faire un léger massage sur les rides avec notre *Huile de Beauté du Dr Davis*. Ces corps imprégnant l'épiderme et le derme lui rendent sa souplesse.

*Les poils durs*, mal venus, doivent être supprimés par l'épilation ou par la *Pâte épilatoire Davis*, qui a la propriété de ne pas irriter la peau, de faire tomber les poils, sans faire rougir l'épiderme.

*Les sécrétions, sueurs abondantes*, doivent être surveillées et quand elles sont trop abondantes ou trop malodorantes, frictionner chaque soir les parties du corps qui transpirent avec la *Lotion odorante du Dr Davis*, qui pénètre jusque dans les glandes et en modifie le fonctionnement.

Tous ces produits ont été étudiés, expérimentés et nous pouvons les recommander en toute confiance.

LES PRODUCTIONS DE LA PEAU SONT : les *poils*, les *ongles*, les *dents*.

POILS. — Ils portent différents noms selon les régions qu'ils recouvrent ; nous étudierons les *cheveux*, la *barbe*, les *sourcils*, les *cils* et les *poils* proprement dits, ceux recouvrant le corps.

*Les cheveux* doivent être souples, abondants, ni trop secs, ni trop gras.

L'hygiène de la chevelure est chose importante et beaucoup de personnes voient leurs cheveux tomber, parce qu'elles n'en ont jamais pris le moindre soin, ou que, écoutant une stupide réclame, elles ont aveuglément suivi une hygiène inutile, sinon nuisible.

Les cheveux sont-ils gras à l'excès, on peut avoir des pellicules... et la chute suit.

Les cheveux sont-ils secs, par conséquent mal nourris, ils tombent encore.

Dans les deux cas, la raison n'est pas la même et bien souvent, hélas ! on emploie le même traitement, faute de réflexion.

Nous ne parlons pas des cheveux qui tombent par place ; ils sont alors malades (*syphilis, teigne, pelade, etc.*), ces maladies rentrent dans un autre chapitre. Nous n'avons en vue que les cheveux sains, ayant une nutrition défectueuse par excès ou défaut.

Les cheveux doivent être toujours tenus très propres et le cuir chevelu doit être exempt de toute saleté.

*Les cheveux sont-ils gras*, chaque soir en vous couchant, faites un bon lavage de tête avec l'*Eau des Druides du D^r Davis*. Si vous n'avez pas le temps nécessaire faite ce lavage deux fois par semaine.

*Les cheveux sont-ils secs*, tous les soirs également, nettoyer votre tête avec l'*Eau Notre-Dame-du-Viginal du D^r Davis*. Evitez les lotions trop fréquentes, trop abondantes ou trop froides. Ne mêlez pas les cheveux.

Pour les peigner, il faut tenir la racine et démêler les extrémités. A la racine, les cheveux ne sont jamais mêlés.

Ayez un bon peigne, tenu toujours bien propre,

avec des dents assez épaisses, non pointues, ne pouvant blesser la peau.

Evitez les teintures, qui rendent le cheveu malade et qui souvent causent de terribles maux de tête, quand ce ne sont pas des empoisonnements.

Enfin, nous ne parlerons pas des insectes, des parasites qui peuvent survenir même chez les personnes les plus soigneuses. Nous leur conseillons la *Lotion antiparasitaire du Dr Davis*, qui les ôte et les détruit sans donner d'irritation. Les mères doivent veiller sur l'extrême propreté de la tête de leurs enfants et surtout des petites filles.

La mode qui pousse la femme à friser ses cheveux de devant avec un fer à friser est désastreuse, car ses cheveux brûlés constamment deviennent gros, durs, cassants et d'un aspect plutôt désagréable.

L'usage du faux-front est plutôt mauvais, car on ne sait à qui ont appartenu ces faux cheveux et beaucoup de maladies n'ont pas d'autre origine.

Le soir, en se couchant, il faut brosser ses cheveux avec une brosse aussi douce que possible et faire deux nattes pour la nuit. On permettra ainsi aux cheveux de se reposer. Surtout ne mettez pas de bonnet pour la nuit.

On a constaté qu'il est bon à chaque nouvelle lune de couper un centimètre de la chevelure, les cheveux se fortifient et poussent rapidement.

*Les pellicules*, par leur abondance et leur fréquence, font le désespoir de beaucoup de nos lectrices et cela avec raison, car outre le désagrément d'avoir une tête toujours sale, les pellicules contribueront à faire tomber les cheveux.

La baronne de Staffe, dans son livre sur « le cabinet de toilette », donne quelques recettes que nous transcrivons ici :

*Première recette.* — Faites fondre 60 grammes de

cristaux de soude dans un litre d'eau. Ajoutez 30 gr. d'eau de Cologne. Mouillez une brosse à cheveux dans cette eau et passez-là à plusieurs reprises, chaque jour, sur les parties affectées.

*Deuxième recette.* — Prenez 10 grammes de bois de Panama. Faites bouillir dans un demi-litre d'eau de pluie, lavez les parties malades avec cette décoction, deux ou trois fois par semaine, ou plutôt trois fois par semaine, lavez votre tête avec la *Lotion antipelliculaire du Dr Davis* et au bout de peu de temps vous serez entièrement débarrassé de ces maudites et si désagréables pellicules.

*La chute des cheveux sera arrêtée radicalement* par l'emploi de nos produits suivants :

*Si vos cheveux sont secs*, tous les soirs, lavez votre tête avec l'*Eau Notre-Dame-du-Viginal du Dr Davis.*

*Si vos cheveux sont gras*, tous les soirs lavez votre tête avec l'*Eau des Druides du Dr Davis.*

LES SOURCILS sont un ornement du visage et les personnes qui les ont peu fournis ont un aspect spécial. Souvent les sourcils sont implantés sur une peau rouge, désagréable. Il s'agit là de troubles nutritifs de la peau. Cet état se rencontre chez les lymphatiques. Il faut alors soigner l'état local avec l'*Eau de Junon du Dr Davis* (une cuillerée à soupe dans l'eau de toilette) et l'état général en prenant un bon dépuratif tel que l'*Elixir aux cent Plantes du Dr Davis.*

Nous en dirons autant des *cils*. A la base des cils, il se développe quelquefois des desquamations épidermiques ou pour mieux dire des concrétions qu'il faut ôter avec de l'eau chaude, sous peine de voir ses cils tomber.

Les cils sont quelquesfois mal implantés et poussent de façon à venir irriter le globe de l'œil. Il n'y a qu'un remède, les arracher.

Aux cils se développent quelquefois de petits abcès, qu'on nomme vulgairement *orgelet*. Il faut les soigner, comme un petit abcès ordinaire.

LA BARBE. — Comme les cheveux, la barbe demande un soin tout particulier. Une belle barbe doit être soyeuse et on la rendra telle, si elle est rude et dure, en la frictionnant, chaque soir avec l'*Huile de Beauté du Dr Davis*. Avant la friction bien savonner la barbe et la nettoyer avec de l'eau tiède. Notre savon spécial assouplit et nettoie sans irriter la peau, sans porter préjudice à la racine du poil.

Le rasoir peut irriter les peaux sensibles. Il faut se méfier de ces peaux et éviter de mettre dessus des antiseptiques, qui ne feront qu'irriter davantage. Nous recommandons de bien savonner avec notre savon et d'avoir un rasoir toujours bien propre. Certaines personne sont obligées de renoncer à se raser à cause de cet inconvénient.

La barbe peut être atteinte comme les cheveux de diverses affections qui sont, soit une maladie de la peau de la région, soit une maladie de la racine des poils, soit des troubles nerveux.

Nous nous tenons à la disposition des personnes qui voudront bien s'adresser à nous, pour les renseigner sur ces divers états qui ne rentrent pas dans le cadre de l'Hygiène de la Beauté.

Les autres poils du corps ont moins d'importance. Cependant nous conseillons de les laver souvent de façon à ce que la peau de la région ne soit pas recouverte de poussières, ni de sécrétions qui peuvent porter atteinte à la santé du poil, de la peau, et de

LES ONGLES. — Les ongles doivent toujours être brossés et savonnés. Un bel ongle est un ongle rose et brillant. Il ne doit pas être encerclé de noir (poussières extérieures). Il doit être dur, non cassant. Les ongles doivent être assez longs pour protéger le bout du doigt et assez courts pour ne pas blesser. Il faut éviter de se gratter, car les ongles sont rarement propres et portent souvent sur eux des germes nocifs qu'ils inoculent par le grattage.

LES DENTS. — Les dents doivent être exemptes de tartre, de carie. On doit avoir un soin spécial de sa bouche. Une bonne denture fait un bon estomac. On doit nettoyer ses dents matin et soir et après les repas. Pour ce faire, il faut une brosse à crins assez épais et durs. Les crins fins se mettent entre les gencives et les dents, et font saigner. Ils peuvent être plus nuisibles qu'utiles. La poudre à employer doit être légèrement aromatique, neutre et ne pas trop contenir de corps insolubles qui s'insèreront entre les gencives et les dents.

Une bonne denture est précieuse à tout point de vue et une denture soignée épargne souvent les inconvénients d'une haleine fétide.

Notre longue expérience a démontré que beaucoup de poudres dentifrices, généralement employées, donnent bien de la blancheur aux dents, mais c'est au détriment de leur émail. La *Poudre dentifrice du Dr Davis* n'a pas cet inconvénient, elle enlève le tartre des dents et leur donne une blancheur éclatante. Avec la poudre, aimables lectrices, servez-vous de l'*Eau dentifrice du Dr Davis*, qui tout en détruisant les bacilles si nombreux contenus dans la bouche, vous donnera une haleine parfumée.

Ceux dont la bourse n'est pas assez garnie, feront

bien de se savonner toutes les dents, quatre fois par semaine, avec du bon savon de Marseille.

Se rappeler qu'il ne faut jamais brosser ses dents en long, mais de haut en bas pour la mâchoire supérieure, et de bas en haut pour la mâchoire inférieure.

Perdez aussi l'habitude de vous faire arracher les dents, à la moindre douleur. Un bon dentiste n'arrache les dents que très rarement et lorsqu'il n'y a aucun moyen de les [illegible]r, en les plombant ou en les aurifiant. All[illegible]ez un bon dentiste, ce sera de l'écono[illegible] [illegible]due.

Les Américain[illegible] [illegible]uques entre tous, font visiter leur mâc[illegible] deux fois par an, ce serait une bonne habitude [illegible] prendre. Vous éviteriez ainsi bien des ennuis, des douleurs et des dents gâtées et perdues.

Si nous étudions la beauté par régions, nous verrons que tout se résume en soins hygiéniques et propreté méticuleuse.

Une personne porte toujours une beauté, qui, si elle sait la faire valoir, fera passer inaperçus bien des petits défauts. De même une personne belle a toujours des défauts qui sont choquants, si elle n'a pas le soin de les éclipser par un artifice de toilette. C'est une question de goût.

La tête doit paraître jeune, exempte de rides, et contre les rides, il faut lutter avec patience pour arver à les atténuer ou plutôt à les empêcher de se produire. Maintes fois, nous avons essayé des solutions, des pommades, des masseurs, pour ôter des ans l'irréparable outrage. Nous sommes arrivés à un produit « *Pâte antiridaire de Junon* » qui immobilisant la peau la nuit, la repose et l'empêche de contracter des plis désagréables.

LE TEINT. — *Le teint* tient au bon fonctionnement du tube digestif, du foie, des organes en un mot

Avez-vous mauvais teint, écrivez-nous vous-mêmes et nous arriverons avec peu de chose, bien souvent, à vous le rendre rose et frais.

Chaque matin, dans votre eau de toilette, mettez une cuillerée à soupe de l'*Eau de Beauté du Dr Davis*, elle parfumera l'eau et vous donnera un teint clair et frais.

*Faut-il se servir de fards ?* Il faut s'en méfier. Mais nous pouvons dire que les fards sont inoffensifs, s'ils ne contiennent pas des poudres irritantes ou des produits chimiques. La *Poudre de Beauté du Dr Davis* remplace avantageusement toutes les poudres de riz ou autres analogues.

LA POITRINE. — La poitrine chez la femme doit être ferme. Un bon corset qui ne serre pas trop (mieux vaudrait n'en pas mettre) peut empêcher bien des poitrines de s'effondrer. N'ayez aucune confiance dans toutes les pilules et pastilles qui font pousser les seins. Les seins sont des glandes et ne poussent que si elles fonctionnent et si elles sont enveloppées de tissu graisseux. Un massage doux, des lotions avec de l'eau froide aromatisée avec de l'*Eau de Beauté du Dr Davis*, donnent plus de résultat que toute autre chose.

*Y a-t-il quelque chose à faire contre les vergetures du ventre*, conséquence de la grossesse. Hélas, non !

*Les organes génitaux* devront être particulièrement soignés et lavés soigneusement dans tous les coins et recoins. La meilleure éponge est la main, qu'on aura lavée au préalable.

Après avoir ôté toutes les sécrétions et concrétions, on doit se laver avec une eau légèrement astringente. Mettre par exemple une cuillerée à soupe de l'*Eau de Beauté du Dr Davis*.

Les femmes qui n'ont pas de pertes blanches ne doivent pas prendre d'injections.

Les bras, les mains, les jambes et les pieds doivent avoir les mêmes soins de propreté. On doit *toujours* se laver les mains avant de manger.

*Les pieds* peuvent être le siège de diverses infirmités. La sueur fétide, difficile à combattre, mais dont nous avons raison par notre *Solution antisudorale.*

*Les ongles incarnés* doivent être coupés longs et non courts, nettoyés soigneusement sans instruments tranchants. Avoir des chaussures spacieuses et si les doigts chevauchent l'un sur l'autre, il faut s'ingénier par un appareil quelconque fait de ouate ou de carton à les faire tenir en bonne place.

*Les cors* doivent être évités et peuvent l'être. Ils viennent de la chaussure qui frotte en cet endroit. Un cor est un durillon. Pour le guérir, il faut tout d'abord modifier sa chaussure et ensuite le soigner. *Le corricide Davis* enlève sûrement le cor, mais ne peut avoir d'efficacité durable, que si la cause du cor disparaît.

Voilà les grandes lignes générales de l'hygiène de la beauté.

En terminant ce chapitre déjà trop long, nous voulons donner un dernier conseil aux femmes (et elles sont nombreuses) qui gémissent, *soit sur leur obésité ou leur maigreur.*

L'OBESITE. — Quel chagrin pour une femme quand elle constate qu'elle grossit et qu'elle va perdre ses charmes ! Et encore si sa beauté seule était en jeu, ce ne serait que demi-mal, mais qui dira tous les ennuis, les inconvénients, les fatigues, les sueurs, le manque de respiration qui attendent une femme trop grosse ? Lectrices, qui désirez maigrir, je vous recommande avant tout d'éviter la gourmandise, de ne manger que le nécessaire, de faire beaucoup d'exercice et de travailler.

Maigrir dépend surtout de la nourriture et de la

boisson. Ne mangez ni sauces, ni ragoûts, ni farineux, ni pâtisseries. Mangez surtout des légumes, des viandes rôties ; prenez peu de pain et choisissez la croûte.

*Ne buvez pas en mangeant* (c'est le point capital) ou le moins possible. Par l'entraînement on arrive peu à peu à manger presque sans boire. Deux heures après chaque repas vous pouvez boire à volonté. Buvez du thé léger ou ce qui est de beaucoup préférable demandez le *Thé vénitien du Dr Davis*, qui toujours donne de bons résultats sans nuire à la santé. En prendre 3 tasses par jour entre les repas.

Chaque semaine, la femme qui veut maigrir, prendra le Purgatif végétal du Dr Davis.

*Se rappeler que la privation de boisson est le point essentiel.*

LA MAIGREUR. — « Plate comme une planche », excuser la définition populaire de la femme qui n'a que la peau et les os.

Et cependant la pauvre femme maigre peut arrondir ses formes, si elle veut bien nous écouter.

Autant que possible éviter les trop grandes préoccupations. Se coucher de bonne heure, se lever tard si possible et bien se nourrir.

Comme nourriture, choisir surtout les farineux, les potages, le tapioca, le riz, le chocolat.

Boire assez aux repas, surtout de la bière.

Chaque soir faire un léger massage de tous les muscles du corps, en allant de bas en haut.

A midi et le soir avant chaque repas prendre une cuillerée à soupe de l'*Elixir oriental du Dr Davis*, qui sera envoyé sur demande faite au Médecin des Peuples, 187, rue du Temple, à Paris.

On dit aussi que les gens gais ne sont jamais aussi maigres que ceux qui ont le caractère triste billeux.

# Produits de Beauté du Dr Davis

Préparés par M. CHASSAGNETTE, Pharmacien

## Savon hygiénique du Dr Davis

Il n'entre dans la fabrication de ce savon aucun produit qui peut irriter la peau ; il est de plus antiseptique.

*Prix du savon :* **1** *fr.* **25**

## Eau Notre-Dame-du-Vignal du Dr Davis

Cette eau empêche les cheveux de tomber, leur conserve leur beauté et leur brillant, elle convient à ceux dont le cuir chevelu est sec.

*Prix du flacon :* **3** *fr.* **60**

## Pâte épilatoire du Dr Davis

Quelques applications de cette pâte enlèvent sûrement les poils qui déparent le menton des femmes arrivées à un certain âge, ou qui enlaidissent les lèvres fraîches des jeunes filles.

*Prix de la boîte :* **4** *fr.* **75**

## Eau de Junon du Dr Davi

Une cuillerée à soupe de cette Eau de Junon parfume l'eau de toilette, assouplit la peau, donne de la fraîcheur au teint, enlève les taches de rousseur.

*Prix du flacon :* **5** *fr.* **25**

## Eau des Druides du Dr Davis

Si les cheveux sont gras, chaque soir faire un lavage de la tête avec l'Eau des Druides. C'est un moyen infaillible de garder une chevelure luxuriante.

*Prix du flacon :* **3** *fr.* **60**

## Lotion antipelliculaire du Dr Davis

Radicale pour l'enlèvement des pellicules qui, la plupart du temps, sont la cause de la chute des cheveux.

*Prix du flacon :* **3** *fr.* **50**

## Poudre dentifrice du Dr Davis

Supérieure à toutes les préparations du même genre, cette poudre blanchit les dents, sans nuire à l'émail. Antiseptique, elle est un sûr garant de la santé des dents.

*Prix de la boîte :* **2** *fr.* **25**

## Eau dentifrice du Dr Davis

Assainit la bouche, enlève toute haleine mauvaise, détruit tous les produits de fermentation restés dans les dents après les repas et vient compléter heureusement l'action de la poudre dentifrice.

*Prix du flacon :* **3** *fr.* **25**

## Poudre de beauté du Dr Davis

Remplace avantageusement toutes les poudres de riz ou similaires. Elle rafraîchit la peau, conserve le teint, enlève les démangeaisons parfois si désagréables du visage, adoucit le feu du rasoir avec profit. Elle peut être employée pour poudrer les petits enfants.

*Prix de la boîte :* **4** *fr.* **75**

## Pâte antiridaire du Dr Davis

Sans nuire à la santé de la peau, cette pâte enlève toutes les rides qui déparent si désagréablement le visage.

*Prix de la boîte :* **4** *fr.* **75**

## Le Thé Vénitien du Dr Davis

Recommandé à tous ceux qui veulent maigrir. Composé de plantes il peut être employé sans nuire à la santé. Son usage ne donne aucun malaise ni trouble d'estomac, ce que font souvent les autres produits recommandés contre l'obésité.

*Prix de la boîte :* **5 fr. 25**

## Corricide du Dr Davis

Ce corricide dont le succès n'est plus à contester, enlève radicalement les cors, les durillons, toutes les plaques cornées ou autres excroissances qui font tant souffrir.

*Prix du flacon :* **1 fr. 25**

---

**Nous rappelons à tous nos lecteurs que toute la correspondance doit être adressée au MÉDECIN DES PEUPLES, 187, Rue du Temple, 187, à Paris.**

---

# SEPTIÈME PARTIE

## CHAPITRE VII

# NOS ALIMENTS

### Alcool

Aujourd'hui on tire de l'alcool un peu de partout :

100 kilos de sucre et cassonade donnent environ 45 litres d'alcool

| | | |
|---|---|---|
| — | de riz | 35 à 40 litres |
| — | de maïs | 25 à 30 — |
| — | de sarrazin | 20 à 25 — |
| — | de blé | 25 à 30 — |
| — | de seigle | 20 à 30 — |
| — | d'orge | 25 à 30 — |
| — | d'avoine | 15 à 20 — |
| — | haricots, lentilles, pois | 10 à 15 — |
| — | pommes de terre | 5 à 10 — |
| — | betteraves, carottes | 3 à 5 — |
| — | prunes | 3 à 10 — |
| — | groseilles, cerises | 3 5 — |

On retire même de l'alcool des matières fécales, 100 kilogr. en donneraient 9 litres, ce qui est énorme en comparaison avec le tableau ci-dessus. Laissant ici de côté toutes les discussions soulevées ces temps derniers pour ou contre l'usage de l'alcool en général, nous dirons que l'alcool est un *stimulant d'autant plus actif que le système nerveux n'est pas habitué à son impression*. On l'emploie utilement à faible dose: 1° dans l'*adynamie*; 2° *chez les alcooliques*, qui ont besoin d'alcool pour fournir, sous l'influence d'une excitation qui leur est devenu habituelle, une réaction normale pour eux; 3° *chez les cachectiques*, les vieillards, les déprimés de toute espèce, à qui la réaction normale fait défaut.

Mais il faut se garder d'en prolonger l'usage, car l'*alcool affaiblit la résistance de l'organisme* et son absorption est suivie d'un *état de dépression* qui peut exagérer la dépression primitive.

Nous avertissons tous ceux qui souffrent de l'estomac de s'abstenir totalement d'alcool (sous toutes ses formes), car l'alcool pris pendant et après le repas, entrave la digestion. C'est une grande erreur de croire qu'on digérera mieux en prenant après son repas un petit verre de Cognac, de Marc, de Kirsch out de tout autre alcool. Il est surtout très mauvais pour l'estomac de boire de l'alcool à jeun.

Par contre, l'alcool est un antiseptique fort employé en chirurgie; avant toute opération on lave à l'alcool la partie à opérer.

L'alcool pris à dose continue ou forte est un poison qui agit surtout sur les centres nerveux en les déprimant. Du reste, on a constaté qu'une même maladie n'évolue pas de la même manière chez un homme alcoolisé et chez un autre qui ne l'est pas, elle est beaucoup plus redoutable dans le premier cas.

## Amandes

Les amandes font partie du dessert des pauvres. Quand on demande un mendiant au restaurant on est toujours sûr d'avoir une certaine quantité d'amandes.

Les amandes sont surtout employées en pâtisserie, dans les biscuits, les nougats, les pralines

Il y a des amandes douces, fort nourrissantes, mais difficiles à digérer, mais en général tous ceux qui souffrent de l'estomac veilleront à ne pas manger trop d'amandes douces ou sèches, car à la longue elles finissent par irriter le tube digestif.

En parfumerie, on vante beaucoup le lait d'amandes, qui adoucit et rafraîchit la peau. L'huile d'amandes mélangée au sirop de chicorée se donne quelquefois aux enfants comme laxatif. Mais le prix de cette huile est assez élevé ; son emploi n'en est donc pas courant.

## Apéritifs

Les apéritifs sont destinés, dit-on, à aiguiser l'appétit, mais ils le ferment le plus souvent, car l'alcool qu'ils contiennent est un constricteur des glandes de l'estomac, c'est-à-dire qu'il empêche les glandes stomacales de secréter les différents sucs nécessaires à une bonne préparation de la digestion.

Le meilleur apéritif c'est de prendre un quart d'heure avant le repas du bouillon de bœuf dégraissé ou un petit verre à Bordeaux d'eau de Vichy.

L'absinthe, le vermouth, les quinquinas, etc., sont nuisibles et souvent dangereux. Lecteurs qui lisez ces lignes, rappelez-vous que la guerre aux apéritifs est le commencement de la sagesse et une condition de bonheur pour votre foyer.

## Beurre

Chacun sait que le beurre est retiré du lait de la vache. C'est un aliment très nourrissant, plus facile à digérer que les graisses ; indigeste cependant pour certains estomacs qui, pour le tolérer n'ont qu'à l'assaisonner de sucre ou de sel. Le beurre est indigeste quand il est vieux et rance ; il est laxatif quand il contient trop d'eau. Un bon beurre doit avoir une pâte fine et se laisser couper nettement en lames fines. Aucune denrée n'est peut-être autant falsifiée que le beurre : On vend souvent, sous le nom de beurre un mélange composé de beurre et de margarine tirée de la graisse de bœuf. A Paris, on trouve des boutiques qui ne vendent exclusivement que de la margarine, beaucoup moins chère que le beurre et qui est fort employée par les pauvres et les restaurants bon marché. La margarine, si elle était pure n'aurait rien de malsain pour l'estomac, mais à elle aussi s'est attaquée la falsification.

Le beurre est un excellent aliment gras : on peut le prescrire chez les personnes affaiblis et amaigries, non dyspeptiques, qui ne supportent pas l'huile de foie de morue. Trousseau faisait manger aux scrofuleux et aux phtisiques des tartines de beurre auquel il avait associé une faible quantité d'iodure de potassium.

Les diabétiques, les obèses, les dyspeptiques aux digestions laborieuses doivent éviter de manger trop de beurre.

## Bière

La bière est une boisson fermentée dans laquelle l'alcool et l'extrait sont fournis par l'orge ou par quelque autre céréale, et qui est aromatisée par le houblon. C'est une boisson hygiénique, saine, nourrissante par l'alcool, la fécule, le sucre qu'elle contient. La bière convient aux anémiques maigres, aux malades qui présentent une excitabilité facilement mise en jeu par le vin. On a constaté en effet que les peuples buveurs de bière (grâce au principe actif du houblon (le lupulin) sont moins excitables, moins nerveux, plus portés aux vertus de la famille, que les buveurs de vin.

Tous ceux qui sont malades de l'estomac se trouveront beaucoup mieux de l'usage d'une bière que du vin : il est extraordinaire de constater avec quelle facilité l'estomac le plus délicat peut supporter et digérer la bière.

Les nourrices boiront de la bière pour augmenter la sécrétion lactée.

Malheureusement, dans notre siècle de falsification à outrance, encouragée par le trop peu de rigueur des lois, on boit, à Paris, surtout, beaucoup de bières frelatées qui contiennent toute autre chose que du malt et du houblon.

On remplace le houblon par des lichens, la chicorée, le buis, le saule, la gentiane, le quassia amara, la noix vomique, l'acide picrique, etc. On ajoute comme matière colorante, du caramel, du suc de réglisse, du rob de sureau. On lui donne du piquant et de la chaleur par l'addition de pyrèthre, de clou de girofle, de gingembre. Enfin pour la rendre capiteuse, on va jusqu'à y ajouter de la belladone, de la jusquiame, du datura stramonium.

## Blé

Il faudrait un volume pour écrire l'histoire du blé et de son importance dans l'économie politique d'un peuple.

Bouchardat écrivait ces mots :

1° Toutes choses égales, les mariages sont d'autant plus nombreux que le blé est meilleur marché.

2° Les naissances diminuent dans les années qui suivent les années de cherté excessive ; les conscrits sont en nombre moindre vingt ans après, conséquence naturelle de la diminution des naissances.

3° Dans les années de cherté excessive, la mortalité augmente, les naissances et les mariages diminuent.

On peut faire du pain avec toutes les farines, mais on emploie surtout la farine de blé. Le pain a été connu dès la plus haute antiquité, et nous retrouvons sur des monuments égyptiens datant de 4.000 ans, des représentations de boulangers travaillant la pâte de la même manière que les nôtres. Il serait difficile de se passer de pain ; le Français surtout, grand mangeur de pain (à ce signe seul on le reconnaît en Angleterre) s'en passe difficilement.

Il faut pour être bon que le pain soit bien cuit : on ne le mangera jamais quand il est encore chaud, car il serait indigeste.

La croûte est plus nourrissante et plus digestive que la mie : règle générale, tous ceux qui souffrent de l'estomac feront bien de manger aussi peu de mie que possible. Il faut également écarter un pain trop blanc, de la farine duquel tout le gluten a été enlevé (on sait que c'est le gluten qui par la cuisson rend le pain léger et digestif). Magendie nourrit un chien pendant cinquante jours avec du pain blanc, le chien mourut ; il fit la même expérience sur un autre chien, pendant le même laps de temps, avec du pain complet, c'est-à-dire renfermant la farine et le son, le chien se porta parfaitement.

## Bœuf

C'est la viande la plus nourrissante : rôti ou grillé le bœuf est très digestif, il l'est moins en fricassé, ragoûts, hachis ou bouilli. On donne de

250 à 400 gr par jour de bœuf cru haché, aux affaiblis, aux anémiques et aux tuberculeux. *Les estomacs très délicats* qui ne sauraient s'alimenter de viande rôtie, même saignante, supporteront très bien la viande de bœuf crue. Mais il faut choisir avec soin la viande destinée à être mangée crue. *Il faut la racler et non la hacher*, en laissant de côté les aponévroses, les tendons, la graisse. On fera avec la pulpe ainsi obtenue, des boulettes de la grosseur d'une noisette. On ajoutera un grain de sel ou de poivre, un peu de cognac ou de rhum, et le malade, le tuberculeux, l'affaibli, *avalera ces boulettes sans les mâcher.*

La viande crue ainsi absorbée se digère très facilement. On pourra aussi faire prendre cette viande crue en la mettant dans du bouillon froid. Le seul ennui c'est la présence assez fréquente dans le bœuf et la vache, des œufs du ver solitaire. Aussi conseillons-nous aux malades de prendre surtout la viande de mouton ou de cheval, tous deux réfractaires au ver solitaire.

La viande crue râpée, produit beaucoup plus d'effet *que le suc de viande* extrait au moyen d'une presse et que tous les *extraits de viande*, Liebig et autres si répandus aujourd'hui.

## Boissons

On peut les ranger en deux grandes classes : les boissons fermentées et les non fermentées ; les boissons alcoolisées et celles qui ne le sont pas. Les boissons sont diversement supportées par les différents estomacs. Si boire est indispensable en mangeant, il ne faut cependant pas boire outre mesure, car une trop grande quantité de liquide entrave la digestion. Chacun sait que la suppression presque totale de boissons en mangeant est encore le meilleur moyen pour maigrir.

La boisson par excellence est l'eau, puissant adjuvant pour l'estomac.

On a observé que les buveurs d'eau vivent très vieux et conservent mieux et plus longtemps que les buveurs de vin leurs différentes facultés.

## Bouillon

Pour faire un bon bouillon il faut, avant tout se servir d'un vase en terre vernissée, car les vases de fer modifient le goût de la viande et du bouillon.

Chevreul recommande pour faire un bon bouillon de prendre pour un kilogramme de viande maigre de bœuf, 2.500 centimètres cubes d'eau, 18 gr. de sel marin, et 110 gr. de légumes (carottes, navets, poireaux, céleri).

Une grande erreur, c'est de croire que le bouillon est nutritif, il l'est fort peu. Il joue plutôt un rôle d'excitant, grâce à ses matières gustatives, odorantes et sapides. Pris une heure avant le repas, il est l'apéritif par excellence. Mais en se rappelant ce que disait le célèbre Bouchardat, il ne faut pas faire abus du bouillon, car il provoque divers troubles, tels que l'amaigrissement, la constipation, et la faiblesse.

On en donnera aux malades, aux convalescents, car il est de digestion facile et augmente la sécrétion urinaire.

On fabrique aujourd'hui beaucoup d'extraits de viande (l'extrait Liebig est le plus réputé) qui rendent de grands services grâce à leur concentration. Il faut 30 kilogrammes de viande maigre de bœuf pour faire 1 kilogrammes d'extrait.

## Cacao

L'amande du cacao avec laquelle on fabrique le cacao en poudre et le chocolat, se retire du fruit du cacaoyer, arbre de l'Amérique du Sud.

Pour fabriquer le chocolat on mélange simplement cinq parties de sucre avec six parties de cacao, et on ajoute un peu de vanille ou de cannelle. C'est un aliment précieux, excessivement nourrissant; mais les estomacs faibles, les vieillards et les enfants feront bien de prendre le chocolat ou cacao à l'eau, qui est moins lourd à digérer. Mais comme cet aliment est fort riche en graisses, tous les constipés et les malades de l'estomac feront bien de s'en abstenir. Il contient aussi beaucoup d'oxalate, et les arthritiques, les rhumatisants, les gravelleux, et tous les gens qui n'ont pas beaucoup d'exercice physique, ne doivent en user que modérément.

Il sert à fabriquer le beurre de cacao, produit employé en pharmacie.

## Café

Elle est bien lointaine, dit Monin, cette époque de Louis XIV, dans laquelle le café se vendait 150 francs la livre : il n'y avait qu'une seule boutique à Paris, aux environs de la rue Saint-Honoré, qui fût autorisée à vendre la précieuse liqueur. Aujourd'hui, c'est par centaines de millions de kilogrammes qu'il est vendu, et son prix, relativement modique, le met à la portée de toutes les bourses. Le café contient la caféine, matière non nutritive, mais agissant sur le cœur et la circulation, activant le système nerveux et la sécrétion rénale. Les Turcs préparent le café par décoction, nous en faisons une infusion. Ajouter un peu de bicarbonate de soude à l'eau qui doit servir à faire le café, pour le rendre plus fort, plus aromatique. Le café est un stimulant. L'abus chez les personnes susceptibles à l'influence du café, donne le *caféisme*, caractérisé par : de la gastralgie, des tremblements, de l'insomnie, la fréquence du pouls, l'anaphrodésie (impuissance), de la polyurie. Il est bien préférable que les femmes et les enfants s'abstiennent de café, ainsi que tous ceux qui souffrent de l'estomac. Avec grand avantage ils remplaceront le café après le repas, par une tase de notre thé des Augustins. L'introduction de la chicorée dans le café n'est nullement nuisible, bien au contraire, il le rend moins nuisible pour le système nerveux.

## Cannelle

Ecorce d'un arbre qu'on trouve dans l'île de Ceylan ; fort employée dans diverses préparations culinaires, auxquelles elle communique un agréable arôme, la cannelle occupe aussi une grande place dans un grand nombre de préparations pharmaceutiques. La cannelle excite la circulation générale, elle convient aux affaiblis, aux vieillards, à ceux qui ont quelque affection des bronches (le vin chaud à la cannelle n'est-il pas recommandé dans les cas de rhume). Enfin elle excite les fonctions de l'estomac, et pour cette raison elle est utile aux malades de l'estomac.

## Céleri

Il est diurétique et fondant. La racine fait partie des cinq racines apéritives. Le fruit est carminatif, c'est-à-dire qu'il favorise l'expulsion des gaz intestinaux, il est utile dans les coliques utérines. Le céléri cru est lourd. Le céléri cuit est digestif, il est bon pour les bilieux, les goutteux, les lymphatiques, il excite de plus les fonctions génitales.

## Champignons

Les champignons sont des végétaux précieux au point de vue nutritif, à tel point qu'on a pu les appeler « *une viande végétale* », si bien qu'en Russie, les champignons occupent une grande place dans l'alimentation nationale. Les paysans ramassent tous les champignons indistinctement et les stratifient par couches dans le sel. Après quelques semaines, il les lavent à grande eau et les soumettent à l'ébullition, puis ils les mangent sans danger. En France beaucoup de gens mangent des champignons par gourmandise, et de tout temps ils ont été fort appréciés. Mais que de prudence est nécessaire pour les récolter, car il n'y a rien qui ressemble aux bons champignons comme les mauvais. Chaque jour, dans la saison, les journaux nous apportent la liste des gens empoisonnés par ce précieux végétal. Il faut toujours se défier, car même les champignons reconnus comestibles peuvent devenir vénéneux et causer des empoisonnements, soit par changement subit dans l'atmosphère, soit pour toute autre cause que nous ignorons. Ne mangez que des champignons que vous connaissez bien et ne vous fiez pas à ces préjugés populaires qui vous font mettre une cuillère d'argent ou une bague en or dans la casserole où cuisent les champignons, soi-disant pour reconnaître leurs bonnes ou mauvaises qualités.

Lamic, dans les Archives médicales de Toulouse, donne le seul moyen de se préserver de tout accident. Il conseille de faire bouillir les champignons dans l'eau pendant une demi-heure et à rejeter l'eau de cuisson.

Nous croyons être utiles à nos lecteurs en leur donnant les signes de l'empoisonnement par les champignons. Le malade éprouve une vive angoisse, une soif ardente, il a de grands vomissements, de violentes coliques, des vertiges, du délire, le refroidissement des extrémités et la mort. En attendant l'arrivée du médecin, on donnera des vomitifs, des purgatifs énergiques, débarrasser par le haut et par le bas tout le tube digestif. On donnera en même temps des boissons stimulantes: du thé, du café, de l'alcool dans de l'eau.

Ajoutons en terminant que le champignon est un mets fort indigeste, il digère lentement, et tous les gastralgiques et autres malades de l'estomac feront bien de s'en abstenir totalement.

## Châtaigne

Fruit très nourrissant, riche en fécule. En Italie, la farine de châtaignes sert à la confection de la polenta. Tous les anémiques, les tuberculeux, les affaiblis pourront manger avec grand profit de la farine de châtaignes, très digestive.

## Cheval

On consomme près de 10.000 chevaux chaque année à Paris ; c'est assez dire que cette viande nourrissante, digestive, agréable est entrée de plus en plus dans notre alimentation. Mais il faut qu'elle soit de 1re qualité. Les anémiques et les tuberculeux auxquels on prescrit de manger de 200 à 300 gr. de viande crue râpée par jour, auront avantage à prendre de la viande de cheval qui, outre son prix modique, ne contient jamais de tœnia ou ver solitaire, si souvent rencontré dans la viande de bœuf.

Disons que cette viande crue *râpée* et non *hachée*, doit être *avalée* par le malade sans la mâcher, elle est alors de digestion facile.

## Cidre

Boisson que l'on fabrique avec du jus de pomme fermenté. Le cidre est populaire en Normandie et est à peu près spécial à cette province, où il fut fabriqué pour la première fois au XIIe siècle. Pour faire de bon cidre, il importe de surveiller la récolte des fruits. Les pommes qui ne sont pas assez mûres manquent de parfum et de sucre et donnent un cidre qui a de la tendance à se *tuer*, c'est-à-dire à prendre une couleur brune dans le verre, aussitôt qu'il y est versé. Les pommes trop mûres ne produisent qu'un cidre de mauvais goût et qui ne se conserve pas. Dans tous les cidres on trouve du sucre en bien plus grande proportion, surtout quand ils sont doux, que dans les vins et les bières. Les cidres récents, les gros cidres sucrés et mousseux se digèrent mal ; ils peuvent causer des coliques, des diarrhées et même de la dysenterie. Le cidre tourne facilement à l'aigre, et il faut le boire aussitôt qu'il est tiré.

Tous les gastralgiques doivent s'abstenir de cidre.

## Concombre

Le concombre est un excellent condiment quand sa saveur fade est relevée par un assaisonnement haut en goût : par le vinaigre, le sel et le poivre. L'art culinaire sait en tirer un bon parti en l'offrant cru, en salade, aux estomacs robustes ; cuit, farci ou en ragoûts gras ou maigres, à ceux moins bien doués sous le rapport des forces digestives.

Dans l'ancienne médecine, on se servait beaucoup de concombre, aujourd'hui on ne l'emploie plus guère que dans la pommade de concombre. C'est à tort que dans la médecine des pauvres on n'emploie plus les graines de concombres qui sont laxatives et diurétiques.

Malades de l'estomac, abstenez-vous des concombres et des cornichons.

## Condiments

On donne ce nom à toute substance ayant une saveur développée, qu'on ajoute ordinairement en petite quantité aux aliments pour en rehausser le goût. Les condiments sont des adjuvants de l'alimentation et favorisent la digestion. Il est certain qu'une alimentation fade, sans aucune espèce de condiment, est non seulement mauvaise, mais encore mal utilisée par l'organisme.

Pour des raisons médicales qu'il serait trop long d'expliquer ici, chez l'enfant, dont la sensibilité est exquise et les sécrétions digestives parfaites, tout condiment est inutile et par conséquent nuisible. Il faut proscrire les condiments avec d'autant plus de soin, que les enfants, en général, en sont très friands. L'adulte pourra faire usage des condiments, surtout lorsqu'il les mélangera à des substances insipides, comme le riz, la pomme de terre, le poisson, etc.

Enfin le vieillard, chez qui la sensibilité émoussée et la torpeur des fonctions sont le prélude de leur cessation absolue, devra chercher à les ranimer à l'aide de condiments un peu plus accentués.

Digestifs à petite dose, à haute dose, les condiments énervent le palais, le blasent, échauffent, constipent, enflamment les organes digestifs et provoqent sur la peau des démangeaisons désagréables.

Les principaux condiments sont : sucre, miel, sel, vinaigre, épices, poivre, moutarde, muscade, vanille, safran, clou de girofle, piment, raifort, céléri, ail, oignon, cumin, anet, anis, genièvre, échalotte, estragon, cerfeuil, persil, sauge, thym, etc.

## Conserves alimentaires

On donne le nom de conserves aux préparations d'aliments altérables dans les circonstances ordinaires et qui, grâce à certains procédés : le fumage la salaison, la dessiccation, l'enrobement de graisse, d'huile, de sucre, de cire, d'eau-de-vie, les antiseptiques, la chaleur, etc., sont susceptibles de se garder pendant un temps fort long.

Les conserves doivent être bien préparées, avoir une odeur agréable, un bon goût, exemptes de moisissures. Les conserves ne valent pas l'aliment frais et peuvent donner lieu à des empoisonnements par leur mauvaise préparation, leur falsification, leur coloration.

Gastralgiques, dyspeptiques et constipés, méfiez-vous des conserves alimentaires.

## Cumin

Le cumin est une plante qui a une odeur très forte et très spéciale, une odeur aromatique très prononcée qui le fait rechercher dans certaines régions. Depuis longtemps il est employé dans la médecine. Les préparations du cumin, rarement usitées aujourd'hui, constituent néanmoins un bon stimulant digestif et un carminatif (c'est-à-dire qui chasse les gaz qui se forment dans l'intestin) assez sérieux. Toutes les personnes qui ont ce qu'elles appellent des vents, feront bien de prendre du cumin. Il est à recommander dans les vertiges d'origine gastrique, dans les coliques venteuses, dans les leucorrhées, l'aménorrhée (règles difficiles). Dans certaines parties du Dauphiné les paysans emploient les semences de cumin pour faire revenir le lait de leurs chèvres ; c'est en se basant sur ce fait que certains médecins l'ont prescrit à des nourrices ayant perdu leur lait à la suite de maladies fébriles.

Aujourd'hui encore, en Angleterre, on emploie des cataplasmes de cumin pour faire dissoudre les humeurs froides, les glandes, les scrofules, etc.

*Mode d'administration.* — Intérieurement on donne le cumin à la dose de 1 à 2 gr. en poudre, ou à la dose de 2 à 4 gr. en infusion.

## Escargots

Les escargots sont une véritable ressource pour les habitants pauvres du Midi. Dans le Nord de la France et aux environs de Paris on recherche l'escargot vigneron. La consommation augmentant de jour en jour, on a créé des parcs à escargots ou escargotières, coins de prés limités par des traînées de sciure de bois, qui empêchent les escargots de se disperser.

Dès l'antiquité l'escargot a été employé en médecine, à l'intérieur et à l'extérieur. Leur décoction, qui contient une si grande abondance de mucilage, qu'elle se prend en gelée, est généralement regardée comme pectorale (*sirop d'escargots*) et on l'administre dans les maladies de poitrine. Dans le Midi il est encore d'usage de faire avaler aux poitrinaires des escargots crus et vivants, extraits de leur coquille.

Le médecin et naturaliste romain, Pline l'Ancien, ordonnait à tous les malades de l'estomac de manger des escargots. C'est juste le contraire que nous recommandons à nos lecteurs, car l'escargot est fort indigeste.

## Fromage

Ce mot sert à désigner un aliment azoté qui se prépare avec le lait des animaux et plus spécialement avec celui de la vache, de la brebis et de la chèvre. L'importance du fromage, au point de vue alimentaire, provient de ce que, sous ses formes si variées, cette préparation, bien que le fond soit le même, ne constitue pas une nourriture monotone. Elle plaît à tous et forme sur la table du riche un appoint dont les gourmets ont vanté l'excellence. Pour le pauvre c'est un aliment favori, dont le goût relevé permet l'ingestion d'une grande quantité de pain et qui n'exige aucune préparation culinaire. Le fromage est donc un aliment de grande importance, surtout pour le paysan, parce qu'en général l'azote manque dans sa ration. Le berger qui élève à grand'peine le bétail pour l'habitant fortuné des villes, se prive de viande, ou ne s'en permet l'usage que rarement. Le laitage au moins lui reste.

Il le consomme naturel ou sous forme de fromage. Le fromage a encore un autre mérite. Sa saveur agit par contraste sur le goût du vin qui paraît meilleur. Il suffit, pour s'en convaincre, de goûter le même vin après avoir mangé des confitures ou tout autre entremets sucré et de répéter l'expérience après avoir goûté du fromage. Dans ce dernier cas, le vin paraît excellent et l'expérience réussit même si bien que, pour déguster un vin au point de vue commercial, il faut bien se garder de procéder à l'opération en mangeant du fromage. Grâce à cette circonstance, la piquette du pauvre lui paraît une boisson passable. Dans les villes le fromage est de fondation au dessert. Les ferments qu'il contient, sa saveur salée et quelquefois de haut goût, sont un stimulant aussi précieux qu'inoffensif pour l'estomac qui se blase. Il est bien préférable aux mets sucrés que l'on sert à la fin du repas et qui sont préférés par les enfants, mais ne conviennent pas à l'estomac adulte. Brillat-Savarin disait qu'un dessert sans fromage est une belle à qui il manque un œil.

Les fromages sont maigres, demi-gras ou gras, selon qu'on les fabrique avec du lait écrémé, du lait naturel, ou du lait auquel on a ajouté de la crème.

On peut également diviser les fromages en fromages frais, à la pie (Gervais, Neufchâtel, double crème, etc.), en fromages salés, à pâte molle (Brie, Camembert) et enfin en fromages à pâte dure et sèche (Gruyère, Roquefort, Hollande, etc.).

## Glace

Certains auteurs attribuent à l'emploi très répandu en Amérique de la glace et de l'eau glacée la grande fréquence des maladies d'estomac qu'on observe dans ce pays ; cette opinion nous paraît exagérée, et s'il existe un danger de l'usage de la glace, c'est plutôt en raison de sa provenance souvent suspecte.

On peut dire que l'usage de la glace pure et des boissons glacées en été est certainement inoffensif, quand il n'y a pas abus, et que la surface de la peau n'est pas couverte de sueur.

Au moment de son introduction dans l'estomac, l'eau glacée soustrait aux parois de cet organe une certaine quantité de calorique et nécessairement tout l'organisme participe à cette déperdition de chaleur ; mais la réaction ne tarde pas à se produire et la muqueuse de l'estomac se trouve vivement stimulée.

On voit donc que l'ingestion d'eau glacée, bien pure, loin de nuire aux fonctions digestives, peut rendre de réels services dans la gastralgie et la dyspepsie atoniques.

Quant aux glaces, leur action est la même que celle de l'eau glacée ; il est bon cependant de ne les prendre que le soir, quand la digestion est déjà assez avancée, ou tout au plus à la fin du repas, au dessert.

Mais après l'ingestion imprudente de glaces ou de boissons glacées, on a observé des gastralgies, des vomissements, de la gastrite aiguë, de la gastro-entérite, de la péritonite et souvent la mort.

Toutes les maladies pulmonaires peuvent également se déclarer en prenant des boissons glacées imprudemment.

On peut résumer de la manière suivante les préceptes hygiéniques propres à prévenir ces accidents :

1° Boire à petites gorgées et conserver le liquide dans la bouche le plus longtemps possible avant de l'introduire dans l'estomac ;

2° Ne pas boire de liquide glacé quand l'estomac est vide, et prendre auparavant une petite quantité d'aliment solide : pain, biscuits, etc. ;

3° Dans les bals et les réunions, éviter de prendre des boissons froides ou du moins accorder la préférence au rhum, qui est légèrement stimulant et offre moins d'inconvénients que les glaces à la crème et surtout que celles aux fruits ;

4° Dans les cas d'accidents provoqués par l'ingestion de liquides glacés, donner de l'eau chaude.

Dans les bals, les effets de la glace sont avantageusement contrebalancés par le vin chaud, le punch, le thé.

## Graisses

Toutes les graisses donnent beaucoup de chaleur à l'organisme et leur emploi serait utile surtout dans les pays froids, si leur digestion était moins difficile et moins laborieuse.

Tous ceux qui souffrent de quelque maladie de l'estomac doivent éviter les graisses sous toutes formes.

## Hareng

On consomme des harengs dans le monde entier et ils forment la base de l'alimentation populaire dans plusieurs pays du Nord ; en Suède et en Norvège, leur abondance est parfois telle qu'ils sont employés pour engraisser les porcs et même pour fumer les terres. Leur chair est savoureuse, légère et de facile digestion. La plus délicate est celle où se trouve la laite ou les œufs.

Les harengs salés sont d'une digestion plus difficile.

## Haricots

Les gousses de haricot renferment une forte proportion d'eau, de sucre, des albuminoïdes et constituent un aliment très sain mais d'une faible valeur nutritive ; on peut en dire autant des semences vertes. Mais il n'en est pas de même des haricots secs; ils sont très nutritifs, grâce à la grande quantité d'azote assimilable qu'ils renferment, mais l'énorme proportion de fécule (60 0/0) qu'ils contiennent les rend difficiles à digérer. On remarque souvent des pesanteurs d'estomac, des gargouillements, du ballonnement et de la diarrhée chez les personnes qui en font la base de leurs repas plusieurs fois par semaine.

Le haricot est moins indigeste en purée, mais ni les enfants en bas âge, ni les convalescents, ni les dyspeptiques ne devront en faire usage.

Les haricots verts en salade constituent de bonnes salades se digérant mieux que les autres, à cause de la cuisson par laquelle ils ont passé. Nous recommandons aux parents de ne donner à leurs enfants des haricots, sous n'importe quelle forme, qu'à partir de l'âge de 5 ans.

## Huîtres

Les anciens, aussi bien que les modernes, regardaient l'huître comme un mets exquis, et on sait l'énorme consommation qu'en faisaient les Romains.

L'huître est un aliment léger et un stimulant pour l'estomac, propre à réparer les forces et facilement assimilable.

L'huître est en même temps un médicament de premier ordre, car elle contient de l'iode, du brome et du chlore. Aussi on recommande l'usage des huîtres dans beaucoup de maladies, notamment dans les affections de l'estomac et des voies digestives, les dyspepsies, le scorbut, la chlorose, le lymphatisme.

Les huîtres cuites, frites dans la poêle, sont au

contraire très indigestes. La soupe aux huîtres est fort prisée en Amérique.

Le bouillon d'huîtres peut être utile aux anémiques et aux chlorotiques.

Les huîtres constituent donc un aliment agréable, sain, de facile digestion, et cette digestibilité augmente encore sous l'influence d'acides faibles : c'est pourquoi on les assaisonne souvent de jus de citron ou d'une sauce faite avec du vinaigre, du poivre et des échalotes hachées. Comme cela se pratiquait déjà chez les Romains, on les mange au commencement des repas pour exciter l'appétit.

Cependant l'ingestion des huîtres peut quelquefois donner lieu à des coliques et à une purgation plus ou moins sérieuse, mais sans que ces accidents aient jamais la gravité de ceux que déterminent les moules.

Il faut se garder d'ouvrir les huîtres à l'avance et surtout de les détacher de la coquille inférieure, ce qui ne doit se faire qu'au moment de les manger.

Dans le cours des mois de juin, juillet, août, c'est-à-dire pendant la durée de ces mois sans r, on ne consomme généralement pas d'huîtres ; elles sont alors maigres et peu savoureuses.

Pour être comestible, il faut que l'huître soit vivante, ce que l'on reconnaît aux mouvements de rétraction qu'on observe, quand on la touche avec un couteau.

## Lait

Peu d'aliments ont une importance aussi grande dans l'alimentation ; on a calculé que chaque habitant de Londres en consomme 40 litres par an ; à Paris 60 litres environ. C'est un aliment complet, puisque l'homme peut vivre uniquement de lait additionné de pain. Le lait contient tous les principes nécessaires à la nutrition des différents éléments de notre organisme.

Facilement digéré par l'estomac et ne fatiguant pas l'organisme, le lait est fortement recommandé par les médecins dans une foule de cas : dans les maladies de l'estomac, du foie, des voies urinaires, du cœur, dans le diabète et l'albuminurie. Chacun sait que le lait occupe une grande place dans l'alimentation des fiévreux ; mais avant de forcer un malade à boire du lait, il faut se rendre compte de son tempérament, certaines natures ne pouvant le supporter, le lait leur donnant ou de la constipation ou de la diarrhée.

Pour faciliter la digestion du lait, on peut y ajouter soit de l'eau de chaux (12 cuillerées à soupe par litre de lait) soit de l'eau de Vichy (1 verre par litre). Malheureusement, le lait de Paris n'a pas la même valeur nutritive, quand il n'est pas nuisible. Les vaches enfermées dans de mauvaises étables, respirant un air empesté, nourries avec une alimentation spéciale qui augmente la quantité, mais diminue la qualité du lait, deviennent rapidement anémiques et tuberculeuses. La mortalité enfantine si élevée dans les grandes villes est due pour une bonne part à la mauvaise qualité du lait, que des commerçants peu scrupuleux ont soin d'écrémer, et souvent d'additionner d'une eau non stérilisée, source de toutes les diarrhées infantiles.

*Le moyen le plus simple pour reconnaître si le lait est pur ou non*, est de prendre une aiguille d'acier à tricoter qu'on frotte bien pour n'y laisser adhérer aucune matière grasse. On la plonge ensuite dans le lait et on la relève verticalement. Si le lait est pur, il en restera une goutte à la pointe.

S'il n'en reste pas, il y a fort à parier que le lait a été allongé d'eau. Rappelons aux cultivateurs que le trèfle, les foins riches en labiées, l'anis, etc., donnent au lait un goût et un parfum agréables. L'absinthe, le genêt, les pousses de sureau, l'artichaut, le colza, les drèches, le tourteau, les pommes de terre germées, lui communiquent des saveurs déplaisantes, quelquefois amères.

*Laits de chèvre, de brebis, d'ânesse, de jument.* — Les laits de chèvre et de brebis sont plus crémeux, plus nourrissants que celui de la vache, mais sont aussi d'une digestion plus difficile et peu recommandés aux personnes malades de l'estomac.

Les laits d'ânesse et de jument se rapprochent singulièrement du lait de femme par leur composition et la nature de leur caséine. Le lait d'ânesse, que sa rareté et son prix élevé met hors de la portée des petites bourses (6 francs le litre à Paris), convient admirablement aux nouveau-nés affaiblis.

*Lait de femme.* — Le meilleur lait pour le développement du nourrisson est celui de la femme; aussi, partout avec raison, encourage-t-on l'allaitement maternel.

Une femme qui allaite sécrète, du 3e au 6e mois, de 1.000 à 1.300 gr. de lait par jour. Une nourriture abondante en albuminoïdes élève surtout les quantités de beurre et de sucre du lait; une nourriture très grasse appauvrit le lait. Les nourrices doivent se rappeler que la plupart des principes médicamenteux qu'elles absorbent passent dans leur lait. Si la nourrice boit de l'alcool, elle le passera par le lait à son nourrisson. Si, pendant la nourriture, les règles réapparaissent, il ne faut point que la femme s'effraie; la sécrétion seule est un peu diminuée et au moment des époques le lait devient légèrement purgatif.

## Maïs

Le maïs est une plante qui appartient à la région de la vigne ; il se plaît dans les plaines chaudes et dans les terres naturellement fraîches ou arrosées artificiellement. Pour les habitants de ces pays, il forme souvent la base de la nourriture. Il est aux pays du Sud de l'Europe ce que la pomme de terre est aux régions plus froides et il a sur cette dernière l'avantage d'être un aliment complet. Un kilogramme et demi de farine de maïs et un peu de fromage suffisent par jour au paysan lombard. Il y a dans le maïs quatre fois plus de substances grasses que dans le blé et c'est la présence de cette matière grasse qui fait du maïs un aliment complet et qui le rend si utile pour l'engraissement des animaux.

La farine de maïs s'emploie sous forme de potages au bouillon ou au lait. Elle sert également à préparer une bouillie épaisse (*gaudes*), une pâte bouillie (*polenta*), une pâte cuite au four (*millias*).

La farine de maïs est utilement employée pour les anémiques et les affaiblis.

## Melon

Le melon comme aliment et sous le rapport de la salubrité, a ses prôneurs et ses détracteurs. En réalité, son degré de digestibilité diffère beaucoup suivant la qualité de sa chair, qui est très variable, et suivant les dispositions de l'estomac qui le reçoit. Un melon bien mûr, bien fondant, bien sucré, d'une odeur suave, doit être réputé digestible. Si, au contraire, sa chair crie sous le couteau et résiste à la dent, si sa saveur est peu sucrée, et surtout s'il a un goût âcre et résineux, il y a chance pour qu'il soit mal digéré.

Toutefois, le melon convient peu aux individus débiles, anémiques, aux convalescents, à ceux dont les fonctions gastriques, languisantes, ont besoin d'être stimulées.

Pour le rendre moins lourd à l'estomac, on le mange avec un peu de sel, de poivre ou de sucre.

Les personnes constipées, mais qui ont un bon estomac, peuvent en manger avec grand profit.

## Miel

Le miel est un aliment sain, digestif, nutritif et savoureux. Les principes aromatiques et les acides qu'il contient lui donnent cette saveur piquante, qui excite les glandes salivaires à une abondante sécrétion. Ce flux de salive et ces acides s'unissent dans l'estomac aux acidités gastriques et favorisent singulièrement la digestion. Ses principes sucrés se consomment dans le foie et entrent dans le sang pour produire de la vie, de la force, de la chaleur, du bien-être. Le sucre ne peut pas lui être comparé, parce qu'il doit subir une transformation spéciale pour passer dans le sang. Il doit être interverti en dextrose et en levulose, tandis que le miel, pur produit de la nature, contient la dextrine aussi bien que la levulose.

Une très petite quantité de sucre peut être intervertie dans l'estomac par l'acide muriatique. Aussi, les malades, les petits enfants surtout, n'ayant souvent que très peu de cet acide dans l'estomac, ne peuvent pas supporter le sucre ; de là, des malaises à l'estomac ou aux intestins, renvois, flatuosités, aigreurs, etc.

Le miel, au contraire, pris même en grande quantité, est pour tous directement et facilement assimilable, et constitue un aliment important pour faciliter les digestions.

Le miel doit donc reconquérir sur le sucre la place que ce dernier a usurpée, et il le fera. Les familles qui sont arrivées à remplacer complètement le sucre par le miel, dans les boissons, dans les pâtisseries, à tous les repas, savent avec quel plaisir il est accepté par l'estomac. Elles voient les enfants, mis au régime du miel, se développer admirablement et échapper aux catarrhes intestinaux, à la dysenterie, etc. Les apiculteurs, d'autre part, savent maintenant considérablement augmenter la production et baisser insensiblement les prix. Bientôt l'usage du miel sera général, à la grande satisfaction de tous, des producteurs et des consommateurs, et ce ne sera pas un des moindres progrès de l'intelligente activité de notre époque.

Quelques cuillerées de miel chaque matin réchauffent les personnes âgées à qui la chaleur naturelle commence à faire défaut. Une cuillerée de miel en se couchant facilite la digestion et appelle le sommeil.

Après chaque repas, une croûte de pain, couverte de beurre et de miel, est le plus efficace des digestifs. Café au lait et café noir au miel, tartines au miel font les délices des gourmets les plus difficiles. Tout cordon bleu qui remplace le sucre par du miel est sûr d'avoir des félicitations.

Le célèbre *T. G. Newmann* (dans son livre : Le Miel, nourriture et médicament), a raison d'écrire ces mots : « C'est une nourriture offerte à l'homme par la nature, toute préparée, extraite goutte à goutte des myriades de fleurs, par un moyen plus délicat que celui qu'emploierait un laboratoire. »

Pollion ne disait-il pas à Julius César qu'il avait gardé la santé jusqu'à la centième année « utens melle », c'est-à-dire « en mangeant du miel » ? Le miel n'est pas un dessert de luxe, mais uné nourriture nécessaire et concentrée. Il accroît la chaleur et la vigueur physique et mentale. Il fortifie les fonctions vitales. Les pâtissiers et les confiseurs devraient l'employer davantage. Les mamans devraient en donner des tartines à leurs enfants.

Le mélange d'eau et de miel après fermentation est une boisson stomacale et agréable qui prend le nom « *d'Hydromel* ».

Mélangé au vin, il devient « *l'Œnomel* ».

## Moëlle

C'est un des meilleurs remèdes pour combattre l'anémie et surtout l'anémie nerveuse (neurasthénie), à condition que les malades à traiter aient un bon estomac. Nous recommandons d'écraser chaque matin une cuillerée à soupe de moelle de veau crue mélangée à du beurre et de faire une tartine que l'on assaisonnera de quelques graines de sel.

## Morue

Poisson de mer, important sous le double rapport de l'alimentation et de la médecine. Les huiles de poissons sont consommées de temps immémorial dans les régions septentrionales des deux hémisphères, tant comme comestible que comme médicament. Depuis des siècles, les Islandais employaient et buvaient avec plaisir l'huile des morues qui abondent sur leurs côtes. L'empirisme populaire avait, de longue date, reconnu aux huiles de poisson des propriétés contre les douleurs névralgiques et rhumatismales, contre les maladies de langueur, mais les médecins n'en faisaient pas leur profit. Ce n'est qu'en 1852 que Bretonneau en répandit l'usage en France.

L'huile de foie de morue est difficile à digérer pour certains estomacs; l'anorexie (c'est-à-dire perte de l'appétit) survient au bout d'un trop long usage; parfois au contraire, dans les premiers jours de traitement, on voit l'appétit augmenter sous l'influence de l'action tonique générale qui ranime les fonctions nutritives.

Du côté de l'intestin, elle est à recommander aux sujets anémiques, enclins à la constipation.

L'huile de foie de morue, comme tous les corps gras, est tout à la fois un aliment respiratoire et un aliment plastique. C'est par instinct physiologique que les habitants de l'extrême Nord recherchent et consomment les huiles de poissons, et remplacent par elles les boissons fermentées qui leur manquent et puisent dans les huiles une source de chaleur qui les aide à résister à leur température glaciale.

L'accroissement du poids des malades soumis à l'huile de foie de morue est un signe de l'utilité du médicament, mais lorsqu'elle n'engraisse pas, elle ne produit guère par ailleurs d'effets favorables.

Cette huile est donc un intermédiaire entre les comestibles et les médicaments. Comme médicament elle est surtout utile contre le rachitisme, la scrofule, la tuberculose et généralement contre toutes les débilités organiques. Dans toutes les maladies osseuses, sous l'administration de cette huile, l'os se nourrit et par suite se reconstitue, non par elle, mais sous l'impulsion d'une action restauratrice de l'état général.

On la donne avec grand profit à tous les tuberculeux, car, en excitant la vitalité du poumon, elle lui donne la force pour résister à l'envahissement du bacille.

Elle est le tonique par excellence des jeunes sujets. On la voit en effet, les relever, les soutenir merveilleusement dans les épreuves d'une dentition difficile, d'une croissance trop rapide.

*A quelle sorte d'huile de foie de morue faut-il donner la préférence ?*

Les huiles foncées, considérées bien à tort comme ayant le plus de propriétés thérapeutiques, mal digérées, doivent être repoussées.

Les couleurs claires ou peu foncées, ambrées, blondes, correspondent aux meilleures qualités d'huile de foie de morue ; l'huile ambrée est la meilleure ; se défier de l'huile blanche, qui a été par trop travaillée.

L'une des principales causes du dégoût qu'inspire l'huile de foie de morue et de son intolérance au début du traitement, est la quantité exagérée qui en est prescrite par certains médecins. Il est bon d'habituer les sujets peu à peu. La mesure ordinaire est la cuillère à bouche ; c'est trop pour commencer, surtout chez les enfants. La cuillère à café suffit au début ; lorsque la répugnance est vaincue, lorsque la tolérance stomacale est assurée, on élève graduellement cette dose jusqu'à une à deux cuillerées. Il ne faut pas dépasser quatre cuillerées par jour.

Il est également d'usage et avec raison, de donner l'huile au commencement des repas. Rien n'est plus logique. D'abord, les premières bouchées alimentaires entraînent les dernières parcelles de l'huile ; ensuite l'huile, mélangée dans l'estomac avec les aliments, se digère, s'assimile mieux et provoque moins de renvois. On pourra la donner avant le café du matin.

Pour avaler l'huile avec plus de facilité, le moyen le plus simple est de se pincer le nez en buvant l'huile et prendre aussitôt une pastille de menthe.

Enfin, chez ceux qui sont tout à fait réfractaires et auxquels il est impossible de faire accepter et tolérer l'huile à aucun moment de la journée, nous conseillons de la leur donner à l'heure du coucher. Le sommeil intervenant, la digestion de l'huile s'opère pendant la nuit, facilitée par le décubitus horizontal et l'immobilité.

Le traitement ne doit pas se faire sans interruption. Dès qu'il amène la perte de l'appétit, il cesse de nourrir et l'indication est de le suspendre. On le reprend une dizaine de jours après.

Pendant l'été, l'estomac est enclin à languir et à montrer peu d'appétence pour les aliments, il est donc préférable de cesser de prendre de l'huile de foie de morue.

## Moules

Les moules, dont l'emploi comme aliment remonte à une très haute antiquité, sont d'une digestion assez difficile, surtout quand la cuisson les a durcies ; elles ne conviennent qu'aux estomacs vigoureux et riches en suc gastrique.

L'usage alimentaire des moules amène quelquefois des accidents plus ou moins sérieux. Quatre ou cinq heures après l'ingestion, surviennent des malaises, de l'anxiété épigastrique, de la soif, de l'appression ; puis des vomissements, de la diarrhée, des syncopes. Un sentiment de froid se répand dans tout le corps, surtout aux extrémités ; il y a des frissons. De plus, se joint à cela une vive démangeaison à la peau avec accompagnement d'*urticaire*, petites taches d'un rouge sombre, sans élevure, irrégulièrement arrondies.

Donner un vomitif si les accidents sont récents ; un laxatif s'ils datent de plusieurs jours. Faire boire ensuite des boissons acidulées ; l'eau vinaigrée jouit à cet égard d'une vieille réputation.

## Moutarde

Les bonnes moutardes de table sont faites, les unes avec la fleur de moutarde noire, les autres avec la graine de moutarde blanche. Les premières sont plus piquantes ; les secondes sont plus douces et conviennent aux personnes dont l'estomac est irritable.

L'usage de la moutarde offre plus d'avantages que d'inconvénients. En effet, c'est un assaisonnement de nos mets, qui relève la fadeur des uns et facilite la digestion des autres. Sa principale propriété paraît être d'exciter, à la surface du tube digestif, la sécrétion des sucs destinés à la dissolution des aliments. Elle accompagnera les viandes difficiles à digérer, les charcuteries, les viandes salées et fumées, le homard, etc. La moutarde a également une influence pour les selles ; aussi, tous les constipés doivent user largement de moutarde à leur repas. Ce condiment convient dans tous les cas d'anorexie (manque d'appétit), de langueur, de paresse des fonctions digestives, il éveille l'appétit et l'entretient pendant les repas , il agit comme stomachique pendant la digestion.

C'est un bon moyen pour rendre de l'appétit aux convalescents.

## Mouton

La viande de mouton est la plus estimée des viandes de boucherie après le bœuf ; elle est moins nutritive, mais plus savoureuse et de digestion plus facile. On rencontre rarement dans la viande de mouton (comme dans celle du cheval également) les œufs du tœnia. Aussi, les malades, auxquels on prescrit de la viande crue, hachée, feront-ils bien de prendre celle du mouton.

## Navet

La racine de navet est fort employée comme aliment. Assez fortement sucrée, elle est assez nutritive et plus digestible qu'on le croit généralement, à la condition pourtant d'être bien cuite, car sa fibre est dure. Mélangé aux autres légumes, il donne un excellent goût au bouillon.

Une pratique assez usuelle à la campagne est de creuser dans un navet (comme on fait aussi dans le radis noir) une cavité qu'on remplit de sucre et on donne aux enfants qui toussent 4 cuillerée à café par jour de ce sirop qui passe à travers le navet, mélangé à une infusion de fleurs pectorales.

## Noisette

Fruit fort répandu dans les régions tempérées ; les noisettes fraîches sont très nourrissantes et ont un goût exquis, mais elles sont indigestes ; il en est de même des noisettes sèches fort mal supportées par les estomacs délicats.

L'huile de noisette peut remplacer l'huile d'amandes douces. On dit que l'huile de noisette fait repousser les cheveux.

## Noix

Le noyer est un des plus beaux de nos arbres ; les feuilles, qui sont d'un beau vert, ont une odeur forte, aromatique, mais il est absurde de dire qu'il est dangereux de s'endormir à leur ombre, ou que leur ombrage donne la fièvre.

Les femmes emploient la feuille du noyer pour combattre les fleurs blanches et non sans succès.

Les noix fraîches ou sèches sont difficiles à digérer, à cause de la matière grasse, huileuse qu'elles contiennent.

On fait avec le brou de noix une excellente liqueur tonique et digestive, qui, prise en petite quantité, après le repas, favorise la digestion.

On fait également de l'huile de noix qui remplace l'huile d'olive, mais qui rancit fort rapidement.

## Œufs

Comme le lait et, à beaucoup d'égards comme le raisin, l'œuf a une grande puissance alimentaire, parce qu'il offre à l'action digestive, sous une forme simple, des matières albuminoïdes, des matières grasses, du sucre et des sels semblables à ceux qui entrent dans la composition du sang. L'albumine y est presque en aussi grande proportion et les matières grasses en proportion plus élevée que dans la chair musculaire du bœuf.

L'œuf est donc un aliment complet. Si l'on veut conserver à l'œuf toute sa digestibilité, il importe de le manger cru, légèrement chauffé au bain-marie (*à la coque*). En cet état, le blanc et le jaune sont rapidement attaqués par le suc gastrique. C'est avec le lait l'aliment des convalescents, de ceux surtout qui relèvent d'une affection gastro intestinale aiguë.

Il convient en général si l'on veut manger les œufs *sur le plat* ou en omelette, de ne pas laisser durcir la partie albumineuse. Une bonne préparation culinaire est celle des *œufs brouillés peu cuits*, parce que l'albumine y restant très divisée, offre plus de prise à l'action du suc digestif.

Quant on veut conserver des œufs pendant quelque temps, on peut se contenter de les enfouir dans du blé, de l'avoine, des cendres, du son mêlé de sel gris, ou de les disposer sur des lits de paille, la pointe en bas, ou encore, aussitôt après la ponte, de les plonger pendant quelques secondes dans l'eau bouillante. Pour une conservation plus durable, on les tient plongés dans de l'eau de chaux étendue et additionnée de crème de tartre.

La coquille d'œuf écrasée, réduite en poudre, remplacée aujourd'hui par le carbonate de chaux, prise à la dose de 2 grammes avant le repas, rend des services réels dans les cas de gastralgie.

Le blanc d'œuf peut servir à une excellente préparation contre la diarrhée. Pour cela, on bat 4 blancs d'œufs dans un litre d'eau versée lentement, on enlève la mousse formée, on ajoute du sucre ou du sirop (si l'eau n'a pas été sucrée préalablement), de l'eau distillée de fleur d'oranger, une douzaine de gouttes de laudanum de Sydenham. A prendre par petites tasses, tiédies au bain-marie.

Le jaune d'œuf est la partie la plus nourrissante de l'œuf et aussi la plus facile à digérer. On le donnera donc aux enfants, aux convalescents, aux malades de l'estomac, surtout délayé dans du lait ou du bouillon.

C'est dans le jaune que se rencontre la *lécithine*, substance grasse et phosphorée qui sert surtout pour le développement de nos tissus osseux et nerveux et qui augmente la puissance nerveuse et génitale.

*Le sirop d'œufs*, facilement digestible, est ordonné aux sujets affaiblis par une longue maladie ; il se prépare en additionnant de sucre et d'un peu de sel une émulsion d'œufs, blanc et jaune ; on aromatise avec de l'eau de fleur d'oranger.

*Pour déterminer l'âge d'un œuf*, on fait dissoudre 125 grammes de sel de cuisine dans 1 litre d'eau pure, et, lorsque la solution est complète, on y plonge l'œuf dont on veut connaître l'âge ; si l'œuf est du jour, il se précipite au fond du vase ; s'il est de la veille, il n'en atteint pas le fond ; s'il a plus de cinq jours, il vient à la surface, et la coque ressort d'autant plus que l'œuf est plus âgé.

## Oie

L'oie, au point de vue alimentaire, a longtemps occupé le premier rang parmi les oiseaux de basse-cour. Elle est aujourd'hui moins prisée que le dindon, dont la chair est plus délicate et plus savoureuse.

La chair de l'oie domestique est assez tendre, lorsque l'animal est jeune ; mais elle est noire, fibreuse, difficile à digérer à cause de l'abondance de graisse qu'elle renferme.

C'est en engraissant l'oie qu'on obtient un foie gras, avec lequel on confectionne le pâté si renommé.

Le pâté de foie gras ne peut convenir qu'aux estomacs robustes.

# Pain

Le pain, la viande et le vin représentent par excellence les aliments de l'homme civilisé ; mais, dans cette liste, le pain occupe le premier rang, en raison de la facilité relative avec laquelle on se le procure, et de sa composition chimique, qui révèle en lui un aliment complet, susceptible, à lui seul, de soutenir pendant longtemps l'existence. Cependant il faut reconnaître qu'à lui seul, il finirait par devenir insuffisant, car, en ne mangeant que du pain, l'homme perd chaque jour quelques grammes d'azote. Avec le pain, il est nécessaire d'ajouter quelques substances grasses et albuminoïdes que nous trouvons dans le lait, les œufs, le fromage. Aussi les parents doivent-ils insister pour que leurs enfants mangent du pain avec tous leurs plats.

La croûte est plus nourrissante et plus digestible que la mie.

Quelques personnes ne peuvent pas digérer le pain frais, mais la majorité des consommateurs le préfèrent. Il passe pour être moins économique ; aussi, dans certains établissements, a-t-on le soin de ne distribuer que du pain rassis. L'économie n'est en réalité qu'apparente.

Dans les campagne le pain est en général grossier. Comme on ne cuit que tous les huit ou douze jours, on a l'habitude d'ajouter à la farine un huitième de farine de seigle, ce qui le rend plus facile à garder, et moins désagréable quand il est rassis.

Il y a différentes espèces de pain : le *pain blanc*, le plus facile à digérer.

Le *pain complet* préparé avec tous les produits de la mouture, plus nutritif que le précédent, mais d'une digestion plus difficile ; le *pain de seigle*, savoureux et rafraîchissant, mais également plus difficile à digérer.

Le *pain de blé noir ou sarrasin* fort lourd à l'estomac.

*Qualités d'un bon pain :* il doit être levé, léger, avoir de grands yeux, une odeur agréable, une croûte sonore, jaunâtre, une mie élastique.

Il faut bien mâcher le pain.

## Pâtes alimentaires

Ce nom sert à désigner les différents produits (macaroni, vermicelle, pâtes d'Italie) que l'on fabrique avec la farine de blé, et qui sont fort nutritifs, à condition qu'ils soient faits avec de bonnes farines et qu'elles ne soient pas trop vieilles.

## Pâtisserie

Les pâtisseries sucrées (brioches, galettes, etc.), ne doivent pas être prises entre les repas, les gâteaux secs sont préférables. Les pâtisseries grasses doivent avoir une pâte très levée. On emploie le savon pour rendre les pâtisseries fondantes. Règle générale : éviter les pâtisseries, car elles sont souvent altérées, mal faites ou faites avec des produits avariés.

## Pêche

La pêche est un fruit fin et délicat qui constitue un dessert superbe et appétissant. La pêche se mange en nature soit avec un peu de sucre et de vin ou bien en compote. On a dit à tort que la pêche est indigeste ; elle n'affecte en réalité l'estomac qu'autant qu'on en abuse.

Elle n'est guère susceptible que d'un seul reproche : celui de relâcher parfois l'intestin. Et ce n'est pas un mal chez tant de sujets constipés.

On peut recommander ce fruit aux goutteux, aux arthritiques en général, aux bilieux, aux diabétiques qui n'ont pas beaucoup de sucre dans l'urine, parce qu'il n'est pas très sucré par lui-même.

En Amérique, on fait un vin et une eau-de-vie de pêche. On peut faire soi-même cette eau-de-vie, en mettant 25 gr. d'amandes écrasées, infuser pendant un mois dans un litre de bonne eau-de-vie.

## Raisin

Tout le monde connaît les usages du raisin et les produits qu'il fournit à la vie domestique ; il donne le vin, le vinaigre, l'alcool et le tartre. En outre, frais, conservé et séché, il sert d'aliment à l'homme. Les qualités recherchées pour la table sont tout à fait opposées à celles que doit avoir le raisin dont on veut tirer du vin. En effet, le meilleur raisin à manger, le chasselas de Fontainebleau, ne produit que du vin détestable.

Si l'on désire manger le raisin dans la vigne il faut le cueillir bien mûr ; mais le raisin cueilli la veille est meilleur que celui que l'on mange au pied de la vigne, parce qu'il a perdu un peu de la surabondance de son eau de végétation et que le sucre s'y est développé. C'est pendant la plus grande chaleur du jour qu'il faut cueillir le raisin destiné à être mangé le lendemain.

En médecine, depuis longtemps déjà, on ordonne la *cure de raisin* pratiquée à l'étranger, beaucoup plus qu'en France, qui est le pays du raisin par excellence. On n'emploie pas indifféremment les diverses variétés de raisin ; on les choisira suivant la cure que l'on désirera obtenir. Ainsi le raisin d'une vigne, quelle que soit son espèce, dont les racines sont dans un sol argileux et dans un pays froid et humide, est aqueux, peu sucré et sensiblement acide. Le raisin d'une telle provenance est laxatif, purgatif.

Ce sera l'effet diamétralement opposé que donnera l'ingestion du raisin provenant d'un terrain ferrugineux, surtout si sa couleur est presque noire. Aussi, par son usage, obtient-on un renouvellement des forces, accompagné d'une constipation qui n'était pas habituelle. Les raisins mûris dans un sol basaltique, granitique et surtout volcanique, sont diurétiques, mais toujours excitants ; ceux qui viennent dans une terre fraîche sont peu aromatiques et en général dépressifs.

Voici comment se fait la cure de raisin : Les malades qui peuvent marcher se rendent à la vigne dès le matin avant que le soleil fasse disparaître l'humidité qui recouvre les grains, au moment où ils ont toute leur *fleur*. Là ils doivent commencer leur traitement par une quantité de raisins qui varie au début de 500 gr. à 1 kilog. Cette dose doit être progressivement augmentée, de façon qu'au bout de 15 à 20 jours, les malades en absorbent de 3 à 4 kil. par jour.

Les malades qui n'ont pas besoin d'un effet purgatif ou diurétique, rejettent la peau et les pépins des graines de raisin.

Par la cure de raisin, l'appétit est augmenté, on a une sensation de bien-être, de souplesse et d'agilité qui n'est pas habituelle. Les urines sont beaucoup plus abondantes. Le tissu graisseux prend également un développement marqué, car le raisin engraisse.

La cure de raisin convient à toutes les personnes qui ne jouissent pas de l'intégrité de leurs fonctions digestives, à toutes celles qui doivent être légèrement et longtemps purgées par un moyen qui peut être impunément employé même pendant plusieurs mois ; à toutes celles qui souffrent d'une diarrhée incoercible.

Les laryngites, bronchites, phtisies même, tireront profit de cette cure. Les anémiques, les goutteux, les scrofuleux, les chlorotiques, feront bien d'essayer cette médication.

Cette cure est contre-indiquée chez les personnes déjà trop grasses, ou chez celles qui ont une tendance marquée à le devenir. Pendant la période des règles, la femme doit s'abstenir de cette cure. La durée du traitement par le raisin doit être de trente jours au moins, et souvent de deux mois.

---

# Quelques conseils pour reconnaître facilement la falsification de quelques produits alimentaires.

*Beurre.* — Pour reconnaître si un beurre contient des produits falsifiés, on prend 30 gr. de beurre que l'on fait fondre au bain-marie dans 300 gr. d'eau. Les produits falsifiés se déposent au fond.

Pour reconnaître si le beurre contient de la margarine, on n'a qu'à en faire fondre une certaine quantité : s'il est pur, il est clair et limpide, s'il contient de la margarine il est trouble.

*Lait.* — Peu de substances sont aussi falsifiées que le lait, surtout dans les grandes villes.

On fait bouillir le lait, s'il contient de l'amidon, il brûle en laissant de petits grumeaux au fond de la casserole.

Plus un lait contient d'eau, plus il est bleuâtre. Pour reconnaître la présence de l'eau, Margeot conseille de faire évaporer le lait au bain-marie, 200 gr. de lait doivent donner 25 gr. d'extrait sec de matière solide ; moins il y a d'extrait sec, plus le lait contient de l'eau.

*Vin.* — On peut dire que tous les produits chimiques ont été mis à contribution pour fabriquer les affreux liquides vendus sous le nom de vins et dans lesquels il y a de tout, sauf du jus de raisin.

Pour reconnaître si un vin est falsifié, achetez chez le pharmacien ou le droguiste un bâton de craie albuminée, versez une goutte de vin sur ce bâton, s'il est falsifié, il laissera une tache verdâtre, violacée ou rose (Margeot).

Pour reconnaître si un vin est mouillé, versez un peu d'oxalate d'ammoniaque dans le vin, s'il est mouillé, il se forme un précipité abondant (Margeot).

## Quelques recettes domestiques

AMPOULES. — *La science en famille* donne la formule suivante :

On recouvre l'ampoule d'une pommade composée de :

| | |
|---|---|
| Savon blanc .................. | 30 gr. |
| Saindoux .................. | 20 gr. |
| Alcool camphré .............. | 20 gr. |
| Vinaigre camphré ............ | 20 gr. |

Après avoir coupé finement le savon, on le mélange au saindoux, on fond le tout au bain-marie, on ajoute l'alcool et le vinaigre et on remue le tout bien soigneusement.

APPARTEMENTS. — Il faut toujours désinfecter un appartement dans lequel des malades ont séjourné. Il suffit de répandre sur le plancher, les murs et les plafonds, une solution saturée de sulfate de fer.

Pour se débarrasser des mites, des teignes ou de tout autre insecte infestant un logement, il suffit de brûler dans un vieux plat de la poudre de pyrèthre, en ayant soin de fermer les fenêtres.

BAINS. — Le bain froid est utile à tous, surtout aux personnes nerveuses. Il faut réagir contre cette crainte de l'eau froide qu'ont encore beaucoup de gens.

*Bain aromatique.* — *Clément* donne une bonne formule. On prend de la sauge, thym, romarin, hysope, 1.200 gr. ; eau 13 kilogr. On laisse infuser le tout pendant 12 heures, on passe et on verse dans le bain. Ce bain aromatique est en même temps fortifiant.

*Bain pour adoucir la peau.* — Ce même auteur recommande de prendre quelques poignées de fleurs de bouillon-blanc et de mauve ou guimauve; 6 bonnes poignée de bourrache (toute la plante); 3 kilog. de son, 4 kilog d'orge mondé et 2 kilog. de graines de lin. On fait bouillir le tout pendant une heure dans une quantité suffisante d'eau. On passe à travers un linge et on verse la décoction. On reste assez longtemps dans ce bain et la peau devient douce et satinée.

*Bain de pieds sinapisé.* — On met 20 gr. de farine de moutarde dans un seau d'eau, il faut le prendre très chaud.

*BAROMETRE.* — Inutile d'en acheter un : une toile d'araignée vous renseignera aussi bien. A l'approche de la pluie et du vent, l'araignée raccourcit les fils de sa toile jusqu'au retour du beau temps. Plus les fils sont longs, plus longue sera la durée du beau temps.

BEURRE. — Veut-on savoir si le beurre a été *colorié artificiellement ?* Prenez de l'alcool, faites-y fondre un peu de beurre. L'alcool restera incolore si le beurre n'a pas été colorié ; dans le cas contraire, l'alcool sera teinté et il se formera au fond du tube un dépôt de la même couleur que le produit employé.

*Pour conserver du beurre frais.* — M. Pierre Joigneaux indique un moyen fort simple.

On remplit de beurre un petit vase de grès, en ne laissant que quelques centimètres de vide au-dessous des bords ; on retourne le pot sur une assiette creuse, dans laquelle on verse de l'eau jusqu'aux bords. On renouvelle cette eau tous les jours.

La méthode Appert nous donne le moyen de conserver du beurre frais très longtemps.

On prend du beurre frais, bien lavé et essuyé sur un linge. On l'introduit dans une bouteille en le coupant par petits morceaux, on le tasse bien pour ne laisser aucun vide. On remplit la bouteille jusqu'à une hauteur de 0 m. 10 de l'entrée. On bouche hermétiquement et on la met dans un bain-marie jusqu'à ébullition. On la retire quand le bain s'est refroidi.

CORPS ARRETES DANS LE GOSIER. — Faire ouvrir la bouche, abaisser la langue avec une cuillère et essayer d'enlever le corps étranger avec les doigts ou une pince. En attendant l'arrivée d'un médecin, on peut aussi administrer un bon vomitif.

CHAPEAUX (Nettoyage des). — Qu'ils soient en feutre ou en soie, pour les nettoyer et enlever les taches de graisse, on les frotte avec un linge de flanelle imbibée de benzine.

Pour nettoyer les chapeaux de paille, on se sert de jus de citron.

CHAUSSURES. — *Le Soleil du Dimanche* dit :

« Quand on rentre au logis avec des chaussures mouillées, on doit les retirer et les remplir d'avoine sèche. Ce grain absorbera la moindre humidité, il gonfle et tend la chaussure, l'empêchant ainsi de perdre sa forme et de durcir. Il faut se garder d'approcher la chaussure du feu.

Le lendemain on retire l'avoine et on la fait sécher pour une autre occasion. On peut avec le même succès bourrer les chaussures de papier. On assouplit les grosses chaussures de chasse en les exposant à la fumée du genêt et en les frottant d'huile d'olive ou de saindoux. Quand on veut empêcher les chaussures de craquer, on enduit les semelles d'huile de lin, la semelle absorbe cette huile. Ce procédé met les semelles en état de résister à l'eau.

*Chaussures jaunes.* — On lave les chaussures avec un mélange composé de neuf parties d'alcool et d'une partie de glycérine. On les saupoudre ensuite avec de la terre de Sommières, on les laisse sécher et on les essuie avec un linge.

*Chaussures vernies.* — On les lave avec du lait. Cela les empêche de se fendiller.

COUSINS (Les recettes du siècle). — On place la nuit dans la chambre une lampe allumée entourée d'un verre qu'on a enduit de miel délayé dans un peu de vin. Tous les cousins viennent s'y engluer.

Pour calmer la cuisson occasionnée par des piqûres de moustiques, il suffit d'appliquer de l'ammoniaque liquide.

DENTS (Les recettes du siècle). — Le sel de cuisine ordinaire est excellent pour enlever le tartre des dents et pour raffermir les gencives.

Clément donne la formule d'une poudre dentifrice excellente : On réduit en poudre très fine 20 gr. de croûtes de pain, qu'on aura fait brûler ; on y ajoute 15 grammes de sucre en poudre et 6 centigrammes de sulfate de quinine. On mélange le tout et on le met dans un endroit bien sec.

EAU (moyen d'avoir de l'eau fraîche). — Clément donne ce procédé : On remplit une carafe d'eau qu'on place dans une assiette creuse pleine d'eau. On entoure la carafe d'un linge mouillé, dont les bords retombent dans l'assiette et on expose cette assiette au soleil. Par suite de l'évaporation, plus la chaleur sera grande, plus l'eau de la carafe sera fraîche.

*Moyen de reconnaître une eau pure.* — On met dans une bouteille un demi-litre d'eau, on y fait dissoudre une cuillerée de sucre blanc bien pur et on la laisse bouchée dans un endroit chaud. Si au bout de 48 heures l'eau est devenue trouble et laiteuse, elle est impure ; dans le cas contraire, elle est transparente.

FLANELLE. — Pour nettoyer une flanelle sans la rétrécir ni la jaunir, on prépare un bain tiède d'eau savonneuse, on ajoute à ce bain une demi-cuillerée d'ammoniaque par litre d'eau, on laisse tremper la flanelle pendant 12 heures, on la frotte ensuite dans l'eau pour ne pas la fouler, on rince jusqu'à ce que l'eau du rinçage soit claire, on essore la flanelle dans un linge, et, après l'avoir bien secouée, on la fait sécher à l'arbre. (Recettes du siècle).

FOURMIS. — On les détruit en versant du pétrole sur leur passage et dans tous les trous d'où elles sortent.

Ou bien on met sur leur passage un verre rempli à moitié d'eau miellée. Attirées par le miel elles descendent dans le verre et s'y noient. En renouvelant souvent ce moyen, on finit par les détruire toutes.

Pour préserver les arbres, il suffit de verser aux pieds un mélange de suif, de mauvaise graisse ou d'essence de térébenthine.

*Le Journal d'Agriculture pratique* donne la recette suivante : « Émietter du borax, en le mélangeant de sucre en poudre, et le répandre partout où passent les fourmis. »

L'acide phénique les chasse aussi des habitations (Recettes du siècle).

GUEPES. — Pour les détruire, il faut attendre la brume pour qu'elles soient toutes rentrées ; on verse ensuite un verre de pétrole par l'ouverture du nid, qu'on bouche ensuite avec de la terre. Le pétrole asphyxie les guêpes et tue les larves et les œufs.

IVRESSE (moyen de la combattre). — Donner à toute personne ivre la portion suivante :

| | | |
|---|---|---|
| Eau ............................ | 100 | grammes |
| Eau de menthe .................. | 15 | — |
| Ammoniaque liquide............ | 15 | — |

à reprendre en 2 ou 3 fois.

LAIT. — Pour l'empêcher d'aigrir, on met une cuillerée de teinture de raifort dans chaque terrine.

Pour conserver longtemps, on ajoute 1 gramme d'acide borique par litre.

Pour reconnaître si un lait est additionné de farine ou de fécule, verser de la teinture d'iode dans le lait, s'il prend une couleur bleue, c'est qu'il contient de la fécule ou de la farine (Clément).

LEGUMES. — Beaucoup d'eaux de puits empêchent la bonne cuisson des légumes. Pour y remédier, dans un vieux linge on fait un nœud de la grosseur d'un œuf qu'on remplit avec des cendres de bois. On met cela dans la marmite avec des légumes.

Ou bien on ajoute 2 gr. de sous-carbonate de potasse par seau d'eau.

LIMACES. — M. Hardy, de l'école d'horticulture de Versailles, recommande ce moyen, pour détruire les limaces : « On étend du beurre rance ou de la mauvaise graisse sur des petites planchettes ou des feuilles de choux ; quand arrive le soir, on pose ces appâts dans le jardin ; le lendemain matin on les trouve couvertes de limaces que l'on écrase.

MAINS. — Pour rendre la peau des mains douce, voici un moyen fort peu coûteux :

On fait cuire des pommes de terre très blanches et très farineuses. On les pile, on les écrase et on les délaie dans un peu de lait. On se frotte les mains avec cette pâte, le résultat est merveilleux.

Pour les personnes dont les mains sont gâtées par les travaux de cuisine, lavage de vaisselle, etc., pour se débarrasser de toutes ces matières grasses, elles n'ont qu'à se frotter les mains avec de la vaseline.

POUR LES GERÇURES (Recettes du siècle). — On mélange 100 gr. de saindoux bien blanc et bien frais avec 2 jaunes d'œufs et 2 cuillerées à bouche de miel. On bat le tout et on incorpore assez de farine d'amande ou de seigle pour en faire une pâte épaisse, dont on s'enduit les mains en se couchant.

MOUCHES. — Clément conseille de faire tremper pendant une semaine une botte de poireaux coupés en petits morceaux et de laver avec cette eau les objets qu'on veut préserver des mouches.

On fait fuir les mouches en plaçant un morceau de camphre sur du charbon ou sur un fer rouge.

MOULES. — Pour se garantir des mauvaises moules, il n'y a qu'à les mettre pendant six heures dans de l'eau ordinaire, qu'on renouvellera 5 à 6 fois. Mettre ensuite du vinaigre dans leur assaisonnement.

ŒUFS. — *Pour reconnaître si un œuf est frais* il n'y a qu'à le secouer dans le sens de sa longueur. Si l'on ne perçoit aucun choc intérieur, c'est que l'œuf est frais.

Ou bien on met 10 gr. de sel dans 100 gr. d'eau. On y plonge l'œuf s'il est frais il tombe au fond ; il surnage s'il est vieux.

Pour conserver les œufs, il faut empêcher la pénétration de l'air. On les met donc dans des vases remplis de son, de sable sec ou de poussière de charbon.

Pour les conserver longtemps, il n'y a qu'à les mettre dans un vase rempli d'eau de chaux, placé dans un endroit frais.

ORTIE. — Clément dans son *Manuel des Familles* donne sur cette plante une page si curieuse que nous allons la citer intégralement : « Depuis longtemps déjà, la Suède regarde cette plante comme un excellent fourrage et partout dans cette contrée, elle est cultivée en grand. C'est, en effet, une ressource précieuse pour l'agriculture ; car d'une part, l'ortie pousse partout ; d'autre part, elle est plus précoce que tous les autres fourrages. Les vaches la recherchent avec avidité. On a remarqué comme fait curieux que toutes celles qui s'en étaient spécialement nourries fournissaient un lait plus abondant en quantité et plus savoureux en qualité. La caséine augmente et le beurre est plus agréable au goût. C'est vrai que ces animaux dédaignent les orties trop récentes dont ils redoutent les piqûres, mais le cultivateur n'a qu'à prendre la légère précaution de les laisser se faner quelques heures avant de les mêler aux aliments des bestiaux.

Quand on met des orties cuites ou hachées dans la pâtée des poules, celles-ci fournissent des œufs en plus grande quantité. Les dindonneaux étant très délicats à élever et demandant beaucoup de soins, voici la meilleure manière de les nourrir : on leur donne des feuilles d'orties cuites hachées menu avec des jaunes d'œufs durcis ; puis on leur fait prendre un remède qui les préservera des maladies auxquelles ils sont sujets. Ce remède est composé de quatre poignées de feuilles d'orties fraîches, de deux de fenouil, qu'on fait cuire ensemble pour hacher bien menu avec cinq jaunes d'œufs, trois poignées de son et huit grammes de fleur de soufre.

Les feuilles d'orties fournissent un mets très délicat lorsqu'elles sont jeunes. Les maquignons font entrer les graines dans la nourriture des chevaux pour leur donner un air vif et un poil brillant ; les racines de cette plante, qu'on fait bouillir en y joignant un peu d'alun et de sel commun, donnent une belle couleur jaune.

PIGEON. — Pour détruire la vermine des pigeonnières voici le remède indiqué par un journal américain : On prend des plâtres de démolition, on les écrase finement et on met la poudre dans le pigeonnier. Les oiseaux viennent s'y battre avec joie et au bout de peu de temps toute la vermine a disparu.

PLANTES ET FRUITS. — Voici quelques qualités de fruits, nous ne parlerons pas des plantes, dont nous avons longuement parlé dans un précédent chapitre :

*Laxatifs.* — Les figues, les prunes, les mûres, les dattes, les oignons.

*Astringents.* — Les grenades, les mûres de ronces, les framboises, l'épine vinette.

*Diurétiques.* — Les raisins, les fraises, les groseilles à maquereau, les graines de melon.

*Réfrigérants.* — Les groseilles ordinaires, les coings, le melon.

*Sédatifs de l'estomac.* — Les citrons et les pommes.

Prise à jeun le matin, l'orange est un laxatif.

Les grenades sont excellentes pour le gosier et la luette.

Les figues ouvertes et fendues sont d'excellents cataplasmes pour les brûlures et les petits abcès.

Les fraises et le citron sont utiles contre le tartre des dents.

Les pommes sont utiles contre les nausées et les vomissements de la grossesse.

Le coings en infusion dans de l'eau bouillante donnent une excellente lotion pour les maladies des yeux.

POINTS NOIRS DU NEZ ET DU VISAGE. — Ils sont occasionnés par la présence d'un petit parasite. On l'extirpe en pressant le point noir entre les ongles. Il faut ensuite laver la peau avec une solution légèrement alcaline. Ou mieux après l'extirpation, laver toutes les parties atteintes avec :

| | |
|---|---|
| Eau .................... | 200 gr. |
| Borax .................. | 5 gr. |
| Ammoniaque ........... | 5 gr. |

Ce lavage débarrasse la peau de tous les œufs du parasite qui pourraient se trouver sur la peau.

POIREAUX OU VERRUES (Clément). — On guérit les poireaux en prenant un morceau de sel ammoniac qu'on humecte avec un peu d'eau, puis on s'en sert deux ou trois fois par jour pour frotter le poireau. On répète les frictions jusqu'à ce que les poireaux soient détruits.

POULES (Moyen de les faire pondre en hiver) (Recettes du siècle). — Vers la fin d'octobre on les enferme dans un lieu demi-obscur et bien abrité contre le froid ; on les nourrit exclusivement, le matin, avec une pâte faite avec du chènevis pilé, du son d'orge et de la brique pilée en poudre très fine, et tout le reste de la journée avec du sarrazin. Ce régime est très échauffant. Aussi les poules doivent-elles être sacrifiées pour la cuisine dès qu'elles ont cessé de pondre.

POUX. — Bien laver la tête avec une lotion d'un litre d'eau bouillante dans laquelle on aura fait infuser pendant 24 heures, 120 grammes de tabac.

Ou bien laver la tête avec une décoction de petite centaurée dans de l'eau additionnée de sel de soude.

PUNAISES. — On fait dissoudre dans de l'alcool 20 gr. de sublimé corrosif, qu'on mélange ensuite à un litre d'eau et au moyen d'un pinceau on lave partout où il y a des punaises.

SOURIS. — On met sur une assiette du plâtre en poudre très fine que l'on saupoudre de farine, on y ajoute même une petite pincée de sucre. A peu de distance, on place une autre assiette contenant de l'eau. Les rats et les souris attirés par la farine, absorbent en même temps un peu de plâtre, et s'ils boivent ensuite, ce qui est probable, le plâtre se gonflera et les étouffera.

TACHES. — *Taches d'huile.* — Sur les vêtements on peut les enlever avec de l'argile. Si la tache est petite, on la recouvre d'une pincée de craie ou de tabac, on met par-dessus une feuille de papier non collé et l'on donne quelques coups de fer, en ayant soin de renouveler le papier après chaque coup.

TACHES DE PEINTURE. — On les enlève avec de l'essence de térébenthine ou de la benzine, au moyen d'un morceau de flanelle.

TACHES DE GRAISSE. — Sur les étoffes de chanvre ou de coton, les taches de graisse peuvent disparaître au moyen d'un savonnage chaud plusieurs fois répété.

Sur les étoffes de laine : avec une éponge fine ou un petit tampon de laine, on imbibe la tache d'essence de térébenthine, on la frotte ; on l'imbibe à nouveau d'essence, puis on la recouvre d'une couche de craie, ou de cendres tamisées. Une demi-heure après on donne un coup de brosse et l'opération est terminée. Si la terre ou les cendres ont laissé quelque empreinte, on l'efface en frottant avec de la mie de pain.

TACHES DE VIN. — C'est avec de l'eau de Javel qu'on lave le linge taché de vin, mais comme l'eau de Javel brûle le linge, il faut avoir soin de le rincer plusieurs fois.

TACHES D'ENCRE. — Le jus de tomates mûres, enlève l'encre et les taches de rouille du linge et des mains.

# HUITIÈME PARTIE

## CHAPITRE VIII

# L'ART VÉTÉRINAIRE

### Les maladies des animaux et la manière de les soigner

L'homme pourrait éviter bien des maladies, s'il avait soin de suivre quelques règles d'hygiène, bien simples et à la portée de tout le monde. Il est du reste un fait certain, il y a moins de maladies aujourd'hui qu'autrefois, parce que les notions d'hygiène sont plus répandues.

Ce qui est vrai pour l'homme est encore plus vrai pour les animaux. Aussi, mes chers lecteurs de la campagne, trouverez-vous dans le chapitre VIII bien des conseils qui, nous l'espérons, vous rendront de grands services, tant pour prévenir les maladies de votre bétail que pour les soigner. Je vous citerai la maxime de Fontan dans son Manuel de l'art vétérinaire.

*Mieux vout donner aux animaux en santé les soins nécessaires pour les entretenir en cet état, que de faire des sacrifices quand il sont malades et de s'exposer en même temps à la perte totale du capital.*

Le premier point sur lequel il faut attirer l'attention

du cultivateur, c'est la *saleté* dans laquelle on laisse vivre le bétail. Quand un citadin visite une étable ou une écurie, c'est ce qui le frappe. Pas d'air, pas de lumière, le purin coulant partout, la litière laissée trop longtemps sous l'animal, les mangeoires défectueuses laissant tomber la nourriture.

Souvent c'est une véritable infection ! Comment des animaux peuvent-ils bien se porter dans un pareil milieu ? Quel est celui de mes lecteurs qui n'a pas vu, surtout chez les vaches et les bœufs, ces larges placards de fumier attachés aux poils de la bête ? Certains même affirment, sans rire, que cela est utile à la santé. C'est la même idée que nous retrouvons chez des mères, quand elles vous racontent que les placards de gourme, ou la saleté sur la tête de leurs enfants, sont utiles à leur bien-être.

Ne croyez pas tout cela,ce sont des idées arriérées.

Si vous construisez de nouvelles étables ou des écuries, utilisez les notions les plus nouvelles de l'hygiène, donnez de l'air, de la lumière, vous y trouverez votre profit.

Si vous avez de vieilles étables, nettoyez-les, enlevez toutes les toiles d'araignées, passez les murs à la chaux, donnez beaucoup d'air, vous éviterez ainsi bien des maladies à vos bêtes.

Pour confirmer ce que je viens de vous dire, je ne puis ne pas vous citer cet extrait d'un journal de Belfort et que Fontan signale dans son livre sur l'art de conserver la santé des animaux.

« Il vient de se passer, dans un village des environs, un fait dont la moralité peut servir d'enseignement à certains cultivateurs. Un propriétaire dont l'étable regorgeait de bestiaux voyait ses belles bêtes périr sans causes apparentes. Quelques méchants voisins, pensait-il, avaient répandu la mort sur son étable, et pour conjurer les effets du maléfice, il avait eu recours aux prières et aux exorcismes. Mais Satan tenait bon et résistait victorieusement aux moyens qui ont d'ordinaire la vertu de le mettre en fuite. Toutefois comme il est établi dans le code de la sorcellerie que le sort peut être levé par un sorcier plus puissant que celui qui l'a jeté, notre homme s'adressa à un rebouteur en réputation dans le pays.

« Le grand prêtre de l'esprit du mal examina les lieux, traça des caractères cabalistiques sur les murs, et, après avoir récité quelques psaumes de la messe noire, il ordonna de pratiquer de petites ouvertures dans les endroits qu'il avait indiqués. « Cela fera de l'effet comme un emplâtre sur une jambe de bois », disaient les vieilles femmes; le propriétaire croyait à une mystification et songeait déjà aux moyens d'esquiver le paiement de l'ordonnance. Mais, ô miracle, peu de jours après la cérémonie satanesque, un mieux sensible vint se manifester sur les bêtes de l'étable et arrêter les progrès de l'incrédulité. Le rebouteur continua ses simagrées avec l'onction et la conviction exigées, et ses malades revinrent à la santé sans topiques, saignées, ni purgations. »

Le triomphe de la médecine du diable serait demeuré intact si un esprit fort — il y a en a partout — n'avait cherché à se rendre compte du changement favorable survenu si vite dans l'état sanitaire des ruminants. Il reconnut que les animaux entassés dans l'étable manquaient d'air, et que les émanations délétères du fumier et des urines, jointes à cette cause capitale, y avaient développé la mortalité.

Le rebouteur, en homme qui sait qu'une bonne hygiène vaut mieux que toutes les drogues du monde, avait, pour tout remède, fait établir des courants qui renouvelaient l'air ayant acquis des qualités nuisibles par un trop long séjour dans ce foyer d'infection.

Et voilà comment avec une étable saine, d'une aération facile, les cultivateurs peuvent devenir sorciers eux-mêmes sans danger pour leur âme, mais avec profit pour leur bourse et augmentation de bien-être pour les compagnons de leurs travaux.

Nous avons parlé de la litière, qu'il faut changer assez souvent, pour ne pas la laisser pourrir, car l'animal en se couchant sur une litière trop humide pourra attraper des maladies de peau ou des affections des voies respiratoires: les vaches peuvent attraper des ulcères aux mamelles.

L'ALIMENTATION des animaux doit également être surveillée avec grand soin, c'est en n'y veillant pas que le cultivateur perd beaucoup de ses bénéfices.

Nous indiquerons quelques règles générales utiles à connaître.

1° Attendre pour lui donner à manger que l'animal soit un peu reposé.

2° Ne pas lui donner une boisson froide, quand il a chaud.

3° Veiller aux indigestions, en ne donnant pas trop de nourriture à la fois.

4° Régler l'heure des repas.

5° Donner une alimentation variée et ne pas passer brusquement d'un régime à un autre, mais y aller progressivement. (Fontan.)

ALIMENTATION DU CHEVAL, DE L'ANE, DU MULET. — La nourriture ordinaire de tous les chevaux est le *foin*, la *paille*, l'*avoine*. On peut leur donner aussi de tous les grains, du *froment*, du *seigle*, de l'*orge*.

Il est reconnu que le cheval doit avoir une ration de bon foin égale à 1 p. 100 de son poids, et une égale quantité de paille. Ainsi il faut donner 6 kilog de foin et 6 kilog. de paille, à un cheval pesant 600 kilogrammes.

Il faut de l'avoine au cheval qui travaille. Elle le soutient et lui donne une chaleur modérée dans le sang. La meilleure est ordinairement la plus noire, la plus pesante à la main.

*Le foin* a différentes qualités, suivant le terrain où on l'a recueilli. Le foin vasé ne vaut rien aux chevaux, il leur met de l'âcreté dans le sang.

Le foin nouveau, qui n'a pas passé au moins trois mois dans le grenier, est dangereux.

Veiller à ce qu'il n'y ait pas de poussière dans le foin, car cette poussière peut donner la pousse aux chevaux.

En général, le foin n'est bon qu'aux jeunes chevaux car il fait de la chair.

*La paille* est une nourriture très bonne pour les chevaux : le seul inconvénient qu'elle ait, est d'augmenter l'encolure de ceux qui sont sujets à s'en charger.

Pour peu qu'un cheval ait de la disposition à la pousse, il faut lui donner plus de paille que de foin.

Quand les chevaux sont trop nourris, il arrive souvent qu'ils se mettent à suer dans l'écurie, surtout en dormant. Si vous ne voyez aucune cause manifeste de cette sueur, ne manquez pas de leur retrancher de leur nourriture. Quelquefois la cause de ces sueurs provient aussi de manger leur litière, ce qu'il faut essayer d'empêcher.

Les nourritures accidentelles sont : le son, l'orge, le froment, les féverolles ou haricots, les lentilles (herbe et grain), le sainfoin sec, la luzerne sèche, la lande ou le jonc marin, la paille hachée.

*Le son* est la nourriture des chevaux malades, plus un cheval est échauffé, plus il faut lui continuer l'usage du son, qui lui rafraîchit le sang.

Les nourritures qu'on donne en vert aux chevaux sont destinées à les rafraîchir en leur lâchant le ventre et par ce moyen à leur donner du corps.

Le vert est donc utile surtout aux jeunes chevaux et à ceux qui sont extrêmement échauffés de fatigue ou autrement.

Mais le vert est pernicieux seulement aux chevaux poussifs, morveux et farcineux.

On coupe le vert à l'heure où la rosée est dessus. Ainsi coupé, il lâche mieux le ventre aux chevaux. Il faut cependant veiller à ce que les intestins ne se relâchent pas trop, dans ce cas on ajouterait du fourrage sec au vert.

L'eau des rivières, des étangs, des fossés convient mieux au cheval que l'eau des puis et des fontaines.

Le cheval doit boire deux fois par jour, 3 fois pendant les grandes chaleurs.

Quand un cheval est malade ou en convalescence, il est préférable de lui donner de l'eau, à laquelle on aura ajouté une certaine quantité de son (*barbotage*).

## MANIÈRE DE FAIRE AVALER LES BREUVAGES ET LES PILULES AUX CHEVAUX.

Quand on veut faire avaler un breuvage à un cheval, on lui lève la tête haute, on lui tient la bouche ouverte avec un baillon et on coule la potion tout doucement avec le corne.

Si une maladie quelconque empêchait d'ouvrir la bouche, on lui met la corne dans les naseaux et le breuvage passe par la communication de la voûte du palais, entre la bouche et le nez.

*Pour les pilules*, on se saisit de la langue, on la tient ferme, on met la pilule dessus avec un petit bâton, et elle se fond ou tombe insensiblement dans l'œsophage. Si elle ne coulait pas aisément on ferait tomber sur la langue quelques gouttes d'huile pour en faciliter la descente.

*Mais voici quelques précautions importantes à prendre :* 1° Il est dangereux de faire lever la tête trop haute, parce que le cheval s'engoue plus facilement.

2° Quand il tousse, il faut cesser pour un moment le breuvage et les pilules, et lui baisser la tête, parce qu'on a vu des chevaux périr d'une médecine, non par la qualité des drogues, mais par la quantité de liqueur qui était tombée dans la trachée-artère et avait suffoqué le cheval.

3° De ne point tirer la langue trop fort, parce que, les adhérences étant faibles, on pourrait l'arracher.

4° De laisser le cheval 4 ou 5 heures sans lui donner à manger.

Un moyen plus pratique de faire prendre les médicaments, c'est faire usage du *billot*. On coupe un bâton, en forme de mors, autour duquel on met les médicaments convenables, incorporés avec du beurre ou du miel et que l'on enveloppe d'un linge pour retenir le tout. Aux deux bouts de ce mors, on attache une ficelle que l'on fait passer par-dessus les oreilles du cheval, et on le laisse jusqu'au moment où le cheval a sucé tout le médicament.

## Vices rédhibitoires, loi du 2 août 1884

Art. 1. — L'action en garantie dans les ventes ou échanges d'animaux domestiques sera réglée, à défaut de conventions contraires, par les dispositions suivantes, sans préjudice des dommages et intérêts qui peuvent être dus, s'il y a dol.

Art. 2. — Sont réputés vices rédhibitoires et donneront seuls ouverture aux actions résultant des articles 1641 et suivants du Code civil, sans distinction des localités où les ventes et échanges auront lieu, les maladies ou défauts ci-après, savoir :

Pour le cheval, l'âne et le mulet :

La morve ;
Le farcin ;
L'immobilité ;
L'emphysème pulmonaire ;
Le cornage chronique ;
Le tic proprement dit avec ou sans usure de dents ;
Les boiteries anciennes intermittentes.

### La fluxion périodique des yeux

#### POUR L'ESPÈCE OVINE

La clavelée. Cette maladie, reconnue chez un seul animal, entraînera la rédhibition de tout le troupeau s'il porte la marque du vendeur.

#### POUR L'ESPÈCE PORCINE

La ladrerie.

Art. 3. — L'action en réduction de prix, autorisée par l'article 1644 du Code civil, ne pourra être exercée dans les ventes et échanges énoncés à l'article précédent, lorsque le vendeur offrira de reprendre l'animal vendu, en restituant le prix et en remboursant à l'acquéreur les frais occasionnés par la vente.

Art. 4. — Aucune action en garantie, même en réduction de prix, ne sera admise pour les ventes et les échanges d'animaux domestiques si le prix, en cas de vente, ou la valeur en cas d'échange, ne dépasse pas cent francs.

Art. 5. — Le délai pour intenter l'action rédhibitoire sera de neuf jours francs, non compris le jour fixé pour la livraison, excepté pour la fluxion périodique, pour laquelle ce délai sera de trente jours francs, compris le jour fixé pour la livraison.

Art. 6. — Quel que soit le délai pour intenter l'action, l'acheteur, à peine d'être non-recevable, devra provoquer dans les délais de l'art. 5, la nomination d'experts, chargés de dresser procès-verbal ; la requête sera présentée, verbalement ou par écrit, au juge de paix du lieu où se trouve l'animal ; ce juge constatera dans son ordonnance la date de la requête et nommera immédiatement deux ou trois experts qui devront opéré dans le plus bref délai. Ces experts vérifieront l'animal, recueilleront tous les renseignements utiles, donneront leur avis, et, à la fin de leur procès-verbal, affirmeront, par serment, la sincérité de leurs opérations.

## Les maladies du cheval et la manière de les soigner

ANGINE (mal de gorge). — Maladie assez fréquente, négligée à tort. Le cheval a d'abord une toux sèche, qui devient de plus en plus grasse. On voit qu'il a de la difficulté pour avaler ses aliments.

Il faut le tenir au chaud, lui donner des boissons chaudes. On fera des fumigations soit avec des feuilles d'eucalyptus, ou du goudron.

On lui enveloppera la gorge avec une couverture, ou toute autre étoffe chaude. Voici une excellente tisane adoucissante à recommander dans l'angine et dans tous les cas dans lesquels il y a de la toux :

On prend :

| | |
|---|---|
| Feuilles de guimauve.............. | 200 gr. |
| Racine de guimauve ................ | 150 gr. |
| Racine de polygala ................ | 50 gr. |
| Racine de réglisse ................ | 50 gr. |
| Feuilles de bouillon blanc .......... | 25 gr. |
| Feuilles de pavot rouge ............ | 25 gr. |

On mêle et on hache le tout. On fait 4 litres d'infusion qu'on sucre à volonté. Si la toux était opiniâtre, on pourrait faire sur le cou une série de pointes de feu.

Pour calmer rapidement la toux, nous recommandons spécialement le *Sirop du Dr Davis*, préparé par M. Chassagnette. (Voir le catalogue des produits vétérinaires à la fin du chapitre).

COLIQUES. — *Colique venteuse* provient de ce que le cheval se sera gorgé avidemment soit de luzerne fraîche, de foin ou de grain nouveau et quelquefois aussi de ce qu'il aura bu de l'eau froide.

On la reconnaît aux *symptômes suivants* : le cheval se couche souvent et se relève brusquement ; il se frappe le ventre avec les pieds de derrière ; il bat la terre de ses pieds de devant, et il refuse toute nourriture.

Quand l'attaque est violente, elle met tout son corps en convulsion ; il a les yeux tournés, et les membres raides comme s'il allait mourir.

Quelquefois il a les oreilles et les pieds chauds, d'autres fois froids ; il essaie souvent d'uriner, mais vainement ; il tourne fréquemment la tête vers ses flancs, sentant que le siège du mal est là ; puis il se laisse tomber soudain, il se roule, et se tient fréquemment sur le dos, le dernier symptôme vient, en général, de la rétention d'urine qui accompagne les coliques de cette espèce ; et la douleur qu'elle occasionne est souvent augmentée par un amas d'excréments qui comprime le col de la vessie.

*Traitement.* — On fera d'abord des frictions sur le ventre avec de l'alcool mélangé à un peu d'essence de térébenthine. On donnera ensuite le lavement suivant dont nous garantissons l'efficacité :

| | |
|---|---|
| Sel ........ ..................... | 120 gr. |
| Décoction de lin ................. | 2 litres. |

Si on le préfère, on peut donner au cheval le breuvage suivant :

| | |
|---|---|
| Camomille ....................... | 10 gr. |
| Eau .............................. | 1 litre |

*Coliques stercorales.* Elles se rencontrent souvent chez les vieux chevaux, dont la mastication est insuffisante.

On les reconnaît à la rareté des déjections.

L'essentiel est de faire évacuer et pour cela, on donne le lavement suivant :

| | |
|---|---|
| Aloès des Barbades ............ | 80 gr. |
| Eau .......................... | 2 litres |

CONSTIPATION. — C'est une maladie fréquente chez les animaux comme chez les hommes et qui produit toujours les mêmes symptômes : perte de l'appétit, lourdeur, somnolence.

Elle est ordinairement causée par de trop grandes fatigues, ou de trop longues périodes de repos.

Le meilleur de tous les médicaments, surtout pour le cheval, c'est l'aloès, voici une formule qui a toujours donné d'excellents résultats :

| | |
|---|---|
| Aloès des Barbades ........... | 20 gr. |
| Sulfate de soude ............. | 100 gr. |
| Eau tiède .................... | 1 litre |

On fait dissoudre et on délaie l'aloès et le sel dans l'eau.

On donne le tout au cheval en une seule fois.

COURONNE. — On dit qu'un cheval est couronné quand il s'est blessé aux genoux, soit par faiblesse, par chute, ou par tout autre cause.

Les propriétaire redoutent cet accident qui enlève une partie de la valeur du cheval et souvent bien à tort.

Les plaies du genou, comme toutes les autres plaies, doivent être d'abord bien nettoyées, soit avec de l'eau phéniquée, ou simplement de l'eau salée.

On met ensuite sur la plaie, un peu de pommade de Lebas, dont voici la formule :

| | |
|---|---|
| Onguent populeum ........... | 6 parties |
| Extrait de Saturne .......... | 1 partie |

On mélange le tout et on en met un peu chaque soir sur la blessure. Mais nous tenons à recommander tout spécialement une pommade merveilleuse, inventée par le Dr Davis et préparée par M. Chassagnette, pharmacien, et qui en peu de temps donne une cicatrisation complète (Voir dans le catalogue des produits vétérinaires).

CORNAGE — On donne ce nom au bruit particulier que fait le cheval en respirant, causé par la difficulté du passage de l'air dans le conduit respiratoire.

On donne 10 gr. d'iodure de potassium délayé dans de l'eau et l'on obtient un bon résultat.

DIARRHEE. — Les chevaux sont moins sujets à cette maladie que bien d'autres animaux ; les chevaux peuvent avoir la diarrhée quand ils ont pris froid, qu'ils ont été menés trop grand train, qu'ils ont fait excès de nourriture ou qu'il ont été arrêtés brusquement dans leur transpiration.

Quelle que soit la cause, il faut commencer par leur donner une purgation. La suivante par exemple :

| | |
|---|---|
| Sulfate de soude ............... | 200 gr. |
| Eau ............................ | 1 litre |
| Sirop de nerprun ............... | 100 gr. |

Faites dissoudre le sel dans l'eau et ajoutez le sirop.

Donnez le tout en une fois.

On pourra également donner des lavements à l'eau de graines de lin.

Il faut également mettre l'animal à la diète.

FARCIN. — Le farcin et la morve semblent provenir des mêmes causes, c'est une maladie excessivement grave.

Il se montre sous la forme de boutons sortant des veines et qui, durs d'abord, se changent bientôt en ampoules molles, lesquelles en perçant jettent une matière huileuse et sanguinolente et souvent dégénèrent en ulcères malins et rebelles.

Le farcin, qui est contagieux, se guérit difficilement.

Il faut appeler le vétérinaire qui pourra peut-être agir, si la maladie est prise au début.

FLUXION DE POITRINE. — *Fluxion, pleurésie, pneumonie*, sont des termes différents pour indiquer que c'est l'enveloppe ou le poumon lui-même qui est pris. Mais le diagnostic differentiel n'est intéressant que pour le vétérinaire, puisque dans les différents cas, le traitement est le même.

Ces maladies sont occasionnées par le froid ou par tout ce qui peut suspendre la transpiration ; par l'eau fraîche bue ayant encore très chaud, après un exercice violent ; du manque d'exercice, de l'imprudence d'avoir poussé le cheval trop loin dans l'eau pendant que tout son sang était encore échauffé et en mouvement ; de l'avoir laissé trop longtemps arrêté et se refroidir, étant couvert de sueur.

Le cheval devient triste, cherche rarement à se coucher, la fièvre est ardente, accompagnée d'une respiration difficile et d'une toux courte ; quand il ouvre la bouche, il en découle des glaires gluantes et abondantes, et il rend par les narines une matière jaune et rougeâtre, qui s'y attache intérieurement comme de la glu.

*Traitement*. On réussit quelquefois à arrêter cette maladie par une saignée abondante, on lui mettra des sinapismes sur les deux cotés de la poitrine Administrer de suite 1 ou 2 litres d'infusion de fleur de sureau ou de décoction de bourrache.

Naturellement l'écurie sera chaude, bien aérée et on mettra des couvertures sur le dos du cheval. On lui donnera peu d'aliments, des carottes et non de l'avoine, des barbotages à peine tièdes.

Pendant toute la durée de sa maladie, le cheval doit avoir, deux fois par jour, de l'eau de son chaude, et on lui fera prendre un exercice réglé dès qu'il sera en état de sortir.

MORVE. — Maladie éminemment contagieuse, et au moindre indice de quelque chose de ce genre, dans une écurie, le cheval qui en est affecté doit être de suite éloigné et mis dans une écurie à part

Le symptôme de cette maladie est l'écoulement, par les narines, d'une matière jaunâtre ou verdâtre, quelquefois teinte de sang. Quand l'os est attaqué, l'écoulement devient infect.

On obtient de bons résultat dans le traitement de cette terrible maladie, par les injections de *malléine* que seul le vétérinaire pourra faire.

POUSSE. — Entre l'inspiration et l'expiration, c'est-à-dire les deux temps de la respiration, le cheval qui est poussif met un temps d'arrêt.

Cette maladie est fréquente chez les chevaux qu'on a surmenés et sur ceux auxquels on a donné trop de foin, de trèfle ou de luzerne. Leur estomac distendu empêche le poumon de respirer librement.

*Traitement.* — Supprimer le surmenage ; donner peu ou pas de foin, qu'on remplacera par de la paille, du son, de l'avoine, du barbotage.

On fera bien de tonifier le cœur en donnant un peu de caféine, et régulariser la respiration. (10 gr. d'iodure de potassium dans les 24 heures.)

# Maladies du Bœuf, de la Vache, des Veaux, du Mouton et des Porcs

CHARBON. — Le charbon peut atteindre le cheval, mais il frappe surtout les animaux de l'espèce bovine ; le porc le contracte difficilement.

Cette maladie est causée par un microbe (bactéridie charbonneuse) qui naît dans le liquide provenant de la putréfaction des animaux enfouis dans le sol. Les vers de terre se chargent de transporter ce microbe à la surface du sol. C'est ainsi que certains champs sont appelés « maudits » parce que tous les animaux qui y paissent attrapent le charbon.

*Symptômes.* La bête tombe dans une profonde prostration, a des coliques ; le pouls est rapide et imperceptible, la respiration est précipitée ; elle a des tremblements musculaires, l'urine est sanguinolente; le sang (si l'on fait une saignée) est noir et visqueux.

La mort survient entre 8 et 30 heures. Il y a rarement guérison, cependant il faut essayer des frictions d'essence de térébenthine sur la peau, donner des décoctions de bourrache.

Mais surtout il faut avoir recours à la vaccination, avec le vaccin de Pasteur.

Les symptômes et le traitement sont les mêmes pour la vache et le mouton.

COCOTTE OU FIEVRE APHTEUSE. — C'est une maladie contagieuse, transmissible à l'homme, qui est caractérisée par un état fébrile, suivi d'une éruption vésiculaire sur les muqueuses et sur la peau (bouche, mamelles, onglons).

*Quand l'éruption se fait dans la bouche*, il se produit une salivation abondante et l'animal ne mange plus qu'avec grande difficulté.

L'évolution de la maladie est complète en 15 jours au maximum. Les plaies déterminées par les aphtes se cicatrisent rapidement.

On touchera ces aphtes de la bouche, avec la lotion suivante :

| | |
|---|---|
| Capsules de pavot écrasré ... | 6 capsules |
| Son ........................ | 2 poignées |
| Eau ........................ | 1 litre |

Après avoir fait la décoction de pavot, on ajoute le son. On fait bouillir encore quelques minutes, on passe et on emploie chaud.

*Si l'éruption se fait sur les mamelles*, on n'a qu'à les enduire de vaseline phéniquée.

*Si l'éruption se fait aux onglons*, on les enduira de la même vaseline.

Il va sans dire qu'on séparera les animaux atteints de ceux qui sont encore sains.

Une première atteinte confère l'immunité pendant 2 ans ; quand une 2e atteinte se produit, elle est généralement bénigne.

DIARRHÉE. — C'est une maladie très commune qui frappe surtout les veaux, les poulains, les jeunes agneaux. Elle survient du 10 au 15e jour après la naissance. Elle est surtout meurtrière chez les jeunes veaux.

Elle est généralement occasionnée par l'insalubrité des étables et par l'altération du lait de la mère à laquelle on a donné une nourriture trop substantielle ou avariée.

Il faudra donc surveiller la nourriture de la mère, tenir au chaud les malades et leur donner des breuvages émollients. Robinet a donné une excellente préparation antidiarrhéique. On fait boire à l'ani-

*mal 2 litres d'eau de riz, dans laquelle on aura fait dissoudre 60 gr. de gomme arabique.*

Pour obtenir de l'eau de riz, on prend 60 gr. de riz qu'on fait bouillir jusqu'à ce qu'il soit crevé, dans une suffisante quantité d'eau pour fournir 2 litres.

Aux cultivateurs qui redoutent avec raison la *diarrhée qui leur enlève tant de veaux*, nous recommandons tout particulièrement le *Mélange antidiarrhéique du Dr Davis*, facile à administrer. Ce mélange a donné de merveilleux résultats et sauvé la vie de bien des veaux.

PISSEMENT DE SANG OU HEMATURIE. — Maladie répandue surtout dans le centre et l'ouest de la France.

On ne connaît pas exactement la cause de cette maladie assez fréquente chez les bovidés. On a incriminé le pâture de certaines herbes ou la mauvaise qualité du fourrage.

C'est une maladie redoutable qui se termine par la mort, si elle n'est pas soignée à temps.

On mettra des sinapismes sur les reins ; on fera sur toute la région rénale des frictions avec du vinaigre chaud et on fera boire à l'animal des macérations de graines de lin.

La préparation du Dr Davis est toute indiquée pour le traitement de cette affection. (Voir le catalogue des produits vétérinaires.)

TUBERCULOSE. — C'est une maladie terrible, contagieuse, commune à l'homme et aux animaux et qui frappe surtout les vaches. Les savants recherchent si ce n'est pas le lait des nombreuses vaches tuberculeuses qui augmente les cas de tuberculose humaine, si nombreux surtout dans les grandes villes.

Cette maladie frappe surtout les animaux qui habitent des écuries malsaines, mal aérées et dans lesquelles les règles de l'hygiène les plus élémentaires ne sont pas observées.

L'animal atteint tousse fréquemment, la respiration est accélérée, la fièvre se déclare, il perd l'appétit, il maigrit et la mort survient après un temps plus ou moins long.

L'animal surmené est susceptible de contracter la tuberculose.

Aussitôt la maladie constatée, il sera nécessaire de supprimer tout travail, de donner une nourriture abondante et choisie, une bonne hygiène et surtout de le séparer des autres bêtes.

## Maladies spéciales au Mouton

LA CLAVELEE. — Cette maladie est caractérisée par une éruption pustuleuse sur la peau et les muqueuses ; elle est contagieuse.

Des taches rouges apparaissent d'abord sur les parties dépourvues de laine, puis surviennent des boutons et enfin des pustules.

L'animal devient triste, son abattement est grand, il a de la fièvre, sa respiration s'accélère et toutes les muqueuses et les yeux sont injectés de sang.

Il faut isoler les animaux atteints, les faire inoculer avec du virus claveleux.

On donnera aux animaux des boissons tièdes et salées, des infusions de tilleul ou de camomille, du café à ceux qui sont trop affaiblis.

LA GALE. — Cette maladie est surtout fréquente chez le mouton. On la reconnaît à ce fait, que l'animal ne cesse de se gratter de toutes les manières possibles, contre tous les corps qui sont à sa portée. Il se forme des plaies d'où s'écoule une espèce de pus sanieux.

La première chose à faire, c'est de tondre l'animal et faire un savonnage énergique avec de l'eau de savon. On fera ensuite une friction générale avec de l'essence de térébenthine, ou la pommade d'Helmérich.

Il va sans dire que l'animal atteint doit être séparé des autres.

Pour la friction, on peut aussi se servir d'un mélange, à parties égales, d'huile de pétrole et de benzine.

## Maladies spéciales au Porc

L'INDIGESTION est une maladie commune chez le porc. Cet animal étant très glouton, mange trop ou trop vite.

On voit alors le porc qui a une indigestion devenir triste, il se cache dans la paille, ses oreilles deviennent froides et sa respiration est accélérée.

Il faut lui donner de suite des boissons chaudes, camomille ou thé mélangé avec un peu d'eau-de-vie, lui faire des frictions sur le ventre avec de l'alcool ou du vinaigre chaud et le lendemain on lui donnera un bon purgatif.

Il ne faut pas négliger l'indigestion chez le porc, car cette affection peut quelquefois entraîner la mort de l'animal.

LE ROUGET. — Encore une maladie contagieuse fréquente chez la race porcine ; la guérison est assez rare.

L'animal atteint a de suite une forte fièvre, des frissons, des tremblements. Sa peau est chaude. Il vomit souvent. Des taches rosées, puis violacées, apparaissent sur la peau, surtout là où elle est fine. Les ganglions s'engorgent et bientôt une violente diarrhée entraîne la mort.

Il faut de suite faire des enveloppements froids ; donner un purgatif et suivant la méthode Signol, faire sous la peau des injections sous-cutanées d'acide phénique à 1/2 pour 100.

Les porcs atteints doivent être séparés des autres et il faut faire procéder de suite à la désinfection des locaux qu'ils ont habités.

Les animaux contaminés peuvent être abattus sans autorisation.

## Maladies du Chien

LA RAGE. — Maladie qui frappe le chien et qui peut se communiquer à l'homme et aux autres animaux.

*Symptômes.* L'animal devient inquiet, triste, se couche dans un coin, gratte la terre avec ses pattes, l'appétit disparaît ; il n'aboie plus. Il boit au début avec avidité, contrairement au dicton qui veut que le chien enragé ait horreur de l'eau. Il a souvent de l'écume à sa bouche, les yeux injectés de sang, mord tout ce qu'il rencontre, homme ou bête, et court ainsi jusqu'à épuisement.

Il faut savoir que dans la salive seulement se trouve l'élément contagieux. On peut donc avoir été mordu par un chien enragé, sans le devenir si la salive du chien n'a pas pénétré dans la plaie.

Le mieux est d'abattre de suite tout chien enragé.

*Maladies des jeunes chiens.* — De six mois à un an, les jeunes chiens sont atteints de cette maladie, aussi désagréable pour eux que pour l'entourage.

Les yeux deviennent chassieux ; il y a un jetage de matières purulentes par le nez ; le chien tousse beaucoup, a de la constipation, puis une diarrhée de plus en plus fétide.

Pour prévenir cette maladie qui frappe de préférence les chiens d'appartement, il est bon de faire vomir tous les mois les jeunes chiens. On a recommandé aussi l'absorption d'huile de foie de morue, qui est un excellent dépuratif.

Quand la maladie est déclarée, il ne faudra donner au chien que de la viande crue, ou du lait mélangé à de l'eau.

On pourra aussi donner de temps en temps un lavement, surtout à l'huile de ricin. Si la respiration est gênée, mettre des sinapismes au cou.

## Maladies des Poules

CHOLERA DES POULES. — C'est une maladie contagieuse, meurtrière pour les basses-cours. La poule devient triste, a des frissons, les plumes sont hérissées, les ailes demi-tombantes, elle a une diarrhée fétide; la respiration devient de plus en plus difficile et les bêtes atteintes peuvent mourir en 2 ou 3 heures.

Le seul traitement consiste à donner à boire de l'eau contenant 2 gr. d'acide phénique ou sulfurique par litre.

Le mieux sera d'abattre les poules atteintes. Surtout il ne faudra pas oublier de désinfecter le poulailler, le fumier, en jetant de l'eau phéniquée.

POUILOTEMENT. — Ne pas croire qu'il soit inutile de veiller à la propreté des oiseaux de basse-cour et surtout des poules.

Les poules, quand elles ont de la vermine, ne cessent de se gratter, elles se font ainsi des plaies sur la peau, autant de portes d'entrée pour la gale, l'eczéma, la gourme.

Il faut d'abord bien désinfecter le poulailler en le lavant soit avec de l'eau de chaux ou de l'eau phéniquée. Puis prenant chaque poule l'une après l'autre, avec un petit soufflet, leur insuffler, entre la peau et les plumes, soit de la fleur de soufre ou de la poudre de pyrèthre.

## Quelques notions de Pharmacie Vétérinaire domestique

*Nous croyons être utiles à nos lecteurs, en leur donnant ici quelques formules de pharmacie vétérinaire qu'ils pourront exécuter eux-mêmes, en attendant l'arrivée du vétérinaire.*

CATAPLASMES. — On les prépare en faisant bouillir les substances dans l'eau pendant 20 minutes, et on laisse refroidir.

Il faut avoir soin d'ajouter l'eau ou le liquide par petites portions, en agitant de manière à obtenir un mélange bien homogène.

*Pour faire mûrir les abcès*, on pourra se servir d'oignons cuits sous la cendre et écrasés. Ou bien faire des cataplasmes de farine de lin.

Voici la formule *d'un excellent cataplasme*, calmant, dont on peut se servir qu'il s'agisse de calmer quelque douleur ou inflammation (formulaire Bouchardat).

| | |
|---|---|
| Graines de lin ........................ | 60 gr. |
| Têtes de pavot .................... .. | 4 têtes |
| Huile d'œillette ......................... | 200 gr. |
| Eau .......................................... | 2 litres 1/2 |

On fait bouillir les têtes de pavot pendant 7 ou 8 minutes, on ajoute les graines, on continue l'ébullition 5 ou 6 minutes, on passe et on ajoute l'huile.

*Formule d'un cataplasme à employer chaque fois*

*qu'on veut obtenir de la révulsion* dans les bronchites, les congestions, etc.

| | |
|---|---|
| Farine de moutarde noire ............ | 200 gr. |
| Euphorbe en poudre .................. | 20 gr. |
| Eau ................................ | 2 litres |

On mêle les deux premières substances et on ajoute l'eau.

GARGARISMES. — Pour administrer un gargarisme, le plus simple c'est de fixer une éponge au bout d'un bâton. Et après l'avoir trempée dans le gargarisme, on badigeonnera l'intérieur de la bouche de l'animal. A employer dans tous les cas d'angine, d'amygdalite, d'inflammation de l'intérieur de la bouche.

Voici une formule qui nous a toujours donné d'excellents résultats :

| | |
|---|---|
| Alun ................................ | 50 gr. |
| Miel ................................ | 130 gr. |
| Eau ................................ | 1 litre |

Si l'on veut obtenir un effet plus rapide, on peut ajouter à ce mélange 5 gr. de teinture d'iode.

## TISANE POUR ARRETER LA DIARRHEE

| | |
|---|---|
| Riz ................................ | 70 gr. |
| Tête de pavot ........................ | 1 |
| Eau ................................ | 2 litres |

On fait bouillir le tout.

On pourra avec succès administrer cette tisane à tous les animaux atteints de diarrhée, surtout aux veaux. Si malgré cela la diarrhée persistait, se rappeler que la *potion antidiarrhéique du Dr Davis* a un effet souverain. La demander au Médecin des Peuples, 187, rue du Temple, à Paris.

Fontan donne la formule d'un excellent *breuvage contre les coliques*, dont voici la formule :

| | |
|---|---|
| Huile d'olive ........................ | 400 gr. |
| Vin blanc ............................ | 1/2 litre |

On fait tiédir le vin, on mélange le tout. Et on

donne la préparation en une fois au cheval ou au bœuf. N'en donner que la moitié aux petits.

LAVEMENTS. — Les cultivateurs sont quelquefois embarrassés pour des lavements, voici quelques formules, qu'ils peuvent préparer eux-mêmes et qui sont excellentes. Se rappeler que les lavements se donnent tièdes.

Sel marin ........................................ 200 gr.
Aloès finement pulvérisé ................ 20 gr.
Eau ................................................ 1 litre

Dissoudre le tout et administrer.

*Lavement purgatif :*

Aloès ............................................. 40 gr.
Sel marin ....................................... 150 gr.
Mélasse ......................................... 150 gr
Eau tiède ....................................... 1 litre

Dissoudre et administrer.

*Lavement laxatif :*

Aloès des Barbades ......................... 25 gr.
Eau ................................................ 2 litres

Dissoudre et administrer.

*Lavement calmant* (Bouchardat) :

Graines de lin ................................. 45 gr.
Têtes de pavot ................................ 3
Huile d'œillette .............................. 180 gr.
Eau ................................................ 2 litres

On fait bouillir les têtes de pavot pendant 8 minutes, on ajoute les graines, on continue l'ébullition pendant 5 minutes, on passe et on ajoute l'huile.

*Contre la diarrhée du veau* (Clater) :

Chaux ............................................. 8 gr.
Opium en poudre ............................ 0 gr. 5
Cachou en poudre ........................... 2 gr.
Gingembre ...................................... 2 gr.
Essence de menthe poivrée ............... 5 gouttes

On mêle le tout et on donne la potion en 2 fois dans la journée.

*Contre les poux:*

Tabac ............................................. 120 gr.
Eau bouillante ................................ 1 litre

Quand l'eau est refroidie, on peut ajouter 8 cuillerées à soupe de vinaigre.

*Contre les vers :*

| | |
|---|---|
| Racine de fougère mâle | 60 gr. |
| Eau | 1 litre |

On fait bouillir le tout et aux grands animaux on en donne un litre par jour ; la moitié de la dose aux petits animaux.

*Potion tonique pour augmenter l'appétit, faciliter la digestion et augmenter la force de l'animal :*

| | |
|---|---|
| Gentiane | 50 gr. |
| Absinthe | 20 gr. |
| Petite centaurée | 20 gr. |

On fait infuser le tout dans un litre d'eau. Et après avoir filtré, on donne le tout à l'animal.

*Voici une autre formule excellente* (Bouchardat) :

| | |
|---|---|
| Infusion de sauge | 2 litres |
| Tartrate de potasse et de fer | 20 gr. |
| Eau-de-vie | 100 gr. |

On le donne en 4 fois au cheval dans la journée et en 2 fois au bœuf.

PURGATIFS. — Se rappeler qu'il est bon de mettre l'animal à un régime préparatoire pendant 2 ou 3 jours. On donnera du lait au *chien*, au *chat* et au *porc ;* des grains cuits, aux *herbivores.*

Eviter l'action du froid au moins pendant 48 heures.

Pour hâter et augmenter l'action du purgatif, au bout de 24 heures : on leur fera faire une courte promenade, et on donnera un lavement d'eau chaude ou de glycérine.

*Sulfate de soude :*

| | |
|---|---|
| Cheval | de 500 à 1.000 gr. |
| Bœuf | de 250 à 500 gr. |
| Petits ruminants | de 100 à 150 gr. |
| Porc | de 60 à 100 gr. |
| Chien | de 15 à 30 gr. |
| Chat | de 3 à 10 gr. |

*Huile de Ricin*

| | | |
|---|---|---|
| Cheval | de 250 à | 800 gr. |
| Bœuf | de 500 à | 1.000 gr. |
| Chien | de 15 à | 50 gr. |
| Mouton | de 50 à | 100 gr. |
| Porc | de 50 à | 100 gr. |
| Chat | de 5 à | 15 gr. |

## Quelques Plantes employées dans l'art vétérinaire, dont la connaissance rendra de grands services à nos cultivateurs.

ABSINTHE. — Cazin recommande cette plante pour exciter l'appétit et faciliter la digestion ; l'infusion d'absinthe (10 gr. dans un litre d'eau) calme les coliques, surtout [illegible] le mouton.

ANGELIQUE. — [illegible] plante si précieuse, tombée dans un injuste ou[illegible], est stimulante et excite les forces de l'estomac. On la réduit en poudre ; Bouchardat recommande d'en donner 200 gr. aux grands animaux et 20 gr. aux petits.

BROU DE NOIX. — Quand les animaux sont fourbus, entourez leurs pieds avec des écorces vertes de noix, vous appliquerez ainsi le meilleur de tous les cataplasmes. On peut remplacer l'écorce de la noix par les feuilles de noyer, l'effet sera le même.

On fait également des lotions avec le brou, qui sont excellentes pour la cicatrisation des plaies.

CAMOMILLE. — Toujours employée contre les coliques, la camomille donne d'excellents résultats. Pour faire une infusion, on met 10 gr. de camomille dans un litre d'eau bouillante.

CAROTTE. — Plante bien précieuse dans l'alimentation des animaux. Je cite l'opinion de Delafond :

« La carotte est mangée avec beaucoup de plaisir par les chevaux ; elle leur donne un poil lustré et couché, diminue la dureté des matières excrémentielles, fait cesser et devenir grasses les toux sèches et opiniâtres dont ils sont souvent atteints.

« Coupée par morceaux et unie à la farine d'orge, elle compose des mâches excellentes pour les chevaux qui ont souffert d'un long travail et dont la poitrine est délabrée. Cette racine est surtout très précieuse pendant l'hiver ; elle peut remplacer l'herbe fraîche qu'on donne si avantageusement au printemps pour les chevaux qui sont atteints de quelque maladie cutanée.

« La carotte cuite, réduite en pulpe, délayée dans l'eau où elle a cuit, puis unie à la farine d'orge, au petit lait, constitue une nourriture que les porcs mangent avec délices. Elle convient surtout pour les jeunes porcs qui sont convalescents de l'angine et d'inflammation des intestins.

« Les carottes cuites avec une tête de mouton ou les pieds des mêmes animaux, composent un bouillon excellent pour les chiens atteints de bronchite, de pneumonie et gastro-entérite. »

CORIANDRE, CUMIN. — Ces graines, mélangées à l'avoine, augmentent l'appétit des chevaux.

ECORCE DE SAULE ET DE PEUPLIER. — Ces deux écorces sont employées comme fébrifuges dans la médecine vétérinaire.

On en met 20 gr. à infuser dans un litre d'eau.

ECORCE DE GRENADIER. — C'est un vermifuge très efficace. Bouchardat donne la recette suivante :

| | |
|---|---|
| Ecorce de racine de grenadier ........ | 50 gr. |
| Eau ................................ | 750 gr. |

On fait bouillir sur un feu doux, on réduit à 500 grammes et on passe.

On donne en 3 doses, de demi-heure en demi heure. Après la dernière dose, on fait avaler à l'animal 30 gr. d'huile de ricin.

FENOUIL. — On emploie avec avantage les semences de fenouil dans les coliques gazeuses, les indigestions, à la dose de 50 à 100 gr. pour les grands animaux.

GENTIANE.— C'est un médicament fort employé, très efficace et très économique. On l'ordonne avec succès contre l'anémie et les dérangements de la nutrition.

Bouchardat donne les préparations suivantes :

*Breuvage de gentiane :*

| | |
|---|---|
| Gentiane ........................................ | 20 gr. |
| Eau ........................................ | 1 litre |

Préparez par infusion. Donnez au cheval en deux fois, au bœuf en une fois.

*Vin tonifiant de gentiane :*

| | |
|---|---|
| Gentiane ........................................ | 120 gr. |
| Alcool à 60° ........................................ | 250 gr. |
| Vin rouge ........................................ | 4 litres |

Donnez de 50 à 100 gr. aux petits animaux, de 1/2 à 1 litre aux grands animaux.

*Breuvage tonique pour le bœuf :*

| | |
|---|---|
| Racine de gentiane en poudre ........ | 16 gr. |
| Gingembre en poudre .................. | 5 gr. |
| Sulfate de magnésie .................. | 100 gr. |

Mêler le tout dans 1/2 litre d'eau d'orge chaude et faire prendre soir et matin.

MELISSE. — On met infuser 30 gr. de feuilles de mélisse dans un litre d'eau, on obtient ainsi une boisson tonique et digestive, utile pour les animaux

SAUGE. — On met 60 gr. de sauge à infuser dans un litre d'eau et on l'injecte dans la bouche des animaux lorsqu'ils ont des aphtes ou de l'inflammation.

VALERIANE. — Cette plante est très employée contre l'épilepsie, la chorée, les paralysies.

---

## L'antidiarrhéique du Dr Davis

Souverain pour arrêter toutes les diarrhées et surtout la diarrhée des veaux, parfois si meurtrière.

*Prix de la bouteille :* **3 fr. 50**

## La Fécondante du Dr Davis

Cette poudre est destinée à faciliter et à augmenter la ponte des poules : elle est recommandée à tous ceux qui s'occupent de l'élevage des volailles.

*Prix du paquet de poudre :* **1 fr. 75**

## Poudre du Bon Nourrisseur Davis

L'engraissement rapide des animaux, et surtout des porcs, est une question assez importante et point n'est besoin d'appeler l'attention de nos cultivateurs sur l'utilité pratique de ce produit.

*Prix de la boîte :* **2 fr.**

## Poudre Davis contre la Pousse

Bien des remèdes ont été vantés, pour arrêter la pousse surtout chez les chevaux, mais nul n'a donné d'aussi bons résultats que le mélange inventé par le Dr Davis.

*Prix de la boîte de 50 paquets :* **2 fr. 75**

## L'Hémostatique Davis

Souverain contre les pissements de sang des chevaux, bœufs et vaches. Nous tenons à la disposition de nos lecteurs les lettres de remerciements des clients, dont les animaux ont été guéris de cette grave maladie, grâce à notre préparation.

*Prix du flacon :* **3 fr.**

## La Délivrance Davis

Bien souvent chez les vaches, la délivre tarde à sortir de l'utérus ou même ne vient pas du tout. D'où complications fâcheuses et parfois mortelles pour la bête.

Donnez la *Délivrance Davis* et vous éviterez tous ces inconvénients.

*Prix du flacon :* **5 fr.**

## Le Météorifuge Davis

Souvent à la suite d'indigestion, d'eau absorbée trop froide, etc., il se produit du météorisme abdominal. Donnez le *Météorifuge Davis* et tout rentrera bientôt dans l'ordre.

*Prix du flacon Météorifuge :* **5** *fr.*

## La Pommade Fondante Davis

Cette pommade guérit radicalement toutes les tumeurs osseuses ou exostoses, jardes, éparvins, courbes, (formes, capelet, éponge, hygroma du boulet.

*Toutes les tumeurs molles* (mollettes, vésigons).

*Tous les efforts* de boulet, de jarret, distension des ligaments, tendons forcés, etc.

*Prix du pot de pommade :* **2** *fr.* **50**

## L'Onguent Cicatrisant Davis

Toutes les plaies, blessures, écorchures sont radicalement et rapidement guéries par l'emploi de cette pommade.

Chacun sait qu'une plaie quelconque est une porte d'entrée pour les microbes des différentes maladies. Il est donc urgent de faire cicatriser une plaie aussi vite que possible. Cultivateurs, il est nécessaire que vous ayez chez vous quelques médicaments d'avance et surtout l'*Onguent Cicatrisant Davis*, la meilleure pommade qui nous a donné autant de résultats dans la médecine humaine que dans la médecine vétérinaire.

*Prix de l'Onguent Davis :* **5** *fr.* **25**

## Le Feu Caustique Davis

Pour la guérison des : BOITERIES, FOULURES, EFFORTS, employé comme résolutifs des engorgements articulaires, atrophie musculaire et engorgement lymphatique des jambes chez les poulains.

Meilleur que tous les vésicatoires, car il ne laisse pas de traces.

Toutes les maladies de la peau (dartres, gale, crapaudins, malandres, crevasses, eaux aux jambes), sont également traitées par le *Feu Caustique Davis*.

*Prix du Feu Caustique :* **3** *fr.*

### Liniment Davis

Contre la fièvre aptheuse, pouvant être appliqué aux onglons, aux mamelles et dans la bouche.

Généralement 1 à 3 applications suffisent pour guérir cette redoutable maladie.

Les explications qui accompagnent le Liniment guideront le cultivateur.

*Prix du Liniment Davis :* **3** *fr.* **25**

### Le Sédatif Davis

Contre la toux chez les différents animaux. Ce sirop est merveilleux pour arrêter la toux, souvent si pénible chez l'animal, et qui peut amener une foule de complications.

*Prix du flacon :* **4** *fr.* **75**

*Nous tenons aussi à la disposition de nos clients,* les purgatifs *nécessaires aux différents animaux. Tous les autres médicaments ou produits vétérinaires, directement demandés au Médecin des Peuples, seront envoyés par retour du courier à tous nos clients.*

---

# LE LAXATIF DAVIS

Produit nouveau! Mélange incomparable de plantes! Quand il sera bien connu il remplacera avantageusement toutes les pilules, cachets, poudres, eaux minérales avec lesquels on essaie de combattre cette affection si commune, source de tant de maux et malaises, qui s'appelle la constipation.

**LE LAXATIF** remplace aussi tout thé laxatif pour les personnes qui ont quelque répugnance à prendre une boisson chaude.

**LE LAXATIF** est contenu dans un petit sac de mousseline.

On met ce sac dans une cruche quelconque, ou fait

bouillir deux litres d'eau et quand l'eau est bouillante on la jette sur ce petit sac. On laisse infuser pendant toute la nuit. Et sans filtrer, ni passer, on boit de ce mélange.

On obtient ainsi une boisson fort agréable à boire, et qui désaltère à merveille. On peut en boire mélangée au vin pendant le repas de midi et du soir.

Chacun suivant son tempérament, trouvera bientôt quelle quantité de laxatif il doit absorber pendant la journée pour obtenir une selle régulière, quotidienne.

Essayer d'en prendre 1 à 2 verres par jour, si cela ne suffit pas, augmenter la dose.

Et ce qui rend ce produit si précieux, c'est qu'il finit par enlever la cause de la constipation, et supprime l'inflammation chronique de tout l'intestin.

La boîte contenant 10 *sacs de Laxatif* est vendue au prix de 3 francs, 3 fr. 25 par la poste.

Adresser les lettres et commandes au Médecin des Peuples, 187, rue du Temple, à Paris.

# MALADIES DE L'ESTOMAC

Vous tous, dont la digestion est lente, pénible, qui éprouvez des *pesanteurs*, des *gonflements de l'estomac*, qui *manquez d'appétit*, qui avez, après avoir mangé, des *renvois*, des *bouffées de chaleur*, des *envies de bâiller*, *de dormir*, prenez la *Gastarine du Dr Davis*.

Mode d'emploi. — Vous ferez fondre une grande cuillerée à soupe de *Gastarine* dans une bouteille d'eau de Vichy. Vous prendrez 100 gr. de cette eau, de 10 heures à midi, de 4 heures à 5 heures et à 10 heures du soir. Chacune de ces prises sera tiédie au bain-marie et absorbée par toutes petites gorgées.

Prix de la boîte contenant 25 doses : 2 fr. 50

*Franco 2 fr. 75*

*Adresser les commandes, lettres et mandats* au *Médecin des Peuples.*

**187, rue du Temple, à PARIS**

# EAU DE JUNON

## Formule du Dr DAVIS

Jeunes filles désireuses d'avoir une peau fine et parfumée; dames qui voulez faire disparaître de votre visage ces taches de rousseur et ces rougeurs qui enlèvent une partie de vos charmes; vous toutes qui cherchez une eau de toilette, un parfum délicieux, *usez de l'Eau de Junon du Dr Davis*. Cette eau, à base d'essences végétales soigneusement préparée, est employée aujourd'hui par un grand nombre de nos élégantes Parisiennes.

MODE D'EMPLOI. -- En mettre une cuillerée à soupe dans l'eau avec laquelle on fait sa toilette.

Prix du 1/2 litre ............... 5 *fr.*
Par la poste ..................... 5 *fr.* 50

*Adressez lettres et commandes* au Médecin des Peuples.

**187, rue du Temple, à PARIS**

---

# ÉLIXIR AUX CENT PLANTES

## Formule du Dr DAVIS

Purifier son sang deux ou trois fois par an empêcherait bien des maladies de se déclarer et chacun sait l'importance qu'il y a à prendre *un bon dépuratif* qui purifie, rafraîchit le sang et le débarrasse de toutes ses âcretés. Tous ceux qui ont des *maladies de la peau*, des *dartres*, des *boutons*, des *rougeurs*, des *démangeaisons*, des *amas de bile*, des *glaires*, des *humeurs*, et même les gens bien portants, à chaque saison feront bien de prendre l'*Elixir aux cent plantes du Dr Davis*.

Ce dépuratif, exclusivement composé de sucs de plantes, convient à tous, aux enfants comme aux parents. A tous il donne la fraîcheur et la beauté du teint, à tous il rajeunit le sang, lui donnant ainsi une force nouvelle.

MODE D'EMPLOI: *Pour les adultes*, une cuillerée à soupe une demi-heure avant le repas de midi et du soir.

*Pour les enfants*, une cuillerée à café seulement.

Prix du flacon, 4 fr. 50 ; franco, 4 fr. 75

*Adresser les commandes, lettres et mandats au* Médecin des Peuples.

**187, rue du Temple, à PARIS**

---

# Guérison des Maladies

DES

# VOIES URINAIRES ET DES REINS

*Cystite chronique, Incontinence et Rétention d'urine, Néphrites, Douleurs, Gravelle, Catarrhe vésical, Echauffement et Inflammation*, quelle qu'en soit la nature.

**Sont guéris par**

# Les Capsules Rénales formule du Dr Davis

Ces capsules, toutes à base d'extraits végétaux, opèrent une véritable lessive des reins.

Tous les personnes qui souffrent des reins ont donc grand intérêt à essayer ces capsules.

Prix de la boîte .............. 3 fr.
Franco par la poste ............ 3 fr. 50

On en prend 6 par jour, 2 avant chaque repas.

*Adresser lettres, commandes et mandats* au Médecin des Peuples.

**187, rue du Temple, à PARIS**

# Thé des Augusti

## Formule du Dr DAVIS

Voulez-vous prendre après vos repas une boisson délicieuse? Prenez du *Thé des Augustins.*

Il facilite la digestion, fait disparaître la bile, les aigreurs, les renvois.

Pas de drogues qui détériorent l'estomac, rien que des plantes !

Ce n'est pas un secret, mais une simple composition de plantes, qui font faire la digestion sans aucune fatigue pour l'estomac.

Après chaque repas, buvez une tasse de *Thé des Augustins*, cela vaudra mieux que tous les cachets ou tous les autres produits semblables, qui ne réussissent qu'à fatiguer votre estomac.

Prix de la boîte : 2 fr. 50 ; par la poste 2 fr. 75.

*Adresser les commandes, lettres et mandats au Médecin des Peuples.*

**187, rue du Temple, à PARIS**

---

# DÉPURATIF VÉGÉTAL DU Dr DAVIS

La plupart des maladies sont dues à l'empoisonnement du sang, vicié par le travail, la nourriture, les excès. Les précieuses plantes qui composent le *Dépuratif du Dr Davis* possèdent une action merveilleuse sur le sang : en quelques jours elles balaient les impuretés qui s'y trouvent.

Par leur action sur le sang et les humeurs, ces plantes préviennent et guérissent les nombreuses maladies qui sont les conséquences de l'impureté du sang.

Ces plantes rafraîchissent, purifient, clarifient et régénèrent la masse du sang. Elles constituent le seul dépuratif végétal, naturel, dont l'action est toujours bienfaisante et jamais nuisible.

Il peut être pris par tout le monde, enfants, vieillards, malades ou non ; à tous il donne la santé.

Ce dépuratif guérit toutes les maladies de la peau (abcès, anthrax, goitres, glandes, démangeaisons, eczémas, dartres, plaies de mauvaise nature).

Avec ce dépuratif, plus de boutons, de rougeurs, d'éruptions désagréables.

A chaque changement de saison et au moindre signe d'impureté du sang, il faut prendre les plantes dépuratives du Dr Davis.

Mode d'emploi : Faire macérer pendant 2 jours le contenu de la boite dans 2 litres de vin blanc léger, passer et prendre 1 verre à Bordeaux de ce dépuratif le matin à jeun.

Prix de la boite : 2 fr. 50 ; franco : 2 fr. 75

*Adresser les commandes, lettres et mandats au*
MEDECIN DES PEUPLES

**187, rue du Temple, à PARIS**

---

# Graisse de Marmotte

*Douleurs, goutte, rhumatismes, sciatique, paralysie, arthrite, lumbago, entorse, foulures*, etc., etc., sont guéris radicalement par l'emploi de la *Graisse de Marmotte.*

C'est une graisse naturelle et non de fabrication pharmaceutique, que nous offrons à nos lecteurs. Nos relations en Italie nous permettent de posséder cette graisse, devenue si rare aujourd'hui dans nos montagnes de la Savoie.

Nombreuses sont les lettres de clients guéris par l'emploi de cette graisse.

Mode d'emploi. — Chaque soir et chaque matin, frictionner la partie malade avec un peu de *Graisse de Marmotte* mis sur un morceau de flanelle.

Prix du pot de *Graisse de Marmotte* :
2 fr. 50 ; franco : 2 fr. 75.

*Adresser les commandes, lettres et mandats au* Médecin des Peuples.

**187, rue du Temple, à PARIS**

# TABLE DES MATIÈRES

PREMIÈRE PARTIE



DEUXIEME PARTIE

Les plantes qui guérissent.

## TROISIEME PARTIE

### Les maladies.

## QUATRIEME PARTIE

### Ce que doit manger le malade



## CINQUIEME PARTIE

### Des soins à donner à l'enfant.



## SIXIEME PARTIE

### De la beauté.



## SEPTIEME PARTIE

### Nos aliments.

**HUITIEME PARTIE**

**L'art vétérinaire.**

*Les maladies des animaux et la manière de les soigner.*



*Les maladies du cheval et la manière de les soigner.*



*Maladies du bœuf, de la vache, des veaux, du mouton et des porcs.*



*Maladies spéciales au mouton.*



*Maladies spéciales au porc.*



*Maladies du chien.*



*Maladies des poules.*

IMPRIMERIE
DU MÉDECIN
DES PEUPLES
52, RUE MADAME, 52
OO PARIS OO

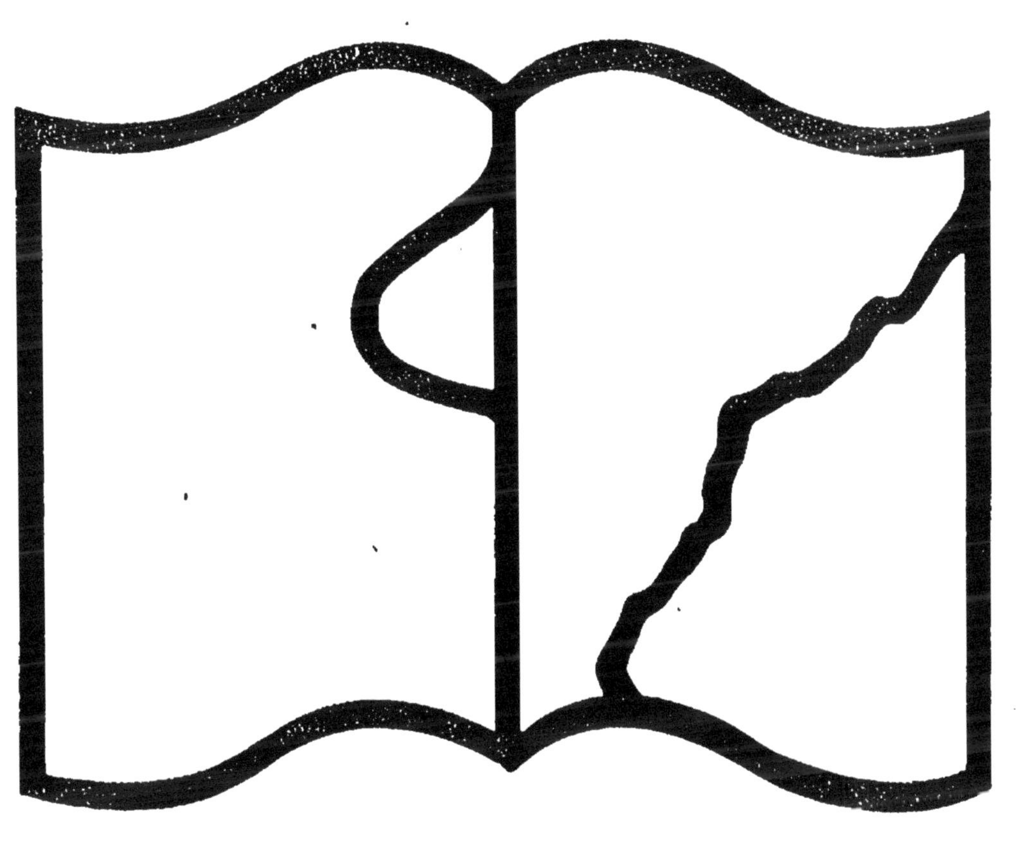

Texte détérioré — reliure défectueuse

**NF Z 43-120-11**

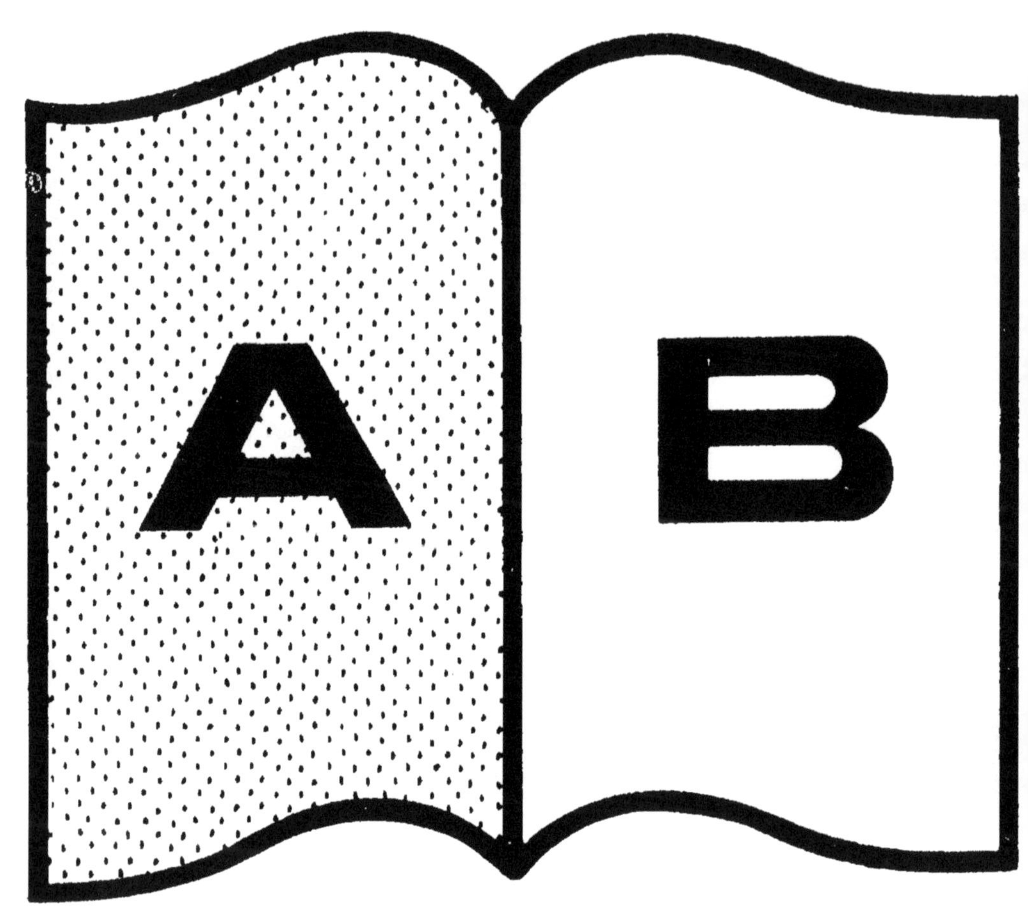
A
B

www.ingramcontent.com/pod-product-compliance
Ingram Content Group UK Ltd.
Pitfield, Milton Keynes, MK11 3LW, UK
UKHW020428200726
13857UKWH00002B/327